Huai Yun Fen Mian Yu Er Yi Ji Su Cha

怀孕分娩育儿
宜忌速查

肖贺丽　张小飞⊙主编

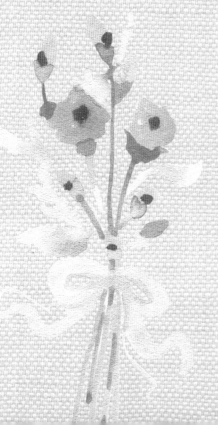

U0348461

吉林科学技术出版社

图书在版编目（CIP）数据

怀孕分娩育儿宜忌速查 / 肖贺丽，张小飞主编．——
长春：吉林科学技术出版社，2014.11
ISBN 978-7-5384-8542-4

Ⅰ．①怀… Ⅱ．①肖… ②张… Ⅲ．①妊娠期—妇幼
保健—基本知识②分娩—基本知识③婴幼儿—哺育—基本
知识 Ⅳ．① R715.3 ② R714.3 ③ R174

中国版本图书馆 CIP 数据核字（2014）第 264100 号

怀孕分娩育儿宜忌速查

主　　编	肖贺丽　张小飞	
出版人	李梁	
责任编辑	孟波　解春谊	
模　　特	于洋　张莹楠　赵丽　陈悦	
	于娜　圆圆　任晓静　图鹏淇	
	许桓豪　任美奇　李子坤　李佳殷	
	白浩东　宋贞仪　刘嘉　扬扬	
	卢莎　汲春晓　刘佩殊　金雨歆	
封面设计	世纪喜悦品牌设计有限公司	
制　　版	世纪喜悦品牌设计有限公司	
开　　本	780mm×1460mm 1/24	
字　　数	360千字	
印　　张	14	
印　　数	1-8000册	
版　　次	2015年1月 第1版	
印　　次	2015年1月 第1次印刷	
出　　版	吉林科学技术出版社	
发　　行	吉林科学技术出版社	
地　　址	长春市人民大街4646号	
邮　　编	130021	

发行部电话 / 传真
0431-85600611 | 85651759
0431-85635177 | 85651628
0431-85635181 | 85635176
储运部电话　0431-86059116
编辑部电话　0431-86037576
团购热线　0431-86037576
网　　址　www.jlstp.net
印　　刷　长春人民印业有限公司

书号 ISBN 978-7-5384-8542-4
定价 38.00元

推荐序

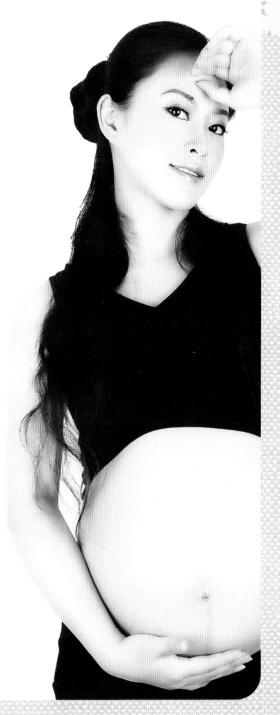

从妊娠、分娩再到育儿，"母亲"的角色无不让人感叹，这已经不仅仅是一种责任，更多成为了毋庸置疑的爱。

如果说播种网是一个致力于提供内容分享，给备孕、怀孕、育儿的姐妹们进行交流的平台，"疯狂造人"是一款帮姐妹们更快速怀孕的手机软件，那这本书——《怀孕分娩育儿宜忌速查》就是一本明确便捷、能及时给予自己指导的孕育工具手册。它与播种网一样，都在向用户、读者倡导科学备孕、健康怀孕和悉心育儿，所以播种网向您真诚推荐。

在不久的将来，一个调皮的小男生跟你说"妈妈，再让我打一会儿游戏吧……"或是一个美丽的小姑娘牵着你的衣角，嘴里还念着"妈妈，我们去看漂亮裙子好不好？"那在此之前，我们需要做的，就是让自己在合适的时间，去做正确的事。阅读这本书，它会告诉你如何扮演好一个妈妈角色，如何去规避不好的事情。孕育生命的各种艰辛可能难以全部避免，但我们希望的是，当出现问题时，我们能带给你最及时的帮助，帮你扫去担心和害怕；在你终于把稚嫩的宝宝拥入怀中的那一刻，我们能因为曾经你的阅读，而分享到你的幸福。

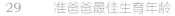

目录
Contents

第一章 Chapter One
孕前备孕阶段宜忌

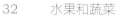

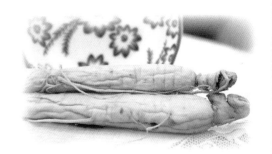

目录
Contents

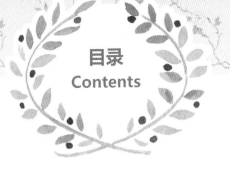

目录
Contents

 第三章 Chapter Three

怀孕阶段
饮食营养宜忌

目录
Contents

第四章   Chapter Four

怀孕阶段
保健就医宜忌

168 怀孕阶段保健就医之忌

目录
Contents
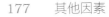

第五章　Chapter Five
临产分娩阶段宜忌

176 临产分娩阶段之宜

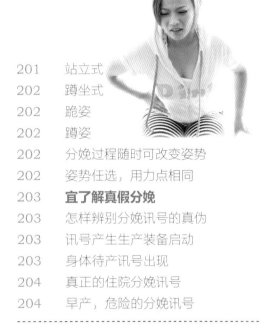

目录
Contents

第六章　Chapter Six
坐月子护理宜忌

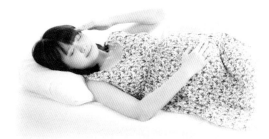

第七章 Chapter Seven

月子期
饮食营养宜忌

目录
Contents

第八章　Chapter Eight
月子期
卫生保健宜忌

目录
Contents

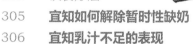

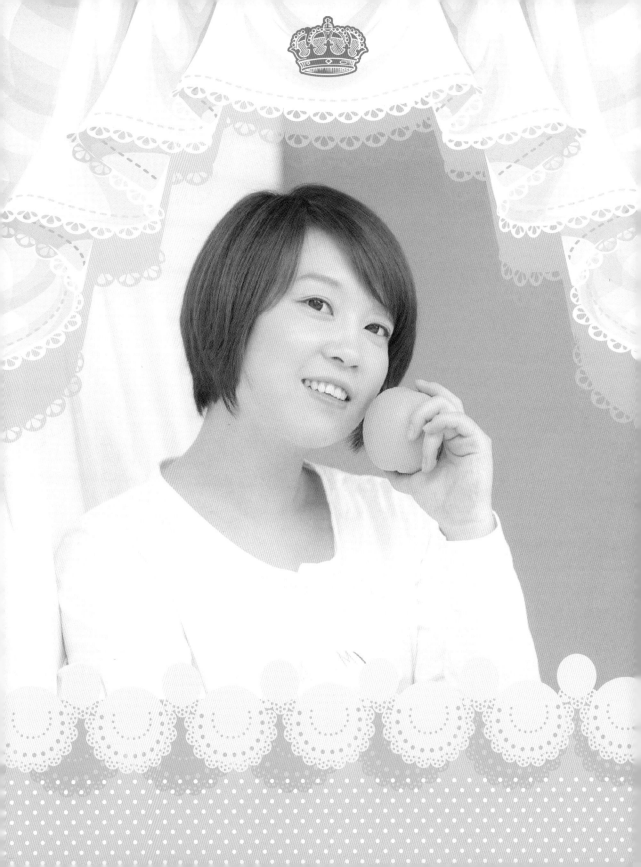

第一章

孕前备孕阶段宜忌

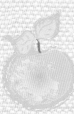

孕前备孕阶段之宜

宜了解孕育过程

孕育一个新生命，是令人称奇的神秘体验。精子和卵子产生后，究竟要经历怎样的历程，才能受孕成功，下面一起来了解一下。

★ 卵子与排卵

卵子是女性从出生开始自体内携带而来，一个健康的女性一生中有40万～50万个原始卵泡，但只有400～500个原始卵泡发育成熟，逐月排出体外。随着身体的成长，卵子的数量逐渐减少。卵子较精子大，它的外层有保护膜，由透明带和卵泡细胞组成。在一个月经周期中，卵巢内常有几个甚至十几个卵泡同时发育，但受大脑中下丘脑和垂体分泌的激素的调节，一般只有一个发育完全成熟。大约两周后，成熟卵泡最终破裂，排出卵子，这就是排卵。

★ 精子与射精

精子在睾丸内的精曲小管生成后，已形成像蝌蚪状精子，但是这些精子没有发育成熟，并不具备受精能力。要成为一个幸运的精子，还要在附睾内经历精子成熟过程，以及在女性生殖道内进行顽强的拼搏过程。

从睾丸内出来的精子是能够活动的，但进入附睾头段后，即失去活动能力。精子在附睾内运动的过程中，又逐步获得了活动能力，先出现原地摆动，再有转圈式运动，最后才有成熟精子特有的摆动式前向运动。精子的运动方式，也是衡量精子是否成熟的一个标志。

在性生活过程中，储藏在附睾内的精子会随着副性腺产生的分泌物喷射出去，形成射精。一次射精会排出2～6毫升的精液，含有大约两亿个精子，其中约100万个精子可以顺利到达卵子所在的地方，精子在前列腺分泌液刺激下加速运动，约有20万个精子展开卵子争夺战。

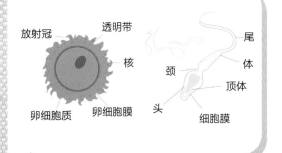

放射冠　透明带　核　尾体　颈　顶体　头　细胞膜　卵细胞质　卵细胞膜

★ 受精与着床

当男性在射精时，大约会有两亿个精子进入到女性的阴道内，但并不是所有的精子都有可能进入输卵管，与卵子相遇。女性阴道的酸性环境会首先淘汰掉一批"体弱病残"者，而且只有20万个精子会穿过阴道进入输卵管。

最为神奇的是，当第一个精子进入卵子后，卵子立即就会释放一种化学物质将自己包围起来，而将其他精子阻挡在外，免受打扰。当卵子和精子相遇的时候，精子的尾巴就消失了，头部膨大起来，与卵子结合形成一个含有46条染色体的受精卵。

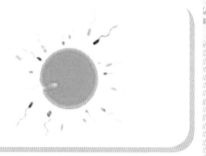

从精子与卵子相遇到受精卵着床需要7～8天，着床部位多在子宫体上部的前壁或后壁，缺口多在受精后的11～12天修复。受精卵着床后，逐渐发育成胚胎及与母体建立联系的附属物——胎盘、胎膜、脐带及羊水等。

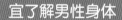

宜了解男性身体

★ 睾丸

睾丸位于男性的阴囊内，左右各一个，呈微扁的椭圆形，表面光滑，是生成精子的地方。睾丸每日可产生上亿个精子，是名副其实的庞大的"精子制造工厂"。睾丸内有数百条弯弯曲曲的小管，称作曲细精管。每条小管的直径还不到1毫米，但很长，所有小管的长度加起来约为250米，这些小管就是产生精子的场所。

正常情况下，男性胎儿在子宫内发育的后期，睾丸即降入阴囊内。少数在出生后逐渐下降，但最晚不应超过1年。睾丸随着性成熟迅速生长，步入老年后随性功能的衰退而萎缩变小，丧失产生精子的能力。因此，准爸爸的适龄孕育也是优生优育的必要条件。

★ 输精管

输精管是输送精子的重要管道，大约40厘米，细长，一端与附管汇合后形成射精管。输精管和射精管主要作用是输送精子，后者还有喷精液的功能。输精管的主要功能是把精子从附睾输送到尿道；输精管是将成熟精子从附睾输送到前列腺部及尿道的唯一通道。

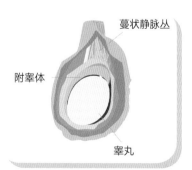

蔓状静脉丛

附睾体

睾丸

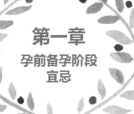

第一章
孕前备孕阶段宜忌

宜了解女性身体

★ 子宫

子宫呈倒置的梨形，它位于骨盆腔中央，在膀胱和直肠之间，下端连接阴道，两侧有输卵管和卵巢。成年女性的子宫长 7～8 厘米、宽 4～5 厘米、厚 2～3 厘米。

子宫腔内覆盖有黏膜，称子宫内膜，从青春期到更年期，子宫内膜受卵巢激素的影响，发生着周期性的变化。没有受精时，子宫内膜在每次的生殖周期都会自然增生，而后脱落形成月经。

性生活时，子宫仅为精子到达输卵管的通道。若发生受精，受精的卵子就会由输卵管进入子宫，植入子宫内膜，并利用子宫内膜内层的养分作为胚胎早期发育的营养，进而成为胚胎发育、成长的场所。

★ 输卵管

输卵管位于子宫的两侧，长 10～12 厘米，内端连接子宫，是输送卵子的像喇叭形状的弯曲管道。输卵管具有运送精子、摄取卵子及把受精卵运送到子宫腔的重要作用。输卵管全长由内侧向外侧可分为 4 段。位于子宫壁内的一段为输卵管子宫部，经子宫口通往宫腔。

输卵管峡部短而狭窄，是结扎输卵管达到避孕目的的地方。输卵管壶腹部沿卵巢前缘向下弯行，至卵巢上端向后弯曲，比较粗长，约占输卵管全长的 2/3，是卵子受精形成受精卵的地方。若受精卵由于输卵管的病变未能移入子宫，而在输卵管内发育，就是平常所说的宫外孕了。输卵管末端膨大的部分为输卵管漏斗部，向后弯曲覆盖卵巢的大半个部分。在输卵管腹腔口有凸起状的输卵管伞部，可通过绒毛运动，将卵子慢慢送往子宫。

★ 阴道

阴道是由肌肉与内壁黏膜组成的肌性管道，具有伸展性，位于腹侧的膀胱、尿道和背侧直肠之间，上端为子宫颈口，下端开口位于阴道前庭。

性成熟期的女性，阴道长度为 7～8 厘米，阴道内壁黏膜表面类似内脏膜，可分泌黏液，抑制病菌繁殖，避免阴道和子宫受到感染。阴道是弹性很大、伸缩性很强的器官。阴道壁表面覆盖着弹性很大的一层黏膜，黏膜形成许多皱褶，平时前后的黏膜相互连接为一体，将子宫所分泌的白带或经血通过阴道排出体外。当性生活时，阴道自然张开；分娩时，随着胎儿离开母体降生出来，阴道会尽可能地张开以使胎儿通过。

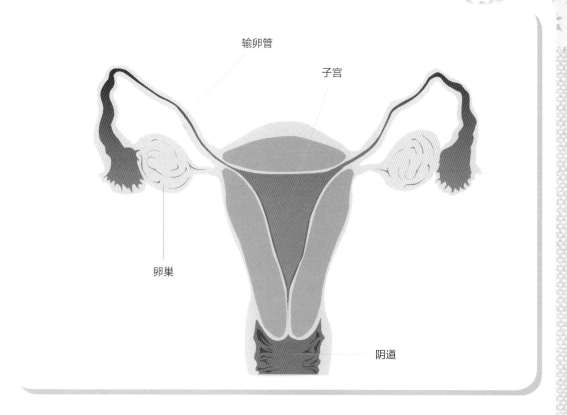

输卵管

子宫

卵巢

阴道

★ 卵巢

卵巢是产生卵子和分泌女性激素的器官。卵巢大小如同葡萄，呈椭圆形，分别位于子宫两侧。两个卵巢都连接着卵巢固有韧带的一端，而另一端则连接着子宫。卵巢的大小、形态随年龄而变化，性成熟前较小，表面光滑；性成熟期卵巢最大，成年女性卵巢重 5～8 克；以后多次排卵，表面留下许多瘢痕；绝经后卵巢萎缩变小、变硬。

作为保障人类繁衍传代的重要器官，卵巢虽小，但能量巨大，既是卵子产生的场所，又可以分泌多种性激素。卵巢从胚胎时期就具备了产生卵子的功能，并在胎儿出生时，携带有 40 万～50 万个卵细胞来到人世间，每个不成熟的卵细胞都被一层薄组织围绕，称为卵泡。卵细胞的数量也因人而异，而且会因成长发育逐渐减少。正常情况下，人的一生中只有数百个卵细胞发育成熟，绝大部分都在发育过程中退化死亡。而这些成熟的卵子中，只有特别幸运的那个才能受精发育成胚胎，长成宝宝出现在我们面前。在绝经前，两个卵巢交替排卵，排卵一般发生在月经前的 14 天左右，这就是排卵期。如排卵后不受精，那么 14 天后来月经。一般情况下女性 45 岁左右即不再排卵，50 岁左右卵巢随月经停止而趋向萎缩。

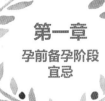
宜知最容易怀孕的日子——女性排卵日

计划怀孕时，准妈妈掌握好准确的排卵期是至关重要的。如果在排卵日前5天及排卵日同房，那么受孕的概率最高，准父母就可以做好迎接新生命的准备了。

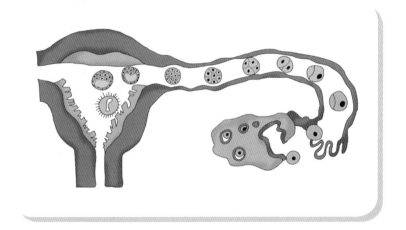

★ 排卵试纸测定法

女性尿液中的促黄体生成激素会在排卵前24小时左右出现高峰值，而排卵试纸就是通过测定这种峰值水平来确定排卵日期，准妈妈不妨用排卵试纸测定自己的排卵期。

在早上10点到晚上8点之间的任何时间，准妈妈用吸管取自己的适量尿液滴在试纸指定的位置，静静等待几分钟后就能得到结果了。如果试纸显示的是阳性，说明你会在14～48小时之内进入排卵期，如果显现的是阴性，说明排卵期还需要一些时间，不用着急，耐心等待第二天再测就好。薏米是一种药食同源之物，

有利水消肿之功。药理实验证明，薏米对子宫平滑肌有兴奋作用，可能促进子宫收缩，因而有诱发流产的可能。

★ 宫颈黏液观察法

宫颈黏液的黏稠度随着月经与排卵周期而改变，只要掌握了其中的奥妙，就很容易分辨出排卵期。一般女性在月经刚过后的几天内阴道分泌物很少，并显得浓浊、黏性大，不利于精子存活，是我们所说的安全期。到了月经中间即排卵前1～2天，宫颈黏液分泌相对增多，可以看见少许乳白色的黏液，而且像鸡蛋清一

样清澈透明，用手指尖触摸能拉出很长的丝，阴道也变得越来越湿润。出现这样的白带表示马上要排卵了，一般持续3～5天。在这几天中，宫颈的黏液可以帮你过滤异常精子，为健康的精子提供营养和通道，使之顺利地进入输卵管，是"命中率"最高的时候。排卵期过后阴道分泌物又会逐渐减少，又变得浓浊、黏稠，不再能拉丝了，所以一定要掌握好时机。

★ 下腹疼痛感觉法

这种方法适用于有排卵期痛感的敏感女性，会在卵子从卵巢中排出的瞬间感到剧烈的疼痛，尤其是下腹部的右侧隐隐作痛。如果你在月经中期有这种疼痛的感觉，那就是排卵向你发出的信号，这一天也正是排卵日。

★ 数字推算法

如果你是月经周期非常规律的女性，就可以用数字法推算自己的排卵周期。女性的排卵期一般在下次月经来潮前的14天左右。例如，你的月经周期为28天，如果这次月经来潮的第一天是在8月1日，那么下一次就应该是8月29日，那么这个月的13、14、15、16、17日中间任何一天都可能是排卵日，不过，由于女性的月经周期有时会随外界因素而变化，或者你本身月经就不规律，这种方法常常显得不够准确。

★ 基础体温测定法

这是最常用、效果也比较明显的方法。女性的体温会随着月经周期而发生微妙的变化，在没有发生饮食、运动、情感波动等足以改变体温的前提下，测量的体温就是基础体温。月经期和月经后的7天内是持续的低温期，中途过渡到高温期后，再返回低温期，然后下次月经开始。从低温期过渡到高温期而成为分界点的那一天，基础体温会特别低。以这一天为中心，前两天和后三天被称作排卵日。

女性的体温变化是比较细微的，因此准妈妈应先到药房购买女性专用的基础体温计，它的刻度细，能测量出较精密的体温。睡前把基础体温计放在枕边随手可以拿到的地方，早上睡醒睁开眼睛，在没有换衣服、也没有起床上厕所之前，将体温计放在舌头下，闭紧嘴巴，测量3～5分钟，并记录在基础体温表上。每天在固定时间测量，以免在时间差内体温升高，使测量记录失去意义。坚持做1个月后，就可以绘制出以28天月经周期为基准的基础体温表了。

你将发现，低温期持续14天后，在排卵期的体温会升高0.3℃～0.5℃，进入14天高温期。如果没有妊娠，基础体温将迅速下降；如果妊娠，将会停经，高温期将会延续至妊娠4个月。如果低温期持续时间很长，则有可能没有排卵，应及早向医生咨询。

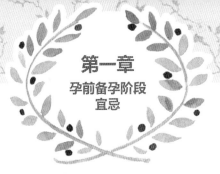

第一章
孕前备孕阶段宜忌

宜知受孕应在情绪良好时进行

决定生孩子是人生中的一件大事，这会给女性身体和日常生活带来很大影响，有时甚至难以承受。因此，怀孕前先有一个周全的考虑会给妊娠带来最好的开始。在孕育小生命之前，除了做好物质、生活准备外，心理上更应做好充分的准备，这种准备有时比其他准备更重要。

心理准备即精神准备，这是容易被忽视的一件重要的孕前准备。所谓心理准备是要求夫妻双方在心理状态良好的情况下受孕。凡是双方或一方受到较强的精神刺激，都会影响精子或卵子的质量，即使受孕后也会因情绪的刺激而影响母体的激素分泌，使胎儿不安、躁动，影响其生长发育，甚至流产。因此当心绪不佳、抑郁、苦闷时，或夫妻之间关系紧张、闹矛盾时，都不宜受孕，应该等到双方心情愉快时再受孕。

小贴士

未来宝宝的健康与母亲孕前和孕后的精神健康有着密不可分的关系。乐观的心态、健康的心理对宝宝的成长大有助益。因此夫妻双方在决定要孩子以后，要努力调整自己的情绪，以一种积极乐观的心态面对宝宝的到来。

宜在最佳生育年龄受孕

女性最佳生育年龄为 24～29 岁，男性最佳生育年龄为 27～35 岁。

★ 准妈妈最佳生育年龄

在 24～29 岁这一时期，女性身体发育完全成熟，卵子质量高，分娩危险小。若早于 20 岁怀孕生育，胎儿与发育中的母亲争夺营养，对母亲健康和胎儿发育都不好。超过 29 岁，遗传物质发生突变的机会随之增多，怀孕的概率会下降，而且容易患孕期并发症。

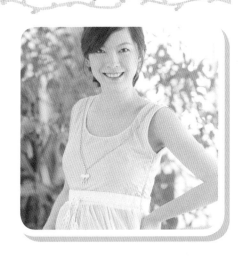

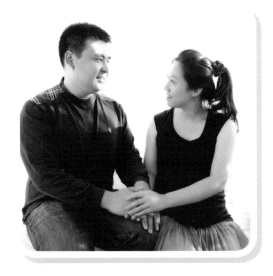

★ 准爸爸最佳生育年龄

男性精子质量在 27 ～ 35 岁达到高峰，而且处于这个年龄段的男性智力成熟，生活经验比较丰富，会关心爱护妻子，有能力抚育好婴幼儿。男性过了 35 岁，体内的雄性激素也开始衰减，平均每过 1 年其睾丸激素的分泌量就下降 1%。男性年龄过大，精子的基因突变率相应增高，精子的数量和质量都得不到保证，对胎儿的健康也会产生不利影响。

宜在最佳时刻和月份受孕

最佳受孕季节为每年的 7 ～ 9 月，每天的最佳受孕时间为晚上 9 ～ 10 时。

★ 最佳受孕季节

每年的 7 月上旬到 9 月上旬为最佳受孕季节。此时正值秋季，避开了盛夏对食欲的影响，而且夏末秋初水果和蔬菜品种丰富、新鲜可口，此时可有计划地补充营养，调理饮食，为母子提供充足的营养。冬季大气中二氧化硫、总悬浮颗粒浓度最高，出生缺陷率约为 7.8‰；夏秋季浓度最低，出生缺陷率在 5‰～ 5.8‰。7 ～ 8 月份受孕，可使怀孕早期避开寒冷的冬季，第二年的初春当风疹、流感等病毒来临时，妊娠已达中期，胎儿已平安地度过了致畸的敏感期。春暖花开时，胎儿已渐趋成熟，宝宝正好在风和日丽、气候适宜的春末夏初时节出生，对宝宝的护理比较容易，洗澡不容易受凉，还能到室外呼吸新鲜空气，沐浴温暖的阳光。

★ 最佳受孕时机

女性每月有 6 天时间为受孕最佳时机，即排卵前 5 天及排卵当日。上午 7 ～ 12 时，人体的各器官功能状态呈上升趋势；13 ～ 14 时，是白天里人体功能最低时刻；下午 5 时再度上升，晚 11 时后又急剧下降。一般来说，晚 9 ～ 10 时是同房受孕的最佳时刻。而且此时同房后，女性长时间平躺睡眠有助于精子游动，能增加精子与卵子接触、相遇的机会。

宜知环境条件影响受孕

首先，居室应该整齐明亮，清洁干净，安静舒适，不拥挤，不黑暗，通风通气。其次，最好保持适宜的温度，即20℃～22℃。再次，最好保持一定的湿度，即50%的相对湿度。还有，居室中的一切物品设施要便于孕妇日常起居，消除不安全因素。最后，居室中要有良好的声像刺激，经常播放一些有益的胎教音乐；经常对胎儿说话；争吵和打骂是决不应有的。

还要合理调整居室中的色彩搭配。孕妇在不同的妊娠期对不同的色彩有不同的感觉，要选择孕妇所喜爱的颜色来装饰居室，使孕妇心情愉快。

小贴士

可在房间内适当放置几盆花卉、盆景，在墙壁上贴几张孕妇喜爱的宝宝图片或风景画、油画；也可在阳台上种植花草、饲养虫鱼，使居室充满活力，让孕妇容易消除疲劳。

宜在人体生理节奏高潮期受孕

性高潮就是对性快感的一种高峰体验。男女在性生活过程中，神经系统处于亢奋状态，生殖器官血管充血、扩张。在神经系统的紧张状态解除、生殖器官的充血状态也迅速消退之后，全身产生一种轻松愉悦、飘飘欲仙的感觉。

这种感觉因人而异，有时异常明显，有时却似有似无。性高潮的出现因人的年龄、经历、健康状况、精神状态等因素的不同而相异。一般来说，女子性高潮的出现，必须有一定的经验作基础。

性快感并不是怀孕的必要条件。一般来说，只要男方的精子能顺利通过阴道进入子宫，达到输卵管和卵子结合，就能使女方怀孕。有的已婚女性从未体验过性高潮，有的女性只是有时有性高潮出现，但她们的生育能力与其他女性竟所差无几。而有些女性虽然每次性生活都可获得性满足，但也可能因为这样那样的原因，仍很难怀孕，甚至终生不育。

宜知孕前性生活要和谐

性生活是孕育的必经过程。但是不适当的性生活让很多男性失去了做爸爸的机会。所以性保健既是随时随地的事情，又是不能忽略的重要环节。

★ 注意卫生

不卫生的性生活不但会造成妻子感染，严重的还会引起不孕。男性外生殖器包皮中，常有分泌物积聚，细菌容易繁殖。当性生活时，容易将细菌带入妻子尿道和阴道并引起感染。因此每次性生活前后，要各自清洗一次，保持外生殖器的清洁。而且应该避免在妻子的经期发生性关系，以免造成致病细菌上行感染，输卵管发生炎症，或导致输卵管阻塞而不孕。特别是患病期间或外生殖器有炎症时，亦应避免性生活，以免传染和影响身体的恢复。

★ 谨慎性生活

性生活处理不当，不但影响生活质量，严重者还可能导致不孕不育。夫妻性生活频率过高，就会导致精液量减少和精子密度降低，使精子活动率和生存率显著下降，如果精子并没有完全发育成熟，与卵子相会的"后劲"就会大大减弱，受孕的概率自然降低。对于能够产生过敏反应的女性，如果频繁地接触丈夫的精液，容易激发体内产生抗精子抗体，使精子黏附堆积或行动受阻，必然不能和卵子结合，导致女性免疫性不孕。但如果性生活次数过少，精子在体内滞留过久，会自然衰老、死亡，活动能力下降，而且异常精子数量增多，精子质量也下降，也不利于受孕。另外，精子在附睾储备到一定数量后，会被自身的巨噬细胞吞噬，并不能无限增加精液中的精子数量。所以正常的性生活表现为每周 2～4 次，有规律性，而且要在双方愉悦的情况下进行。

孕前宜补充维生素

虽然均衡的膳食基本能满足你所有的营养需求，但一些专家认为，即使是饮食最健康的人，可能也需要一些额外帮助。不过要记住，维生素补充剂只是为了强化身体，并不能替代健康饮食。另外，一些非处方的补充剂可能会包含大剂量维生素和无机盐，而对发育中的胎儿有害，所以，明智的做法是早在怀孕前就选择专为孕妇配置的药丸，或含大约 100% 日常推荐量的补充剂，其中不会含有过大剂量的维生素或无机盐。

第一章

孕前备孕阶段宜忌

孕前宜补充叶酸

不只是女性，人人都需要更多的叶酸，这种维生素能降低心脏病、脑卒中、癌症、糖尿病等疾病的发病率，还能减少宝宝患有像脊柱裂等神经管出生缺陷的风险。神经管出生缺陷是指当围绕中枢神经系统的神经管不能完全闭合时，发生的一种严重的先天疾病。

准备怀孕的女性应该每天补充 0.4 毫克叶酸，即 400 微克，至少应从孕前 3 个月到怀孕头 3 个月一直吃叶酸。医生建议曾经生过神经管畸形宝宝的女性应服用剂量更高的叶酸补充剂，即每天 5 毫克。如果你或你丈夫，或是你们的直系亲属有神经管畸形，你也应该每天服 5 毫克叶酸。

此外，最好多吃富含叶酸的食物，如深绿色蔬菜（菠菜、甘蓝、豌豆苗、油菜等）、柑橘类水果、坚果、全麦食品、糙米、强化面包和麦片等。

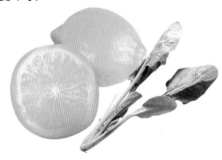

宜遵循健康的饮食计划

健康饮食就是说膳食要均衡，避免高脂肪和高糖的食物，如蛋糕和饼干等。对于准妈妈来说膳食要多样化，包括：

★ **水果和蔬菜**

可以是新鲜的、冷冻的、罐装的、干的，也可以制成果汁。

★ **碳水化合物**

如面包、面条、大米、土豆等。

★ **蛋白质类**

如瘦肉、鸡肉、鱼肉、蛋类、豆类等。

★ **鱼**

每周至少吃两次，包括一些高脂鱼，但每周吃高脂鱼的次数不能超过两次。新鲜金枪鱼、鲭鱼、沙丁鱼、鳟鱼等都是高脂鱼。

★ **奶制品**

如牛奶、奶酪、酸奶等，这些食物中都富含钙。

★ **富含铁的食物**

如牛羊肉、豆类、干果、面包、绿色蔬菜、强化早餐麦片等，在你准备怀孕时，此类食物都能为你增加铁元素。

如果你在吃含铁食物时吃一些含维生素 C 的食物，如水果、蔬菜或喝一杯果汁，都有利于身体对铁的吸收。

孕前宜达到理想体重

在尝试怀孕时，你可能需要减轻些体重，但如果原来体重过轻的话还需要增加体重。最好能让自己的体重接近标准值，因为过重或是过轻都会降低你的受孕机会。不过，在采取任何饮食调整或健身计划前，记得先征求一下营养师或健身指导的意见。如果你的体重过重，明智的膳食计划应该包括低脂和高纤维的食物，但也要记得运动。如果你能加入把健身与膳食建议结合在一起的团体，而不是自己从饮食中寻找方法的话，就更有可能怀孕。如果错误地采取了速成节食法，一下减掉很多体重，则会耗尽你体内储存的营养，这并不是开始孕期的好方法。

孕前宜多吃以下食物

研究发现，精子的生存需要优质蛋白质、钙和锌等无机盐以及一些微量元素，精氨酸及多种维生素等。如果偏食，饮食中缺少这些营养素，精子的生成会受到影响，或许会产生一些"低质"精子。受孕之前半年内夫妻双方就需要做好饮食上的准备，净化自身的内环境，要多吃含叶酸、锌、钙的食物。多吃瘦肉、蛋类、鱼虾、动物肝脏、豆类及豆制品、海产品、新鲜蔬菜、时令水果等。男性多吃鳝鱼、泥鳅、鸽子、牡蛎、麻雀、韭菜等食物。

为了产生优质的精子和卵子并结合成受精卵，以下的食品不妨多吃：

★ 海带

功效：对放射性物质有特别的亲和力，其胶质能促使体内的放射性物质随大便排出，从而减少积累和减少诱发人体机能异常的物质。

★ 春韭

功效：又称起阳草，富含挥发油、硫化物、蛋白质、纤维素等营养素。春韭温中益脾、壮阳固精，其精纤维可帮助吸烟饮酒者排除体内的毒素（孕妇慎用韭菜）。

★ 海鱼

功效：含多种不饱和脂肪酸，能阻断人体对香烟的反应，并能增强身体的免疫力，海鱼更是补脑佳品。

★ 豆芽

功效：贵在"发芽"，无论黄豆、绿豆，豆芽中所含多种维生素能够消除身体内的致畸物质，并且能促进性激素的生成。

★ 鲜果、鲜菜汁

功效：能解除体内堆积的毒素和废物，使血液呈碱性，把积累在细胞中的毒素溶解并由排泄系统排出体外。

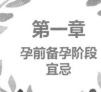

宜知杀精的食物有哪些

瓜子	瓜子中含有抑制睾丸功能的成分，能引起睾丸萎缩，影响正常的生育功能，故待孕夫妇不宜多食

奶茶	目前市售的珍珠奶茶多是用奶精、色素、香精和木薯粉(指奶茶中的珍珠)及自来水制成。而奶精主要成分氢化植物油，是一种反式脂肪酸。反式脂肪酸会减少男性激素的分泌，对精子的活跃性产生负面影响，中断精子在身体内的反应过程 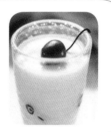

咖啡	咖啡之所以具有提神醒脑的作用，是因为它所含的咖啡因刺激了人的交感神经。交感神经掌握人体日间的所有活动，它受到刺激，人就会精神振奋，活力倍增。而副交感神经专管人夜间的生理、勃起等与性相关的活动，它与交感神经属于表与里的关系。当交感神经活动频繁时，相对较弱的副交感神经就会受到压抑，临床表现则为性欲的减退

啤酒	如果已经患了肾脏方面的疾病，又无限制地大量喝啤酒，会使尿酸沉积导致肾小管阻塞，造成肾脏衰竭。如果在验血的时候，发现肾脏有问题，恐怕肾功能此时已经受损不轻了，与其等验血来了解肾脏，还不如平时就定期进行尿检，因为验尿是了解肾脏最为简便快捷的方法 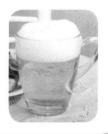

大蒜	多食大蒜会引起上火、胃痛、眼睛不适，还有明显的杀灭精子的作用，待孕夫妇如食用过多，对生育有着不利的影响，故不宜多食

宜知男人吃什么食物可补精子

★ 富含精氨酸的食物

精子形成的必要成分是精氨酸，精氨酸含量较高的食物有：鳝鱼、泥鳅、鱿鱼、带鱼、鳗鱼、海参、墨鱼、章鱼等，其次是山药、银杏。

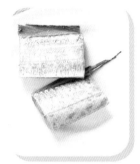

★ 富含锌的食物

另外，体内缺锌亦可使性欲降低，精子减少。精子量少的男子，可先做体内含锌量检查。若因缺锌所致，应多吃含锌量高的食物。含锌量高的食物有牡蛎、牛肉、鸡肉、鸡肝、花生、猪肉等。

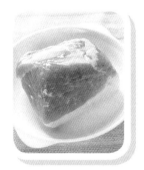

★ 富含性激素的食物

适当增加一些富含性激素的食物：如羊肾、猪肾、狗睾丸、

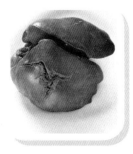

牛鞭、鸡肝的摄入，能促进精原细胞分裂和成熟，对生精很有益处。

★ 富含蛋白质的食物

优质蛋白质与精氨酸食品：优质蛋白质是形成精液的主要原材料。含高蛋白质的食品有瘦肉、猪脊髓、狗肉、牛羊肉、鸡鸭、蛋类、鱼虾、豆制品等。

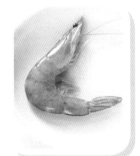

精氨酸是产生精子的必要成分，缺乏时可以发生少精症。

★ 富含维生素的食物

补充各种维生素：维生素类有为精子提供原料、促进精子生成、保持性器官不受侵害等作用。其中维生素E与生殖系统关系最为密切，具有防

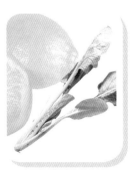

止性器官老化，以及增强精子活力的多种作用。

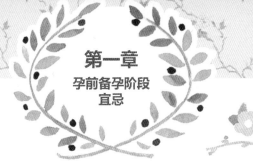

宜了解不孕不育

繁衍子孙是每个人的天性和权利。但如果育龄夫妇婚后没有避孕，在正常规律的性生活下一年内从未受孕，就要警惕是不是患有不孕不育症了。受孕是一个复杂的生理过程，在前面生理结构中已经提到，卵巢排出正常卵子，父亲提供正常数量和质量的精子，然后卵子和精子能够在输卵管内相遇并结合成受精卵，最后受精卵能够正常植入子宫内膜即是成功怀孕。只要中间某一环节出现任何纰漏，就可能导致不孕。

★ 男性不育的原因

男性不育占不孕不育的 30%，主要原因有：

精子异常

由于男性睾丸先天发育不足或慢性疾病等原因造成无精子、精子数量少、精子活动力减弱或形态异常，导致不育。

精子运送障碍

附睾及输精管阻塞，阻碍精子通过；阳痿或早泄等生理状况造成精子无法进入输卵管，致使精子无法与卵子结合。

自身免疫因素

有的男性因为自身的免疫因素，致使精子及精液在体内产生抗精子抗体，造成男性不育。即使射出精子，精子也会发生自凝而被阴道内的酸性环境杀死，不能通过子宫颈黏液。

★ 女性不孕的原因

卵巢异常

卵巢有规律的排卵是生育的必要条件。先天性卵巢发育不全、多囊卵巢综合征、卵巢功能早衰及功能性卵巢肿瘤等卵巢异常都会影响卵巢排卵。卵巢无排卵的原因多由于下丘脑—垂体—卵巢轴中任何一个环节存在病理障碍所致，也受身体其他内分泌腺疾病因素所影响。无排卵的表现为一般月经周期少于 21 天，或出现不规则阴道出血，月经稀少，甚至闭经。

子宫功能异常

子宫发育不良、慢性子宫颈炎、子宫颈肌瘤等影响受孕。子宫内膜异位症不但破坏卵巢组织，而且造成严重盆腔粘连，导致不孕。子宫肌瘤也会导致不孕。子宫角部的肌瘤可造成输卵管扭曲、变形，影响精子或受精卵通过，减少受孕机会。黏膜下的子宫肌瘤占据宫腔的位置，影响受精卵着床。比较大的肌瘤可改变宫腔的正常形态，压迫输卵管，影响受孕。

输卵管阻塞

输卵管担负着使精子和卵子相遇并顺利将之运送到宫腔中的重要任务，如果输卵管有炎症，就会导致输卵管阻塞，精子不能通过与卵子相遇，造成不孕。

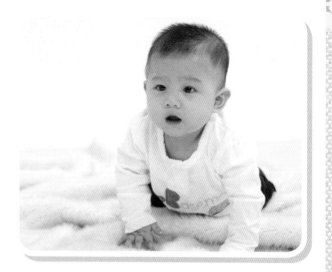

★ 关于人工授精

在医学技术发展迅速的今天，因为不孕不育没法拥有宝宝的难题已经迎刃而解。试管婴儿技术、人工授精技术可以为不孕不育患者带来光明和希望。如果你的身体出现问题，千万不要丧失信心，先进的医学技术可以让你实现做母亲的愿望。

试管婴儿

试管婴儿即体外受精后进行培养，然后将胚胎移植到母体子宫中，是治疗绝对不孕症和部分相对不孕的最后办法。如果由于卵巢发育不良、早衰、子宫内膜异位症、输卵管闭塞、积液、粘连等，甚至由于部分免疫性不孕，女性体内存在抗精子抗体、宫颈异常、男性精液异常等原因不明导致的不孕，可考虑尝试使用体外受精和胚胎移植技术，从而拥有自己的宝宝。

人工授精

人工授精是用人工方法，将经过处理的精子注入女性生殖道内，使女性怀孕的一种方法。根据精液的来源不同，分为丈夫精液或供精者精液两种。前者适用于男性性功能障碍、性生活后试验异常经治疗无效及子宫颈黏液内有抗精子抗体等；后者适用于男方无精子或男方携带有遗传病基因等症。

宜知应做的孕期检查

★ 口腔检查

如果孕妈妈牙齿没有其他问题，只需每日清洁牙齿就可以了，如果牙齿损坏严重，就必须到医院请医生诊治。孕期女性体内雌性激素增加，使孕妈妈免疫力降低，牙菌斑菌落生态改变，从而促使牙周组织对牙菌斑感染的局部刺激反应加重，出现牙龈炎症等牙病。不注意口腔卫生或患有牙龈炎的孕妈妈更容易发生牙周疾病，因此，孕前女性应进行口腔检查，消除牙龈炎症，避免孕期服用牙病治疗药物对胎儿产生影响。

★ 染色体检测

检查遗传性疾病有助于及早发现先天性性腺发育异常，以及先天性卵巢发育不良综合征等遗传疾病。

★ 血糖检查

孕前还要进行血糖检查，如果有高血糖的倾向应及时治疗。孕期孕妈妈吸收的营养会很多，如果人体血糖代谢异常，患有糖尿病的概率会增加，这对孕妈妈和胎儿是非常危险的，容易导致孕妈妈流产、死产或胎儿畸形。

★ 妇科检查

妇科检查包括促卵泡激素检测、黄体生成素检测等6个项目，月经不调的女性更需要检测。如果孕妈妈患有卵巢肿瘤，即使为良性，也会给孕育带来危险。因为怀孕后子宫不断增大，会影响对肿瘤的观察，甚至带来流产、早产的危险。

★ 血压检测

原发性高血压病会给孕妈妈和胎儿带来危险，原发性高血压病患者并非不能妊娠，但极易患妊娠高血压综合征，且多是重症。初孕及35岁以上的孕妈妈患此病的概率较大，严重的可导致抽搐、昏迷，甚至死亡。

妊娠高血压综合征除了严重时会导致孕妈妈死亡外，对孕妈妈脑、肾、肝的健康，以及子宫、胎盘的发育都有影响。对胎儿的危害主要是导致胎儿缺血缺氧，宫内发育受限，诱发脑病，甚至导致胎儿在宫内死亡。

★ 生殖系统检查

生殖系统检查至关重要，它直接影响着卵子和精子的结合，以及受精卵的着床。通过白带常规可筛查滴虫、真菌、支原体、衣原体感染，阴道炎症，以及淋病、梅毒等性传播疾病。如发现患有性传播疾病，最好先彻底治愈，然后再怀孕。

★ 脱畸全套检测

60% ～ 70% 的女性都会感染上风疹病毒，一旦感染，特别是发生在妊娠最初的 3 个月，会引起孕妈妈流产和胎儿畸形。更重要的是，风疹病毒是导致胎儿先天性心脏病的主要因素，因此，在准备怀孕前 3 个月要进行风疹病毒、弓形虫、巨细胞病毒检测。而且在孕前 5 个月注射风疹疫苗，以保证胎儿不受到疫苗病毒的侵害。

★ 肝功能检查

曾经患过肝炎的孕妈妈在怀孕和分娩时，孕妈妈的血液或分泌物中的病毒会直接传染给胎儿，所以在怀孕前最好接受肝功能检查。

已有乙肝抗体的女性，可以免去该项检查。没有乙肝抗体的女性就必须在孕前接种防疫疫苗。对于乙型肝炎患者或怀孕后才患上肝炎的孕妈妈，应该给刚出生的宝宝接种免疫球蛋白与疫苗。

★ 尿常规检查

尿常规检查有助于肾脏疾患的早期诊断。患肾脏病的女性如果怀孕，肯定会患妊娠高血压综合征，随着症状的加重，有的孕妈妈会出现流产或早产症状，还有的孕妈妈则必须进行人工引产。根据肾脏病的患病程度和症状不同，是否可以正常妊娠、分娩，应向专业医生咨询，并应在未取得医生许可之前进行避孕。

★ 大便常规检查

这项检查可以及早发现消化系统疾病或肠道寄生虫感染等。

★ 贫血检测

平时有头晕或站起来时眩晕、头痛、呼吸困难等症状，应怀疑有贫血倾向，在怀孕前应接受贫血检查。如在检查中被明确诊断为贫血，应在饮食中摄取足够的铁和蛋白质，或服用铁剂，治愈后再怀孕。

★ 传染病检查

孕前须进行梅毒、衣原体、支原体、艾滋病等传染疾病的检查，以免这些疾病传染给胎儿，损害胎儿的健康。

★ 透视检查

胸部透视可以诊断出结核病等肺部疾病。这类疾病在怀孕后会使治疗用药受到限制，而且活动性的结核常会因为孕妈妈产后的劳累而使病情加重，还有可能传染给胎儿。

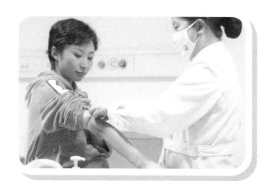

第一章
孕前备孕阶段宜忌

宜提前半年停止避孕

女性要提前 6 个月停服避孕药。这是因为在停药的前几个月，卵巢的分泌功能尚未恢复正常，子宫内膜也相对薄弱，不能给受精卵提供良好的孕床，因此，至少应提前 6 个月停药，以代谢体内残留的药物，恢复卵巢功能和子宫内膜的周期。对避孕栓、避孕药膜等化学药物，在有了明确的怀孕计划后，一定要停止使用，以免残留的化学药物危害精子的健康。女性在孕前的准备阶段，不妨选择避孕套、阴道隔膜这种不会损害精子和卵子的质量，并且可靠性也很高的方式作为过渡，选择最佳的卵子来孕育自己的宝宝。

宜学习相关的孕产知识

了解孕期将会出现的某些生理现象，如早期的怀孕反应、中期的胎动、晚期的妊娠水肿、腰腿痛等。若一旦有这些生理现象的出现，孕妇应能够正确对待，泰然处之，避免不必要的紧张和恐慌。怀孕期间，母体为了适应胎儿生长发育的需要，全身各系统都会发生不同程度的生理与心理改变，其中精神与神经系统的正常调节规律易失衡被破坏，由此而出现兴奋与抑制间的不协调。因此，了解这些知识就更为必要。

不管你是正在盼望着怀孕，还是始终抱着顺其自然的想法，或是对可能发生的事情感到困惑、担忧、恐惧，甚至在你还没来得及做任何基本准备时就已经怀孕，即使这样，一旦怀孕成为事实，就要愉快地接受它。准妈妈要清楚的是，怀孕、分娩不是疾病，而是一个正常的生理过程，天下几乎绝大多数的女性都经历过、正在经历或将要经历这个阶段。一旦决定成为准妈妈，就要以一种平和、自然的心境迎接怀孕和分娩的过程，从怀孕的那天起就意味着责任随之而来，这是作为一名女性最重要的时刻，以愉快、积极的心态对待孕期所发生的变化，坚信自己能够孕育一个代表未来的小生命，完成将他平安带到这个世界上的使命，就是准妈妈需要做的心理准备。这可以帮助准妈妈顺利度过孕期的每一阶段，并给未来宝宝的生长发育奠定坚实的基础。

孕前宜进行疫苗注射

快做妈妈了，你肯定希望在未来的 10 个月里平平安安，不受疾病的打扰。最直接、最有效的办法就是注射疫苗。风疹疫苗和乙肝疫苗是两种必须要注射的疫苗，此外还可根据自身的情况，结合医生的建议，考虑是否需要注射其他疫苗。

★ 风疹疫苗

风疹病毒感染是目前发现最主要的导致先天性残疾，如耳聋、白内障以及先天性心脏病等的生物因素之一。至少要在受孕前 3 个月去接受风疹疫苗注射，以保证胎儿不受危害。事实上，最好能留出充足的时间，提前 8 个月就进行注射，并在两个月后确认抗体是否产生。

感染风疹病毒的孕妈妈在不同月份对胎儿的影响
若在怀孕1个月感染风疹病毒，胎儿先天性残疾发生率达60%以上
若在怀孕的第二个月感染风疹病毒，胎儿先天性残疾发生率为33%
若在怀孕的第三个月感染风疹病毒，胎儿先天性残疾发生率为5%～7%

★ 流感疫苗

这种疫苗属短效疫苗，抗病时间只能维持 1 年左右，且只能预防几种流感病毒，适于儿童、老人或抵抗力相对较弱的人群。对于孕期的防病、抗病意义不大，因此，专家建议可根据自己的身体状况自行选择。

★ 水痘疫苗

孕早期感染水痘可导致胎儿先天性水痘或新生儿水痘，如果怀孕晚期感染水痘可能导致孕妈妈患严重肺炎，甚至致命。准备怀孕的女性至少应该在受孕前 3 个月注射水痘疫苗。

★ 乙肝疫苗

母婴垂直传播是乙型肝炎重要传播途径之一。如果一旦传染给胎儿，他们中85%～90%会发展成慢性乙肝病毒携带者，其中25%在成年后会转化成肝硬化或肝癌，因此，一定要及早预防。无抗体的女性应按照"0、1、6"的程序注射乙肝疫苗，已有抗体的女性可去医院咨询是否需要打加强针。

第一章
孕前备孕阶段宜忌

宜知孕前须治疗的疾病

在计划妊娠之初，一定要去正规医院做一次全面身体检查，身患下列疾病最好治愈后再怀孕。日常如果有不适症状也要及时就医，及时治疗，以免影响妊娠。

★ 肝炎

乙型肝炎病毒携带者在妊娠期间不会受到乙型肝炎病毒的影响，但分娩或哺乳时很可能使新生儿受到感染，因此，在分娩后应立即给宝宝接种免疫球蛋白和疫苗，或舍弃母乳哺乳。对于慢性肝炎患者，如病情轻微，肝功能正常，病人年轻，体质又好，经过适当的治疗，可以妊娠。但在妊娠后应坚持高蛋白饮食并充分休息，加强孕期监护，必要时也需要住院观察。

★ 原发性高血压病

原发性高血压病是一种具有遗传倾向的疾病，计划妊娠的女性，尤其是家族有高血压病史者，一定不要忘了测试血压。原发性高血压病会给孕妇和胎儿带来危险，原发性高血压病患者并非不能妊娠，但极易患妊娠高血压综合征，而且多是重症。

通过体检发现原发性高血压病的人，需请专家进行全面检查并给予适当治疗，以决定能否妊娠，在医生的全面评估和允许下，才可以妊娠。

妊娠前虽有高血压，但程度轻、病程短的女性，要注意生活起居，要充分摄取高蛋白饮食，控制盐分的摄入。避免过度疲劳、睡眠不足、精神紧张，争取在妊娠前使血压恢复正常，而且年龄不要太大才好。如果必须用降压药，必须使用适于孕妇的安全药物。

★ 心脏病

凡有呼吸困难、易疲劳、心慌、心悸症状的女性应检查心脏，确诊为心脏病的女性应在妊娠前进行治疗。

妊娠期女性全身的血容量比未孕期高，心脏负担也明显加重。而分娩是一种强体力劳动，心脏负担十分重，孕前心脏功能越差，孕后发生问题的概率就越大。心脏病严重的女性怀孕后，很有可能引起早产或死产，情况严重时甚至会造成孕妇死亡。因此，患严重心脏病的女性不宜怀孕。

在心脏病中，心脏瓣膜病、心内膜炎、心脏畸形等病，如果症状不严重，日常生活没有障碍，可以妊娠。但这类女性的妊娠危险高于健康女性，如果想怀孕的话一定要选择有心脏病专业医生的医院，做全面检查，认真评估心脏状况，有必要的应接受医生的生活指导。

★ 糖尿病

糖尿病是有可能给妊娠带来致命性灾难的疾病之一。身患糖尿病的孕妇患上高血压疾病的概率比普通人高4倍，而且胎儿有可能生长过大，给分娩带来困难。糖尿病孕妇的流产、死产，以及出现畸形儿的概率都比较高，不过只要在妊娠前接受适当的治疗，妊娠期间严格遵守医生的指示，也可以顺利分娩，不必过分紧张。

患有糖尿病的女性首先要进行各种检查，确定是否可以计划受孕。妊娠以后，孕妇要进行血糖自我监测，严格将血糖控制在正常范围内，同时要定期到医院做产前检查，密切观察胎儿的生长发育情况。如果发现孕妇病情加重或胎儿异常，应酌情考虑终止妊娠。

★ 肾脏病

患肾脏病的人如果怀孕，肯定要患妊娠高血压综合征，随着症状的加重，有的人会出现流产或早产，还有的人则必须进行人工引产。根据肾脏病的程度和症状不同，是否可以妊娠、分娩请与专业医生商量，并应在未取得医生许可之前进行避孕。

在肾脏病治好以后，也应有一段观察期，在得到医生的同意后再怀孕。怀孕后应定期检查，尤其到怀孕最后几周，要每周去医院重点检查尿常规、血压、肾脏功能和胎儿状况。若肾功能下降，则要终止妊娠。

★ 贫血

在妊娠前如果发现患有贫血，首先要查明原因，确认是哪种原因引起的贫血，以便进行积极地调理。在饮食中摄取足够的铁元素和蛋白质，或服用铁剂，待贫血症状基本被治愈后方可怀孕。

★ 梅毒

隐匿性梅毒患者本身对患病全然不知，但梅毒仅次于艾滋病是对人体伤害最大的性病。它蚕食机体，危害健康，不仅可以传染给配偶，而且可造成流产、早产、死胎、新生儿患先天梅毒等。计划怀孕的女性要早期发现，早期治疗，痊愈后再决定何时怀孕。

★ 结核病

如有持续低热、容易疲劳、咳嗽、咳痰等症状，应及时就诊。结核病的治疗要在使用抗生素等疗法的同时摄取充足的营养，安静休息，生活要有规律。重症者要进行手术，治愈后可以妊娠，分娩。

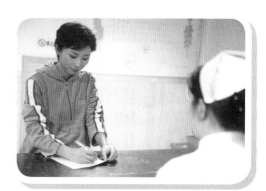

第一章
孕前备孕阶段
宜忌

孕前备孕
阶段之忌

忌身体疲劳时怀孕

现代生活是美好的，但其生活方式却降低了男性的精子质量。与以前相比，男子精子的质量已大大降低了。能引起疲劳的现代生活因素很多，需要克服这些因素：

1. 远途而紧张的旅行结婚。

2. 剧烈的体育运动。

3. 摆宴席招待较多的客人。

4. 常赴舞会并频下舞场。

5. 连续的夜班。

6. 频繁的性生活。

7. 沉迷于夜生活。

8. 久卧病床。

9. 过于集中并持久的脑力劳动。

10. 激烈地争吵或生气。

11. 陪坐久久不散的宴席。

12. 操办或参加旧式婚嫁礼仪。

13. 过度的体力劳动。

14. 长途旅行。

对这些可引起疲劳的现代生活方式一定要有节制，特别是夫妇间处于生育的阶段尤其应该注意。如果旅行结婚第1天奔波到很远的地方下榻安歇，又如果夫妻参加新婚舞会后又去夜总会周旋了很久，如果正值结婚喜日，那么应酬完所有宾客，又被闹罢了洞房，直到深夜才得安寝，那么，当夜精子质量一定很低，此时有性生活并妊娠，对优生必有严重影响。因此，想优生，就必须对导致疲劳的现代生活适可而止，有一定的活动就行了。

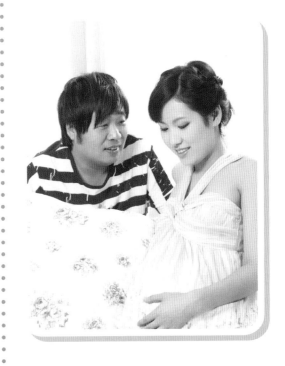

婚后哪些情况下忌怀孕

为了生育健康、聪明的后代，选择受孕时机非常重要，通常在下列情况下不宜怀孕：

1. 旅行结婚时不宜怀孕。

2. 停服传统避孕药后不宜立即怀孕。可在停药后恢复 3～6 次正常月经后再怀孕。停药后可用避孕套避孕。

3. 盛夏和严冬季节最好不要怀孕。酷暑高温季节，孕妇又多有妊娠反应，营养往往摄入不足；冬季感冒及其他病毒感染机会多，空气污染重，怀孕后对胎儿不利。

4. 情绪受压抑时及在患病期间不宜怀孕。

5. 流产、早产后不宜立即怀孕。一般要在半年以上再考虑怀孕。

小贴士

新婚性生活频繁，精子质量不高，旅途中生活起居无规律，饮食营养不均，睡眠不足，再加上过度疲劳，均对胚胎生长不利。

忌春节期间怀孕

春节期间，庆贺新年，老少亲朋，欢聚一堂，共度新春。但值得注意的是切莫在春节期间怀孕，因为这期间往往喝酒场合多。

酒精对生殖细胞有不良作用，使精子、卵子质量下降，生下的孩子体质虚弱，智商较低。精子的质与量，不仅是能否受孕的关键，也对受精卵的发育有害，甚至造成胎儿的畸形。

新春佳节之际，夫妻都整日劳碌，睡眠少，疲乏时多，若酒后同房，一旦受孕，胎儿畸形或智力低下者多。若女方也饮酒则更为严重。孕妇酗酒是胎儿先天性畸形、先天智力低下等缺陷的原因之一。畸形儿身材短小，体重不够标准，头围小、眼裂短、鼻梁低而短，内眼角有皱褶，鼻唇沟不明显，上唇狭窄、下巴偏小，上眼睑下垂，斜视，还多患先天性心脏病，并且反应迟钝，羞怯畏缩，呈白痴状态。

小贴士

春节期间怀孕有如此多的弊端，酗酒者比不酗酒者生出畸形儿高两倍。为了优生、优育，春节期间切莫怀孕。

第一章
孕前备孕阶段宜忌

忌过度节食

体重超标的准妈妈也许会采取节食的方式减肥，这是不可取的。节食对身体危害极大，因为不能摄入维持身体正常运行的各种营养物质，如蛋白质、糖类等，会影响身体的免疫力，而且节食过度会引起内分泌功能失调，导致生殖功能紊乱，严重的会影响排卵，致使不孕的发生。因此最好根据营养师为自己制订合理的营养食谱，采用少食多餐的方法，细嚼慢咽，加上合理的锻炼，在适当调整体重的同时为宝宝储备充足的营养基础。

忌饲养小动物

有很多家庭喜欢饲养宠物，殊不知它们整日到处乱跑，不管是多么脏的垃圾，它们也会胡乱翻腾，可想而知它们的嘴巴、爪子、皮毛会经常沾满各种细菌、病毒、弓形虫等致病微生物。若人与动物吃住不分，很容易传染上疾病，对孕妈妈的危害则更大。宠物身上的病毒、弓形虫、细菌等感染孕妈妈后，可经血液循环到达胎盘，破坏胎盘的绒毛膜结构，造成母体与胎儿之间的物质交换障碍，使氧气及营养物质供应缺乏，胎儿的代谢产物不能及时经胎盘排泄，致胚胎死亡而发生流产。慢性缺氧可导致胎儿宫内发育迟缓或死胎。

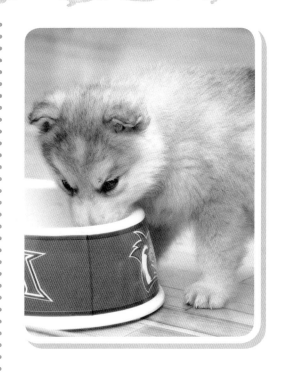

除此以外，更为严重的是弓形虫可引起先天性心脏病、小头、脑腔积液、脊柱裂等多种胎儿畸形。如果孕妈妈一定要饲养小动物，那么丈夫要承担饲养责任，喂熟食或成品猫粮狗粮，不让它们在外捕食。怀孕前及妊娠期间的女性要尽量避免接触宠物及其粪便。

忌过胖或过瘦

过胖或过瘦都会影响孕妈妈内分泌功能，不利于受孕。过胖的孕妈妈在孕期患妊娠期并发症的概率比正常体重的孕妈妈要高很多倍，而且会增加产后恢复的难度。如果体重过轻，可能看上去身材很苗条，但所面临的风险可能比体重过重更加严重，同时还会增加宝宝第一年患呼吸道疾病和腹泻的概率。

孕前忌饮酒

研究发现，在妊娠的前3个月，饮酒可能损害胎儿的内脏和大脑；怀孕4～6个月饮酒，若未造成孕妈妈流产，就会影响胎儿的大小和智力发育；在妊娠的7～9个月，孕妈妈饮酒主要危害胎儿的智力发育。许多患有"乙醇综合征"的胎儿，出生后可表现典型的乙醇戒断症状，如持续痉挛、紧张不安、出汗和多动等。当他们受到过度刺激和紧张时，这些表现则更加明显，有的宝宝甚至可能发展成为癫痫。由于乙醇对胎儿造成的损伤是生理的，后天的治疗几乎很难改变疾病的病程，因此，预防至关重要。而预防的源头，就是从孕前开始，打算孕育的夫妻就要戒酒。

孕前忌吸烟

香烟里的有害物质可以通过吸烟者的血液循环进入生殖系统。在男性体内可以使精子发生异变，也就是使染色体和遗传基因发生突变，势必导致畸形或有缺陷的精子生成较多，结果会增加流产、死产和早产的发生率，或者使胎儿出现形态功能等方面的缺陷。

香烟在燃烧过程中所产生的有害物质会导致细胞突变，对生殖细胞有损害，卵子和精子在遗传因子方面的突变会导致胎儿畸形和智力低下。

香烟中的尼古丁有导致血管收缩的作用，女性子宫血管和胎盘血管收缩，不利于精子着床。

女性在怀孕20周以前停止吸烟，所生宝宝的出生重量可接近于非吸烟者所生的宝宝，但仍有先天性异常的危险，因此，在准备要怀孕时，夫妻双方应提前半年停止吸烟。

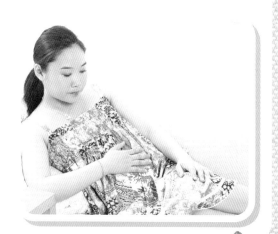

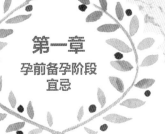

第一章
孕前备孕阶段
宜忌

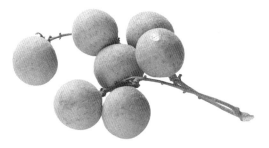

孕前忌吃的食物有哪些

★ 辛辣食物

辣椒、胡椒、花椒等调味品刺激性较大，计划怀孕或已经怀孕的女性食用大量这类食品后，同样会出现消化功能的障碍。因此，建议尽可能避免摄入此类食品。

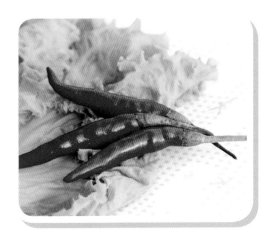

★ 鸡精

鸡精的成分是谷氨酸钠，进食过多会影响锌的吸收，不利于胎儿神经系统的发育。

★ 人参、桂圆

中医认为孕妇多数阴血偏虚，食用人参会引起气盛阴耗，加重早孕反应、水肿和高血压

症状等；桂圆辛温助阳，孕妇食用后易动血动胎。因此，建议食用前谨慎考虑。

★ 腌制食品

这类食品虽然美味，但内含亚硝酸盐、苯丙芘等，对身体很不利。

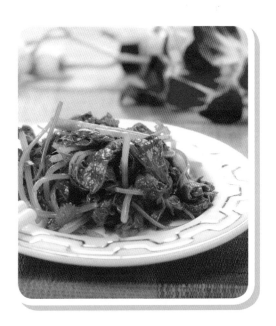

★ 含咖啡因的食品

准备怀孕的女性不要过多饮用含咖啡因食品，咖啡因作为一种能够影响女性生理变化的物质可以在一定程度上改变女性体内雌、孕激素的比例，从而间接抑制受精卵在子宫内的着床和发育。

★ 各种"污染"食品

应尽量选用新鲜天然食品，避免食用含添加剂、色素、防腐剂的食品。水果要洗净后食用，以免农药残留。

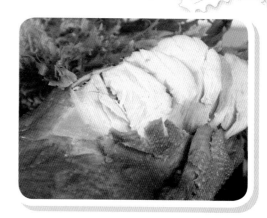

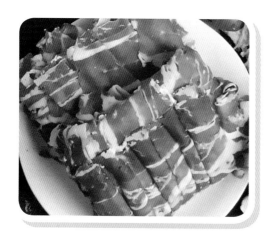

★ 烤牛羊肉

应尽量减少吃烤肉的次数和数量。因为烤牛羊肉在熏烤的过程中，炭火的呛烟中含有多种致癌物质，烤肉时肉的营养也随之被破坏，而且未烤熟的肉还容易携带弓形虫，因此不适合待孕夫妇食用。

★ 低脂牛奶

全脂牛奶和低脂牛奶的动物脂肪含量相差1% ~ 2%，食用低脂牛奶会增加女性无卵性不孕的风险。

因为一方面营养学家认为低脂肪牛奶可以降低心脏病风险，而另一方面消费者也认为低脂牛奶可以保持体形。但是最新研究表示，食用低脂牛奶同时也会增加女性无卵性不孕的风险。在跟踪研究了18 000名已婚女性之后，美国哈佛大学公共卫生学院的营养研究员查瓦罗发现，在3430起未孕案例中，有438起是由于女性未排卵造成的。

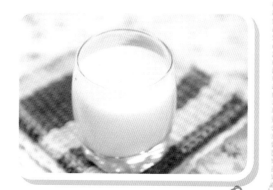

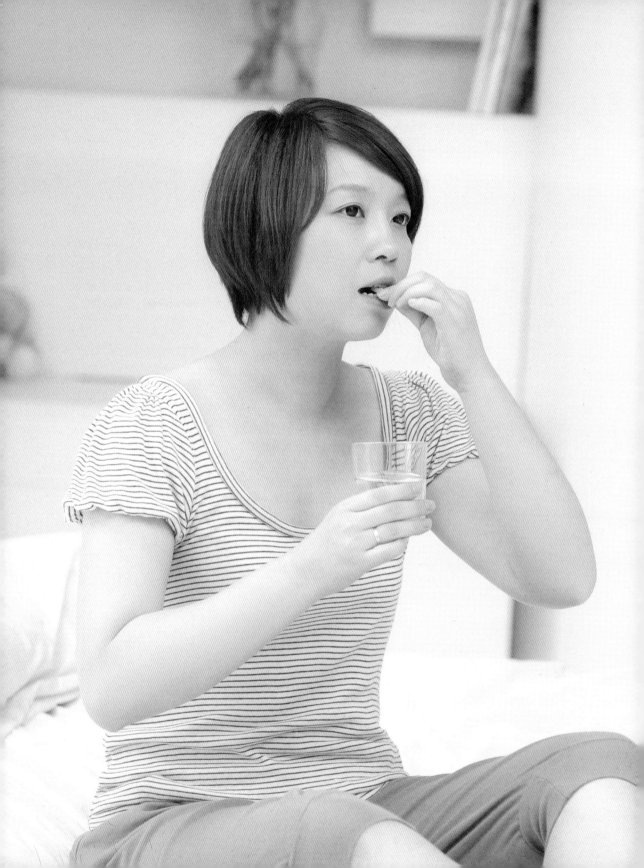

孕前禁忌的药品有哪些

准备怀孕的女性在怀孕前可能会生病，生了病以后，应根据情况合理用药。有些药物对治病有利，对怀孕却极为不利。夫妻双方在孕前服药，会影响将来胎儿的生长发育吗？有研究表明，许多药物会影响精子与卵子的质量，或者导致胎儿畸形。"忽略用药问题"必须引起准爸爸、准妈妈的重视。

★ 西药

抗生素类	如四环素类药，可致骨骼发育障碍，牙齿变黄，先天性损失白内障。链霉素及卡那霉素，可致先天性耳聋，并损害肾脏；氯霉素可抑制骨髓造血功能，新生儿肺出血；红霉素能引起肝损害磺胺（特别是长效磺胺），可致新生儿黄疸
解热镇静痛药	阿司匹林或非那西汀，可致骨骼畸形，神经系统或肾脏畸形
镇静药	甲丙氨酯可导致发育迟缓、先天性心脏病；地西泮片可造成发育迟缓；巴比妥可致指（趾）短小，鼻孔通联；氯丙嗪会造成视网膜病变
激素	雌激素会造成上肢短缺（海豹样）、女婴阴道腺病、男婴女性化、男婴尿道下裂；可的松可致无脑儿、兔唇腭裂、低体重畸形；甲状腺素可致胎宝宝畸形
抗肿瘤药	环磷酰胺可致四肢短缺、外耳缺损、腭裂
维生素及其他	大量的维生素A、B族维生素、维生素C会致畸；马来酸氯苯那敏或苯海拉明能造成肢体缺损

★ 中药

中药成分复杂，对于生殖细胞的影响不容易被察觉，而许多人始终认为中药性温，补身无害，甚至随便去药房抓药使用，这都是极其危险的做法。待孕妈妈应该慎重服用的中药有：麝香、斑蝥、水蛭、商陆、巴豆、牵牛、三棱等，可致畸胎、死胎及流产。

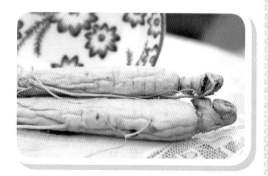

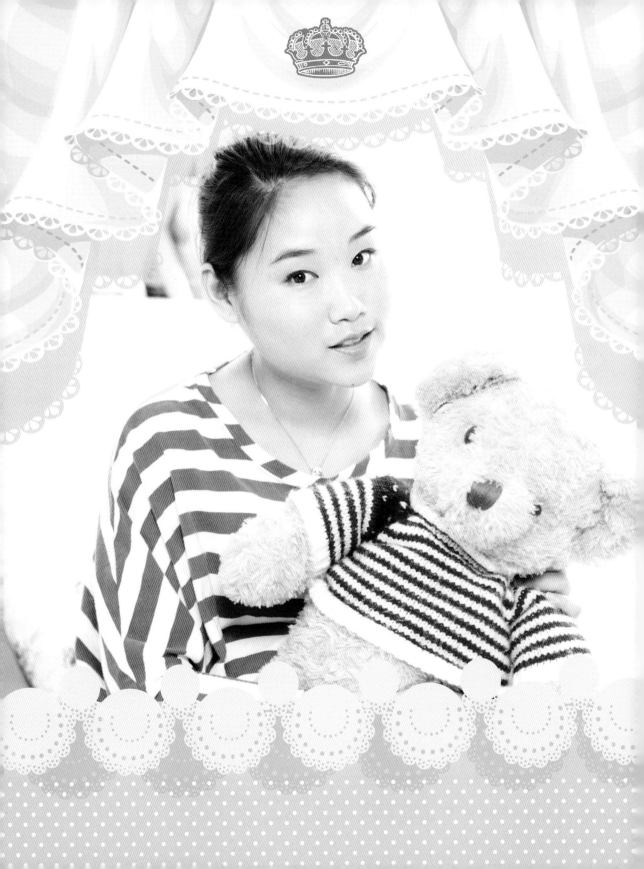

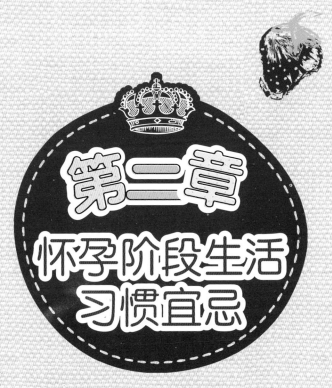

第二章

怀孕阶段生活习惯宜忌

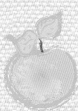

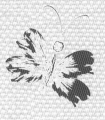

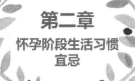

怀孕阶段
生活习惯之宜

宜远离不利环境

胎儿是十分脆弱的，尤其是刚刚怀孕的时候，这个时期是胎儿发育的重要时期，孕1月准妈妈要特别注意远离不利于胚胎发育的环境。生活居室要保持清新爽洁。不要接触有毒物质，不要做 X 光等放射性检查。

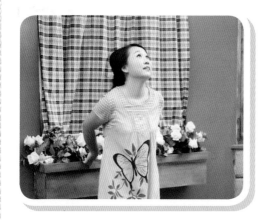

宜尽早做好工作安排

应尽早安排好今后的工作和生活，不要盲目使用药物、盲目做检查。身体保持轻松闲适，不要做大强度运动和过度疲劳。

一旦确认怀孕，并计划好要孩子，就应该尽早向单位领导和同事讲明，以便安排工作。

不要乱用感冒药。回家后尽可能早些休息，以保证第二天有一个好的工作状态。

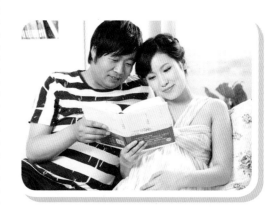

宜知准妈妈要随时称体重

准妈妈体重变化对胎儿的影响很大，有资料表明，准妈妈体重增加 10.9～12.3 千克者，围生儿死亡率很低；体重增加超过 12.3 千克者，围生儿难产率增加。所以，准妈妈要合理地控制和调整体重。

在妊娠期间，准妈妈要多摄取高热量、动物高蛋白营养物质。妊娠末期，因母体组织间液体存贮量增多，表现为体表可凹性水肿（显性水肿）；或仅表现体重增加（隐性水肿）。孕晚期准妈妈体重一般每周增长不应超过 0.5 千克，体重增长过多或过快，大多因体内液体潴留过多所致。严重水肿常常是妊娠高血压疾病、低蛋白血症的初期表现，所以，准妈妈要随时注意自己体重变化情况。

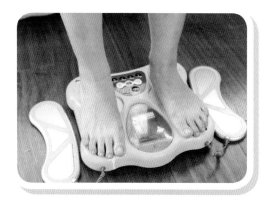

宜知工作生活中如何防辐射

★ 切忌家电集中放置

家用电器集中摆放容易使人受到双倍或多倍的辐射危害。一般情况下一种电器的辐射危害可能是人体能够承受的，但是如果在一个相对集中的环境中同时使用两种或多种电器，势必会超过人体能够承受的界限。因此，建议电脑、电视、电冰箱等家用电器分开摆放，并且不宜摆放在卧室中。

★ 安全隐患在电脑的后面

这是因为电脑的后面辐射强度最大，左右两面次之，相对其他三面，正面的辐射反而最弱。所以，规避电脑辐射的重点是看工作、生活中常常逗留的地方是否有电脑其他三面正对着准妈妈这样的安全隐患存在。

★ 水是吸收电磁波的最好介质

在可能的情况下建议用玻璃容器或塑料容器盛水放置在辐射源边，可有效降低辐射强度。特别注意，盛水的容器不可使用金属的。

★ 减少开机时间

关于这一问题，最典型的就是电脑和电视。建议准妈妈在不用电脑、不看电视的情况下，记得及时关机，以减少不必要的伤害。

★ 使用电脑后及时清洁手和脸

准妈妈养成这种好习惯，可以有效避免暴露着的肌肤色素沉着、产生斑疹或引起其他皮肤病变等等。

★ 哪些食物能抗辐射

此处指的是准妈妈可以安全食用的，可以抗辐射的，比较常见的食物有番茄、西瓜、红葡萄、杏、番石榴、木瓜、紫苋菜、黑芝麻等。

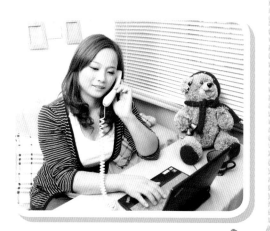

宜知防辐射服的选用

★ 怎样选择面料

目前市面上制作防辐射服的面料主要有两种，即不锈钢纤维和碳素纤维。从防辐射的角度来讲，前者优于后者。所以，准妈妈在购买时要注意面料的区分。

★ 样式的选择

一般较为常用的是背心款，但通常情况下根据不同人群和季节的需要也有短裙款、长袖款、吊带款、肚兜款等选择。

★ 如何辨别真伪

首先是用手摸，如果手感较硬，一般质量就不可靠。其次，正规厂家生产的防辐射服都会随产品配有一小块单独的面料，如果将这块面料用火烧过，能看到一层密密的金属网的便是真的使用不锈钢纤维纺织的。此外，还可以用防辐射服将手机包住，包裹的厚度与严密度就像将手机装在衣服口袋中为宜，如果手机没有信号，就可以证明防辐射服的品质不错。

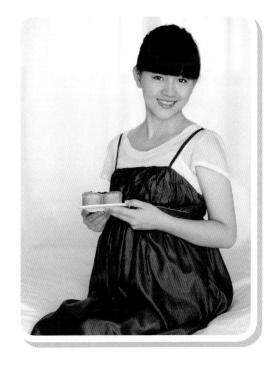

★ 洗涤方法

为了减少对防辐射效果的影响，建议尽量少洗为宜。在洗涤的过程中水温不能超过90℃，可使用中性的洗涤剂（不可漂白或使用带有漂白成分的洗涤剂）轻揉手洗。洗后不要拧干，要直接悬挂晾干。熨烫时要用中温或参考衣服上的标记。

🍒 小贴士

防辐射服真的有用吗？

现在很多防辐射服，虽然质量参差不齐，但基本上能挡住手机信号的衣服就有点儿用处。

宜知遇到这些早孕反应怎么办

许多女性在妊娠期间都会发生或多或少、程度不同的妊娠反应，并出现诸多病理性或生理性的常见症状。其中大部分属于正常现象，适当休息、调节饮食后症状会减轻乃至消失。面对痛苦的早孕反应，如何消除或者缓解呢？

★ 恶心呕吐吃不下

日常饮食可采用少食多餐的办法，吃了吐，吐了还要吃。注意多吃一些对胎儿发育特别是胎儿大脑发育有益的食物，如蛋、肉以及蔬菜、水果等，以确保蛋白质、维生素等各种营养素的充分摄入。食物要清淡，尽量不吃太咸、过于油腻或有特殊气味的食物；饼干、面包以及苏打饼等食物可降低孕吐的不适程度。吃完点心后，1个小时左右再喝水。有些准妈妈对特定食物的气味相当敏感，一闻到便有想吐的感觉。所以，对那些食物最好就敬而远之，不要有所接触，例如，油烟、油漆、汽油味、鱼腥味等。

★ 失眠

害怕分娩带来的痛苦而过于紧张和恐惧是准妈妈失眠的常见原因。准妈妈可以白天进行适当地锻炼，睡前散散步、听听音乐、喝杯牛奶等，学会调整好睡眠，切记不可滥用镇静剂和其他药物，以免影响胎儿智力、身体发育。

每天晚上10点钟左右，用温热水浸泡双足，促进入睡，逐渐建立身体生物钟的正常节奏。

★ 四肢无力易疲倦

疲倦感的产生，主要由于体内黄体酮增高，而黄体酮恰恰有镇静的作用。另外，妊娠早期新陈代谢速度加快，这样就可能感到非常疲惫，有时甚至控制不住自己，想要马上睡觉。要少吃或不吃冰冷和不易消化的食物。适当减少运动量和工作量，怀孕初期应该充分休息。多补充电解质可减轻头晕及四肢无力的症状。

★ 胸口灼热

在妊娠早期出现"胃灼热"感，一般不需治疗，只要饮食上注意少食多餐，吃易消化的高纤维素食物，少吃甜食及高脂肪食物，并适当进行户外活动，保持精神上的轻松愉快，症状明显时喝杯牛奶或吃点食物则可使"胃灼热"感减轻或消失。

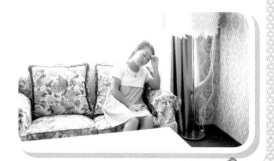

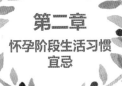

宜知威胁胎儿的药物有哪些

关于这个问题如今已经引起了人们的高度关注，但是大多数人也只是限于知道"某些药物对胎儿不利，有导致畸形儿和流产的可能；若是孕期出现某种疾病，只能到医生那里去问个究竟等"。为了加深准妈妈对这方面的深刻认识，我们特别在孕早期反应日益严重的情况下，较详尽地列出了对胎儿存在致畸威胁的药物，以供准妈妈参考。

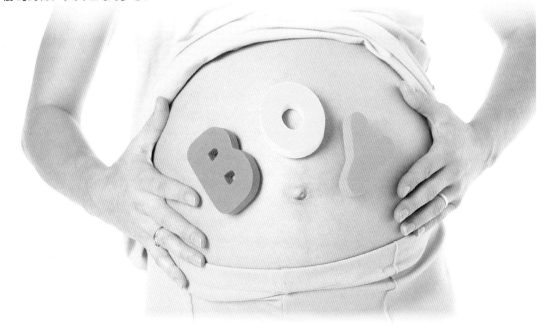

名称	危害
部分抗生素类药物	四环素可导致胎儿畸形、牙齿变黄、长骨发育不全和先天性白内障。氯霉素可导致胎儿骨骼功能抑制和新生儿肺出血、灰婴综合征、骨髓抑制（白细胞减少或再生障碍性贫血）。链霉素和卡那霉素可导致肾脏受损和先天性耳聋。磺胺类药物可导致新生儿核黄疸和高胆红素血症。利福平可导致四肢畸形、无脑儿、脑积水
镇静药	氯氮会引起死胎、四肢畸形及发育迟缓，地西泮导致腭裂和唇裂，氯丙嗪会导致新生儿抑制和视网膜病变

名称	危害
降血糖药	格列本脲、甲苯磺丁脲、氯磺丙脲等药物在妊娠期间会导致流产、死胎和诸如先天性心脏病、唇腭裂、骨骼畸形、血小板下降等多发性畸形。建议有这方面需要的女性孕期可在医生的指导下使用胰岛素，远离降糖药物
维生素	维生素对于人体来说虽然是必需的，也是人们熟悉的，但是孕妇服用过量会导致胎儿畸形。因而，孕期在维生素的服用量上一定要掌握好
抗癫痫药	这类药会引发胎儿早产、身体和智力发育迟缓及多发性畸形。这类药物包括苯巴比妥、丙戊酸钠、苯妥英钠等
抗疟药	奎宁诱发胎儿流产、视力缺陷、胚胎耳聋、脑积水、肾损伤、四肢及心脏畸形等
抗甲状腺药	卡比马唑、丙硫氧嘧啶、甲巯咪唑会引起先天性甲状腺功能不全、甲状腺肿大，以及呆小病和死胎等。此外，使用放射性碘剂也会使胎儿甲状腺功能低下
部分激素类药物	黄体酮、睾酮之类的激素可使女婴男性化。最为常见的性激素己烯雌酚可使女婴男性化、男婴女性化、性器官发育异常。肾上腺皮质激素有可能致使胎儿发生多发性畸形
部分镇吐类药物	异丙嗪、氯丙嗪、美克洛嗪、三氟拉嗪等，可导致先天性心脏病。提醒饱受孕吐折磨的准妈妈一定要谨慎，即便是中药也存在隐患
解热镇痛类药物	这类药物包括安乃近、阿司匹林、感冒通、非那西丁等，以及含有此类成分的复方制剂。这类药可导致胎儿脑积水、畸形足、软骨发育不全、先天性心脏病，影响胎儿的神经系统和肾脏发育，以及出生后的智商和注意力较同龄人低等后果
抗肿瘤类药物	这类药物，如白消安、氯甲蝶呤、环磷酰胺等具有很大的生物毒性，对孕妇本身的伤害就很大，对胎儿的危害就更大了，导致多发性畸形的危险相当高。建议患有恶性肿瘤或需要使用抗癌药物的女性，最好不要怀孕，以免产生严重后果
抗凝血药物	像双香豆素等，有可能导致胎儿小头畸形
泻药与中成药	泻药在孕期建议禁止服用，有可能引起反射性宫缩，导致流产。中成药也并不是像很多人认为的那样安全，比如具有镇吐功效的中药半夏，在动物实验中就有导致胎儿畸形的情况发生

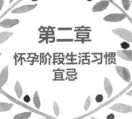

第二章
怀孕阶段生活习惯宜忌

宜知准妈妈洗澡要注意什么

★ 不同情况下的洗浴方法

水肿的时候：使用浴液洗浴，促进新陈代谢，缓解水肿症状。泡脚也可缓解水肿。

感觉冷的时候：交替使用温水和稍凉的水洗浴，促进新陈代谢，消除发冷的感觉。

腰痛的时候：臀部及以下身体泡在水中，促进腹部、臀部的血液流通，改善腰痛症状。

★ 沐浴用品要温和无刺激

沐浴用品的选择，应该遵循中性、无刺激性、无浓烈香味、具保湿性质的原则，以免伤害准

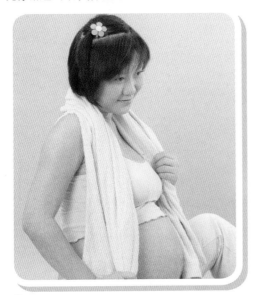

妈妈敏感的肌肤。不要使用香味太过浓烈的沐浴用品，因为其不但刺激性较强，闻起来也会不舒服，容易造成头晕；另外，浴室内也不要放置芳香剂，因为对准妈妈及胎儿都有刺激性，只需将浴室打扫干净、没有异味即可。

★ 洗澡水的温度不能太高

据临床测定，准妈妈体温较正常上升2℃时，就会使胎儿的脑细胞发育停滞；如果上升3℃，则有杀死脑细胞的可能。而且因此形成的脑细胞损害，多为不可逆的永久性的损害，胎儿出生后可出现智力障碍，甚至可造成胎儿畸形，如小眼球、唇裂、外耳畸形等，所以准妈妈洗澡时，水温一定不能太高，应掌握在38℃以下，并最好不要坐浴，避免热水浸没腹部。

★ 时间不要太久

在浴室内沐浴，准妈妈容易出现头昏、眼花、乏力、胸闷等症状。这是由于浴室内的空气逐渐减少，温度又较高，氧气供应相对不足所致。加之热水的刺激，会引起全身体表的毛细血管扩张，使准妈妈脑部的供血不足，严重者还可使胎儿神经系统的发育受到不良影响。因此，

准妈妈在进行热水浴时，每次的时间应控制在20分钟以内为佳。

★ 清洗肚脐要特别注意

准妈妈在平常洗澡时可先用棉花棒蘸些婴儿油或乳液清理肚脐的污垢，待污垢软化后再轻柔洗净，通常无法一次清除干净，这时不要太过勉强，以免因为用力过度而伤害肚脐周围

的皮肤，造成破皮出血，反而容易引起感染，对准妈妈及胎儿造成严重伤害。

★ 注意安全

浴室的安全防滑设备必须完善，可以在浴室地板铺上防滑垫，并定期清洗，以免隐藏太多污垢；墙壁四周要设置稳固的扶手；洗脸槽安装要稳固；浴室内尽量减少杂物，例如，椅子、盆等，以免绊倒；若需放置则靠边集中放好。

宜知准妈妈应注意晒太阳

要经常开窗通风，以保持室内空气新鲜，但应避免大风吹。准妈妈还应经常晒太阳，以便身体对钙、磷等重要元素的吸收和利用。天气好时，可到室外去走动，接触阳光，天气不好时，也可在室内有阳光的地方接受日光照射。冬季每天至少应晒太阳半小时以上。

宜学会进行自我观察

注意自己是否有呼吸困难、心动过速、心胸疼痛等症状。一般来说，劳作后15分钟之内，心率可以恢复到劳作前的水平，则无心力衰竭的症状。如果准妈妈在工作或者劳动中，出现腹痛、阴道出血等情况，应及时卧床休息并去医院检查。贫血、甲状腺功能亢进、多胎妊娠、有习惯性流产史、妊娠高血压综合征、产前出血、早产史者，要特别注意休息，避免疲劳。

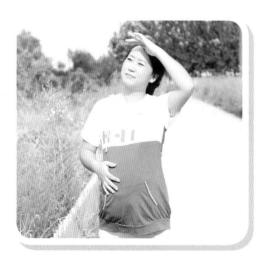

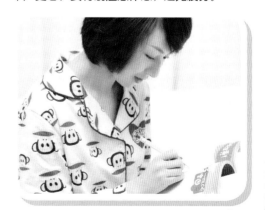

第二章
怀孕阶段生活习惯宜忌

宜知孕早期应多做有氧运动

　　一般来说，怀孕期在 16 周之内，也就是四个月内的准妈妈要多做有氧运动。孕早期的女性如果想运动，游泳是一个非常好的选择，许多准妈妈会认为游泳太不安全，其实游泳是一种非常好的有氧运动。最重要的是，游泳让全身肌肉都参加了活动，促进血液流通，能让胎宝宝更好地发育。同时，孕期经常游泳还可以改善情绪，减轻妊娠反应，对胎宝宝的神经系统有很好的影响。

　　游泳要选择卫生条件好、人少的游泳池，下水前先做一下热身，下水时戴上泳镜，还要防止别人踢到胎宝宝。孕期游泳可以增强心肺功能，而且水里浮力大，可以减轻关节的负荷，消除淤血、水肿和下肢静脉曲张等问题，不易

受伤。除了游泳之外，像快步走、慢跑、简单的韵律舞、爬爬楼梯等一些有节奏性的有氧运动，也可以由准妈妈自己选择定期进行。但是，类似于跳跃、扭曲或快速旋转的运动应当尽量避免。日常的家务如擦桌子、扫地、洗衣服、买菜、做饭准妈妈都可以，但如果反应严重，呕吐频繁，就要适当减少家务劳动。

小贴士

　　运动真的对胎儿的智力发育有好处吗？

　　孕妇每天进行半小时的锻炼，就能使胎儿的 IQ 值上升。此前，也有研究指出，孕期进行有氧运动，可以使腹部氧气增多，对促进胎儿的大脑发育很有好处。

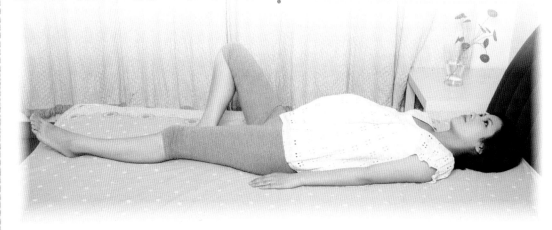

宜掌握正确的姿势与动作

★ 上下楼梯时

准妈妈上下楼梯时，要看清楼梯，一步一步地慢慢上下，整个脚掌都必须踩在楼梯上，不可只用脚尖踩楼梯，也不要弯腰或过于挺胸腆肚，只需伸直背就行。注意千万别踩偏或踩空，踩稳了再走，如有扶手，一定要扶着扶手走。

上楼梯时，为了保持脊柱挺直，这时准妈妈的上半身应向前略微倾斜，眼睛看上面的第三至第四级台阶。一开始可能会觉得很难做，但经过反复练习，一定能熟练掌握正确的走路姿势。

★ 购物时

购物会使准妈妈的心胸开阔且心情放松，而且走路等于散步，也是一种很好的锻炼。但应注意购物时不要行走过多，行走速度不宜过快，更不要穿高跟鞋，注意一次购物不宜过多。

★ 打扫时

不要登高打扫卫生，也不要搬抬沉重的东西。这些动作既危险又压迫肚子，必须注意。弯着腰用抹布擦东西的活也要少做或不做，千万不能长时间和冷水打交道。因为突然受到冷水刺激易导致流产。不要长时间蹲着，因为长时间蹲着，易压迫腹部，也容易导致流产。

★ 行走时

准妈妈走路时应双眼平视前方，把脊柱挺直，身体的重心要放在脚后跟上，踏地时应由脚跟至脚尖逐步落地。

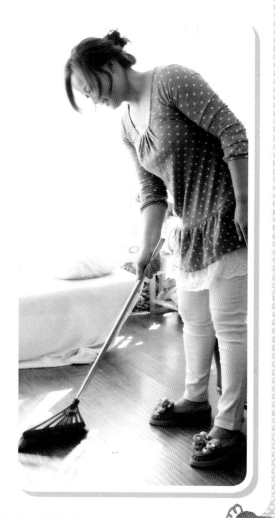

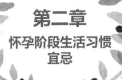

第二章
怀孕阶段生活习惯宜忌

宜知准妈妈的衣服的选择

★ 上衣

上衣的质料应该是柔软的纯棉面料或丝织品、麻织品等，式样宜简单宽松，穿着后双臂可以自如地活动。并且注意别束缚胸部，也不能压迫腹部，否则对胎儿的生长不利。鉴于这些衣服在孕期结束后就没有用处了，所以最好不要盲目添置或买太昂贵的服装。

新买来的衣服尤其是内衣一定要清洗并经阳光暴晒之后再穿用，这样可以减少接触有害染料的机会，被细菌侵害的可能也会低得多。

★ 风衣

随时准备一件风衣，这比较合适，以备必须外出时穿着。另外，在孕妇装"难登大雅之堂"时，一件合身的宽敞的米色风衣，就是绝佳的外出服了。

★ 背带裤

背带裤是现在准妈妈较为喜欢的一种裤装。春夏时节，长裙较为合适，而秋冬季节最好穿长裤。但要注意，紧身裤不论什么季节都不合适穿着。

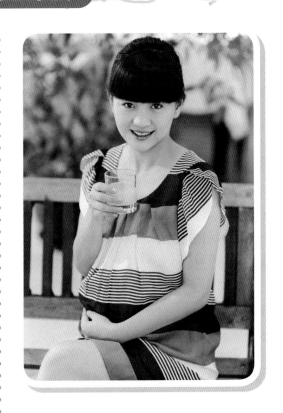

🌸 小贴士

孕妇的衣服用什么洗比较好？

内衣最好是用肥皂和皂粉洗，超市就有卖的。千万不要用洗衣粉，对皮肤不好，而且含有很多的添加剂。

宜知怀孕后也可以做的家务

准妈妈在妊娠期间坚持适宜的家务劳动，对母子健康都有益。适度的家务劳动能增强准妈妈体质，提高免疫功能，有效地防止多种疾病的发生。

尽量不用手直接浸入冷水中，因为有可能受寒引起宫缩，而引发流产。早孕反应较重时，不要到厨房里去，因为油烟和其他气味可加重恶心、呕吐。厨房最好安装抽油烟机，因为油烟对准妈妈尤为不利，会危害腹中胎儿。

从事一般的擦、抹家具，扫地、拖地等劳作是可以的，但不能登高，不能搬抬笨重家具，更不可以蹲着压迫肚子。

同样不要使用冷水，不宜用洗衣粉，更不可用搓板顶着腹部，以免胎儿受压。晾晒衣服时不要向上伸腰，晾衣绳可放置得低一些。

出去购物对准妈妈有许多好处，比如可以使准妈妈心胸开阔，也可以锻炼身体，因为购

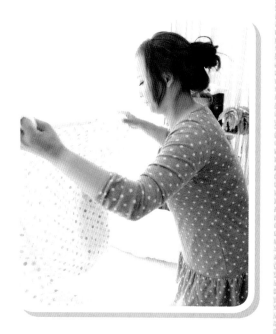

物走路，相当于散步。但也要注意，不宜行走过多，速度不宜快，不要穿高跟鞋，购物不宜过多，不能太重，一般不超过5千克为宜。避免在人流高峰时间去挤公共汽车，不宜到人群过于拥挤的市场去。另外在寒潮、大风等天气时不宜外出。特别是在流感和其他传染病流行时，更不要到人群密集的地方去。

总之，准妈妈不能什么也不做，而是要做适宜的家务，但需对危险因素加以避免，这样就能保证准妈妈的孕期生活健康而有意义。

小贴士

在做家务活的时候可以进行胎教吗？怎样做比较好？

孕妇在做家务活的时候可以进行胎教。由于有些孕妇没有太多空余时间，那么边做家务活边进行胎教不失为一种好方法。合理地安排家务，既能够融语言胎教于家务活中，又能使孕妇在做家务时更有乐趣。

宜知准妈妈要关爱乳房

准妈妈最好从第十六周开始进行乳房按摩。每天有规律地按摩一次，也可以在洗澡或睡觉前进行2～3分钟的按摩。动作要有节奏，乳房的上下左右都要照顾到。按摩的力度以不感觉疼痛为宜，一旦在按摩时感到腹部抽搐，应立即停止。方法如下：

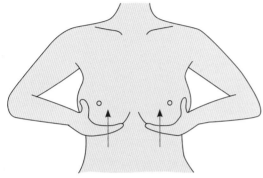

1. 双手托住乳房，用拇指、食指、中指向里按压。

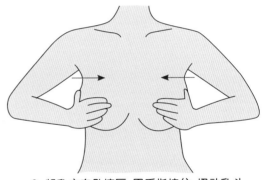

2. 将乳房向外挤压。用手指按住，扭动乳头。

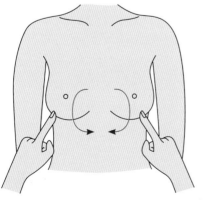

3. 用食指以画圈的方式在乳房四周按摩。

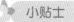

小贴士

陷没乳头的按摩

可以使用乳头吸引器。用一只手托住乳房，另一只手的食指按压乳头2秒钟，之后将乳头向外拉，再进行按摩。

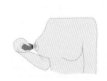

宜知预防妊娠纹产生的诀窍

准妈妈皮肤内的胶原纤维因激素紊乱而变得很脆弱，当女性怀孕超过3个月时，增大的子宫突出于盆腔，向腹部发展，腹部开始膨隆，皮肤组织过度牵拉，胶原纤维逐渐断裂，在腹部的皮肤上出现了粉红色或紫红色的不规则纵行裂纹。产后，断裂的胶原纤维逐渐得以修复，但难以恢复到怀孕前的状态，皮肤上的裂纹逐渐退色，最后变成银白色，即妊娠纹。妊娠纹与遗传因素有关，如果母亲留下了很深的妊娠纹，自己一定要注意预防。

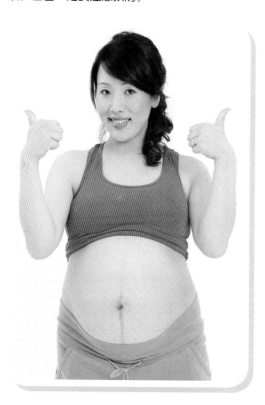

★ 做一些轻便的家务

轻便的家务活有助于产后身体康复，在床上做仰卧位的腹肌运动和俯卧位的腰肌运动，对减少腹部、腰部、臀部脂肪有明显效果。

★ 使用专业抗妊娠纹乳液

从怀孕初期到产后一个月，每天早晚取适量抗妊娠纹乳液涂于腹部、髋部、大腿根部和乳房部位，并用于做圆形按摩，使乳液完全被皮肤吸收，可减少皮肤的张力，增加皮肤表层和真皮层的弹性，让皮肤较为舒展，可减少妊娠纹的出现。

★ 注意控制糖分的摄入

饮用脱脂奶，常吃富含纤维和维生素C的食物，以增加细胞膜的通透性和皮肤的新陈代谢功能，促进皮肤的修复，减少妊娠纹的发生。

小贴士

我怀孕期间就有妊娠纹出现了，请问吃什么食物可以缓解吗？

怀孕期间应补充丰富的维生素及无机盐。而由于胶原纤维本身是蛋白质所构成，所以可以多摄取含丰富蛋白质的食物。避免摄取太油、太甜、太咸的食物。

第二章
怀孕阶段生活习惯宜忌

宜知要注意孕期性生活

很多准妈妈对于孕期的性行为有不少疑问与困惑，但只要不过于激烈的话，孕中期进行性生活是没问题的。只是，为防止容易导致流产、破水、细菌感染等症状，要注意准备好安全套。此外，尽管理论上可以进行性生活，但还是不能和怀孕前一样。孕期阴道充血导致易出血，所以要避免将手指伸入阴道的激烈爱抚和结合时插入过深的体位。

在腹部发胀或阴道出血时，都要节制性生活。在性生活时出现腹部发胀，就要中止，并安静地休息。

★ 正确的性生活体位

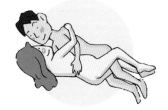 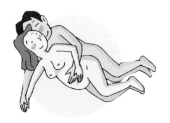 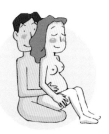

前侧位：腿交错着互相拥抱着。不进行腹部的压迫，结合较浅，可保证孕妈妈腹部安全。

侧卧位：侧卧着，从后面抱住的体位。孕妈妈的身体伸展着，不用担心出现压迫腹部的情况发生。

前坐位：相对坐着的体位。可以依据情况调节的深浅程度，是对于孕妈妈来说更舒适的一种体位方式。

★ 错误的性生活体位

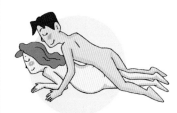 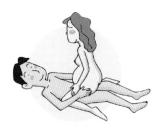 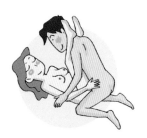

后背位：后背位结合较深，也容易对腹部产生压迫，要避免这种体位。

骑乘位：孕妈妈在上面的体位，结合较深，会对子宫口产生刺激，要避免这种体位。

屈曲位：腿放在准爸爸肩上的体位，对腹部产生压迫，要避免这种体位。

宜知失眠了怎么办

人的睡眠是有一定规律可循的，根据不同时段，脑电波的状态可以分为慢波睡眠和快波睡眠，整个睡眠过程中人首先会从慢波睡眠进入快波睡眠，然后再次重复，整晚重复4～6次。而准妈妈失眠则主要是因为难以从慢波睡眠状态正常进入到快波睡眠状态，进而导致入睡时间长，夜里多梦，凌晨早醒，总睡眠时间少于6个小时，甚至彻夜难眠。究其原因主要包括三点：

★ 生理原因

主要是指孕妇妊娠期间由于子宫压迫膀胱导致尿频等症状，致使孕妇频繁起夜；同时由于身体负担加重，心跳加快，血压升高，又易致使呼吸不顺畅，心慌、气短等不适也会导致失眠。

小贴士

怀孕总是失眠，而且还便秘，这是怎么回事啊？

准妈妈在精神和心理上都比较敏感，对压力的耐受力会降低，常会忧郁和失眠。这是体内激素水平的改变引起的。因此，适度的压力调适以及家人的体贴与关怀，对于稳定孕妇的心情十分重要。

★ 心理原因

女性怀孕期间对身体变化的恐慌，对周围环境的敏感以及对分娩的恐惧和焦虑，容易使情绪过于兴奋或者过于沮丧，如果不及时疏导就会造成失眠。

★ 现实原因

早上有赖床的习惯，白天运动较少，只是待在家里不外出走动，平时接触的人较少，生活空虚无聊，对周围的一切都感觉乏味，打不起精神，往往容易导致失眠。

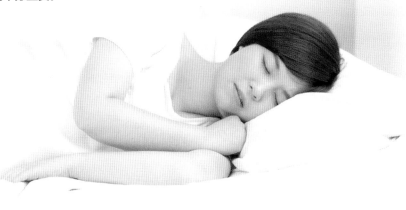

第二章
怀孕阶段生活习惯宜忌

宜保持好心情

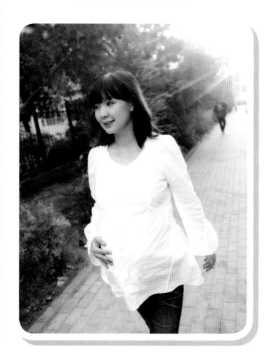

随着怀孕的进展和体形的变化，准妈妈可能会感到更脆弱，需要更多的关心。比如存在着一些担心和疑虑，如胎儿的性别、长相及胎儿发育是否正常，这些都是挂在准妈妈心中的大事，有时心情不好，会出现情绪波动。准妈妈一定要做好心理调试，保持好心情。

★ 和准爸爸一起散步

在傍晚的时候，吃完晚饭和准爸爸一起出去散步，一边慢慢绕着小区走几圈，一边和准爸爸谈谈心，也让准爸爸和胎儿说几句话，让他感觉做爸爸的幸福。

★ 多和胎儿交流

给胎儿讲述自己的心情、期待和对未来的设计。准妈妈可以给胎儿哼唱一首歌，或者与胎儿一同听音乐，与胎儿讲准妈妈对音乐的感受。准妈妈会随时随地地交流中感受到准妈妈与胎儿息息相通。

★ 让每天都有色彩

在心情有一些灰暗的日子里，要让周围环境充满色彩。比如花瓶中黄色的花朵，黄色的枕头、靠垫或黄色的桌布，它们有着神奇的魔力，当准妈妈的眼睛饱餐了欢快的颜色，心情自然也就好转起来。

准妈妈可能出现的心理变化	
1	难熬的早孕期已经过去了，自己的身体状况基本已经稳定，一般不会出现什么问题，可以松一口气了
2	这个时候肚子越来越大了，为了确保自己和胎儿的健康平安，家务活都不敢插手了
3	虽然距分娩还有一段时间，但准妈妈已开始感到有压力了

宜知快乐出游的安全守则

度过最初三个月的紧张期后，准妈妈的不适已渐消失，准爸爸可以松一口气了。在准妈妈身体沉重之前，不妨带着自己的"妻子"来一次快乐出游吧，要知道，怀孕4～6月是外出旅行的最佳时期！

★ 合理安排行程

不要忘了妻子的身体状况，那些和没有怀孕的人一样的比较劳累的日程计划还是尽量避免，要选择以轻松休息为主的旅游方式，逗留期为2～3天的旅行比较理想，以放松身心为目的。

★ 征求医生意见

在出发前应陪同妻子在进行产前检查的医院就诊一次，向医生介绍整个行程计划，征求医生意见，看是否能够出行。

★ 保持清洁

准妈妈出游，一定要选择卫生条件好的宾馆住宿，要勤洗、勤换衣物，以保证准妈妈的身体清洁。

★ 选择交通工具

长途旅行，最好乘坐飞机，尽量减少长时间的颠簸，短途有条件的可以自驾车出游，避免拥挤碰撞准妈妈的腹部。不论在火车、汽车，还是在飞机上，最好能使准妈妈每15分钟站起来走动走动，以促进血液循环。

★ 保持饮食规律

在旅游期间，亦要保持准妈妈的饮食有规律，尤其是去长线旅行，或需要坐长途车或飞机的旅程，要记得补充充足的纤维素，如多吃橙子或蔬菜，保证准妈妈多喝水，防止出现脱水、便秘以及消化不良等现象。严禁食用不合格或过期食品，不随便饮用、食用没有生产厂家、没有商标、没有生产日期的食品、饮料。

★ 怎样选择旅游地

在计划享受旅游的同时，一定要注意目的地的选择。外出旅行要尽量避开热线，选一些较冷的线路出行，感受大自然的恩赐。不过一定要选择有现代医疗条件的地区，对将去的地方进行了解，避免前往传染病流行地区，不要去医疗水平落后的地区，以免发生意外情况无法及时就医。

🌸 小贴士

孕妇适合去哪里旅游？
怀孕了可以去一下人比较少的地方，空气清新一点儿的，最好是省内旅游，避免长时间的舟车劳顿。

宜知适合孕晚期的运动

★ 上下举手臂的运动

准妈妈舒适地坐在地板上，然后上举起双臂，并反复地做弯曲或伸直肘部的运动。向上举起手臂时吸气，向下放手臂时呼气。用同样的方法重复做该动作。

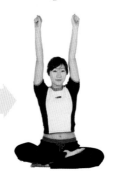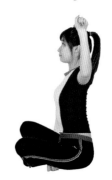

★ 抖手运动

用力握拳，然后慢慢地松手。从上到下放下手臂，同时用力抖动双手。该运动能促进血液循环，而且能缓解手部紧张的肌肉。

孕晚期由于腹部和胸部变大，准妈妈的后背和肩部有可能疼痛。这时可以进行上半身和颈椎训练，这样可以防治颈部疼痛。但需要注意，在最后的12周内，不要做压迫静脉或者阻碍血液循环的运动。

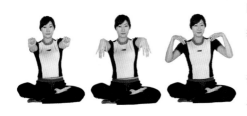

★ 前后活动骨盆

在站立状态下，双脚分开与肩同宽，然后稍微屈膝。固定上半身后，用力向前推骨盆，然后再向后推骨盆。该运动能锻炼骨盆下方的肌肉。

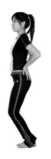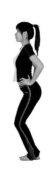

宜知有助顺产的产前运动

为了迎接分娩，这时期准妈妈应该坚持做一些强化骨盆肌肉的运动。另外，在预产期的前两周练习分娩促进运动，将有助于顺产。

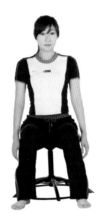

★ 下肢运动

坐在椅子上，双脚尽量分开，每次持续 10 分钟即可。

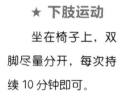

★ 骨盆运动

准妈妈张开双腿，身体下蹲，同时身体往前倾，以不压迫腹部为准。注意掌握力度，不要过于用力，以免摔倒。

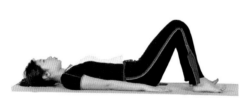

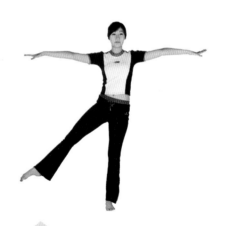

★ 提臀运动

在仰卧状态下屈膝，然后向上推臀部。推上或放下时，大腿和臀部应该用力。通过此运动能强化骨盆周围的肌肉。

★ 抬腿运动

自然站立，将一条腿用力提至 45 度，脚踝稍微往上提，换腿，重复做。

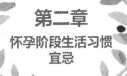

第二章
怀孕阶段生活习惯宜忌

宜知孕妇如何安全度过三伏天

孕妇安度三伏天应注意的事项：

★ 衣着要凉爽宽大

孕妇最好选择真丝或棉织的衣料做贴身的衬衣和内裤，轻软舒适，容易透湿吸汗，散发体温。衣着宜宽松，胸罩和腰带不宜束缚过紧，以免影响乳腺增生和胎儿的发育。

★ 饮食要新鲜多样

为了保证母体和胎儿的营养，孕妇在夏天要注意保持食欲，多吃新鲜蔬菜，同时经常变换菜肴花样，既能增进食欲，又能满足孕妇需要的营养。

★ 要用温水擦洗淋浴

应该经常用温水擦洗或淋浴，以保持皮肤清洁，预防痱子或皮肤生疖子。如用冷水洗浴，皮肤污垢不易消除，且孕妇受凉容易感冒，如用热水泡浴，高温会伤害胎儿正在发育的中枢神经系统，造成胎儿畸形。

★ 莫要过于贪凉

孕妇从高温中走入冷气较足的房间，不宜待得过久，防止腹部受凉；乘凉时最好不要坐于风口，睡觉不能露天，躺卧也不能睡在水泥地的草席上；使用风扇时，不要直吹，风速宜和缓或使电扇摇头。

★ 要保证睡眠休息

天热，体力消耗较多，晚间又常因蚊子叮咬等因素睡眠不宁，孕妇就更易感到疲劳，所以要有一定时间的午睡，并注意休息。

★ 心情要愉快舒畅

天热，心情烦躁焦虑，会更觉热不可耐，这种情绪也会干扰子宫内胎儿生长的环境。相反，孕妇在炎热的季节中注意情绪的安静愉快，则心胸宽畅，能缓和酷热的不良刺激，有利于胎儿生长环境的安定平稳，也有利于胎儿神经的正常发育。

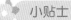 小贴士

夏季孕妇过度劳累，容易中暑晕厥、胎动不安、流产或早产。孕妇不宜食冷饮，以免寒伤肠胃。

宜知要注意仰卧综合征

准妈妈在妊娠晚期常愿意仰卧，但长时间仰卧，很容易出现心慌、气短、出汗、头晕等症状，如将仰卧位改为左侧卧或半卧位，这些现象将会消失，这就是仰卧综合征，也称低血压综合征。这是由于准妈妈在仰卧时，增大的子宫压迫下腔静脉及腹主动脉，下腔静脉可完全被压扁长达 6～8 厘米，血液只能从较小的椎旁静脉、无名静脉回流。回流不畅，回心血量减少，心脏向全身输出血量也就随之减少，于是血压下降并出现上述一系列症状。

仰卧综合征的发生不仅影响准妈妈生理功能，对胎儿也有危害。心脏输出排血量减少，腹主动脉受压引起的子宫动脉压力减小，都直接关系着胎盘血液供应，对胎儿供氧不足，很快就会出现胎心或快或慢或不规律，胎心监测可显示胎心率异常的图形，以及羊水污染、胎儿血有酸中毒变化等宫内窘迫的表现，甚至带来不幸后果。

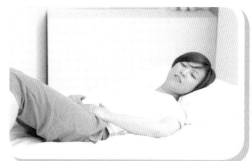

宜做好乳房保健

从怀孕时起，就要做哺乳的准备，开始乳头的保养。为了做到有备无患，这时可制订出必需的育儿用品和产妇用品的计划，并开始一点点地做准备。

这个时期孕妇要加强对乳房的保养，因为这时如果乳房保养不好，将不利于哺育时乳汁分泌，所以，孕妇要采取各种方法护理好乳房。

怀孕以后，乳房明显增大。这时孕妇应选用大小适宜的胸罩，将变大的乳房托起。胸罩应随妊娠月份随时更换、调整。有些孕妇嫌麻烦不愿更换胸罩，有的则担心乳房太大影响美观，而将大的乳房紧紧包裹在小的胸罩内，甚至穿紧身内衣束缚胸部。这样乳房的血液供应受到阻碍，易导致乳房发育不良、乳汁分泌减少而产后少奶、缺奶。

也有些孕妇干脆不戴胸罩，任乳房自然悬垂，以为这样便不会压迫乳房而影响乳房的发育，其实这种观念是不对的。因为失去胸罩的固定和支持，那么增大的乳房就会因重力作用而向下垂坠，乳房上半部的腺体受到牵拉，发育不好；下半部则受压而造成腺体扭曲，腺泡细小。乳房的悬垂还会引起淋巴和静脉回流障碍。胸罩的质料以柔软的棉布为好。

怀孕阶段
生活习惯之忌

忌忽视这些怀孕征兆

在你怀疑自己怀孕时，你的身体会自动验证是否正确。看看我们的身体是如何告诉自己已经怀孕了，这些早期的征兆因人而异。

★ 月经没来

这是最明显的征兆，但有些与怀孕无关的原因也会导致月经不规律，比如紧张、疾病、体重较大的波动。

★ 疲倦

不再有足够的精力应付习以为常的活动。典型的表现就是下班后或在上班的时候最想做的事就是睡觉或特别想午睡。

★ 盆腔和腹腔不适

下腹到盆腔都感到不舒服，但如果只是一侧剧痛，就必须在产检时请医生仔细检查。腹部可能会出现微胀不舒服感。

★ 阴道微量出血

受精卵着床时会造成轻微出血，多数女性常常会误以为是月经来了。

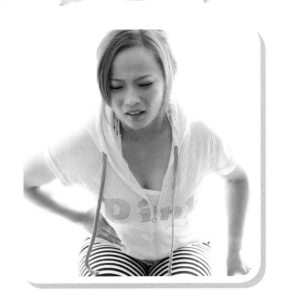

★ 情绪不稳

怀孕早期大量的孕激素使准妈妈的情绪变化大，有时会情不自禁地流泪。

★ 恶心和呕吐

恶心、呕吐可能会误以为是感冒，有的人在怀孕3周后就感到恶心，大多数会在怀孕5～6周时才感到恶心。这种现象被称为"早孕反应"，在一天的任何时间都可发生，有的是轻微作呕，有的是一整天都会干呕或呕吐。早孕反应会在怀孕14～16周自行消失。

忌洗热水澡

在怀孕的最初几周内，处于发育中的胎儿中枢神经系统特别容易受到热的伤害。洗热水浴或者蒸汽浴都会妨碍胎儿的大脑细胞组织生长。有调查显示：凡孕早期（两个月内），洗热水浴或蒸汽浴者，所生婴儿的神经管缺陷（如无脑儿、脊柱裂）比未进行热水浴或蒸汽浴者大约高 3 倍。准妈妈宜洗温水浴（水温在 35℃左右）。

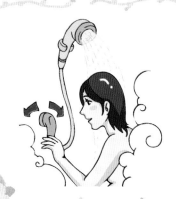

孕期忌从事的工作

妊娠期为了避免准妈妈从事的工作对胎儿造成危害，有如下几类工作，建议准妈妈暂时离开工作岗位：

名称	危害
1	有受放射线辐射危险的工作：如医院的放射科、机场的安检部门等
2	接触刺激性物质或有毒化学物品的工作：如油漆工、农药厂、化工厂、施洒农药等
3	高温、高噪声环境的工作：如切割工、锅炉工等
4	高强度的流水线工作：如纺织工、食品加工厂的工人等
5	接触动物的工作：如驯兽员、兽医等
6	接触传染病人的工作：如传染科护士、医生等
7	伴有强烈的全身和局部振动的工作：如拖拉机驾驶员、摩托车手、汽车售票员
8	需频繁做上下攀高、弯腰下蹲、推拉提拽、扭曲旋转等动作的工作
9	野外作业或单独一人的工作：如地质学家、探险员等

忌在孕早期做X射线检查

在妊娠5～6月前的胎儿，尤其在妊娠3个月的胚胎期，胚胎正处于分化、发育、形成的旺盛时期，对X射线最敏感。妊娠中后期，随着胎儿的发育，对X射线的敏感程度逐渐下降。

如果准妈妈在不知道自己怀孕的时候，做了X射线的治疗和检查，是否继续妊娠或终止妊娠应征询放射治疗医师的意见，医师会根据剂量的大小、准妈妈的年龄、切盼程度，考虑是否终止妊娠。

孕期应忌摔伤

我国北方冬季气温很低，地上常常结冰，准妈妈身体笨重，行动不便，极易摔跤和扭伤。因此，结冰季节，准妈妈尽量不要外出。外出时应特别小心谨慎，避开冰地，以防发生意外。

忌冷水刺激

准妈妈在洗衣、淘米、洗菜时不要将手直接浸入冷水中，寒冷刺激有诱发流产的危险。如果家里没有热水器，最好准备几副胶皮手套。

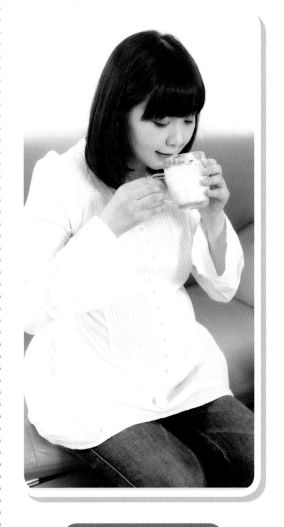

忌观看刺激性节目

不要观看恐怖电影或带有大量暴力场面的电视剧，准妈妈心理及精神上的压力和紧张情绪会影响胎儿的发育，而孕2月又是胎儿发育的关键时期，准妈妈一定要避免过度的精神刺激。

忌看似卫生的不卫生习惯

我们在日常生活中就经常犯这些看似卫生，实际却不卫生的错误。由于孕期是一个比较敏感的时期，虽然不提倡洁癖，但是在平常的生活中确实存在被我们遗漏的卫生死角，建议准妈妈将这些问题重视起来，这将对整个孕期的顺利度过起到一定的作用。

★ 用看似洁白干净的纸包裹食品

这样做的危害是有些白纸在生产的过程中加入了漂白剂，食品与漂白剂接触后发生的一系列化学反应会产生有害物质，这些物质很容易污染食品。

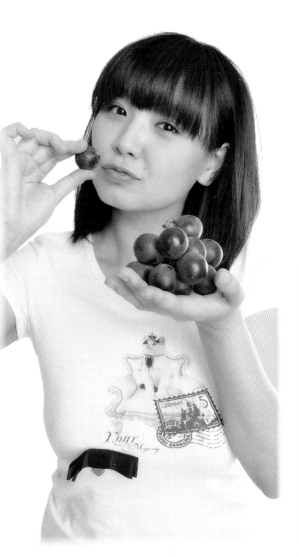

★ 用毛巾擦拭餐具

我们平时用来饮用、洗涤的自来水都是经过严格净化处理的，冲洗过的水果或餐具不会被水污染，而毛巾上面却是容易滋生细菌的地方，所以洗过的水果和餐具不建议用毛巾擦干。

★ 将水果腐烂的地方挖掉一样吃

这一点已经引起了很多人的重视，吃腐烂的水果有导致人体细胞突变而致癌的危险。这里提醒准妈妈即便再昂贵的水果，只要有腐烂的地方，无论坏了多少，整个水果都不能再吃了。再者，水果储存到这种程度已无营养可言，吃了不但等于没吃，里面大量繁殖的细菌和微生物反而会对人体造成威胁。

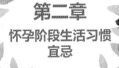

第二章
怀孕阶段生活习惯宜忌

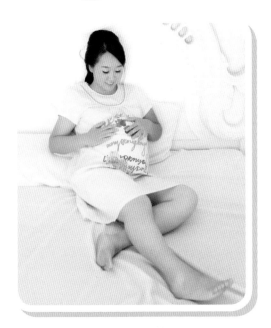

孕妇忌多做 B 超检查

B 超是孕妇常做的一项医疗检查。以前认为 B 超安全、无痛苦、无不良反应，然而，最新的医学研究已经对这种说法提出了质疑。最近有人通过实验证实，超声波作用超过一定的剂量时，即会引起若干生物效应，引起机体细胞受损伤。一般而言，损伤少量的人体细胞不会对人产生损害，但是，对在孕妇腹中处于发育敏感期的胚胎来说，情况就大不相同了，因为这时候即使有少数几个细胞受到损害，其后果也可能是严重的。

据国外的研究发现，在母体内接受过超声辐射的新生儿，其体重比未受辐射的正常婴儿低。我国的学者在研究中亦发现，超声波能影响绒毛细胞的某些代谢过程，并能降低蜕膜组织的某些免疫反应。

孕妇忌睡电热毯

电热毯通电后便产生一种磁场，这种磁场会影响胚胎细胞的正常分裂，导致胎儿畸形。对电磁场最敏感的是胎儿骨骼细胞，故胎儿出生后，其骨骼易发生畸形。

孕妇在怀孕初期受热，就会造成胎儿脑细胞死亡，影响其大脑的发育，使出生后的婴儿智力低下。电热毯越热，电磁场对胎儿的影响就越大。孕早期使用电热毯还是形成流产的危险原因之一。

小贴士

非做 B 超不可的除外，孕妈妈在怀孕期，尤其在头 3 个月内还是不去多做 B 超检查为好。即使确需检查，亦应尽量减少超声剂量，缩短检查时间，减少对胎儿不利的影响。

孕妇忌多闻汽油味

生活在城市中，每个人都需要乘坐各种交通工具。现代的交通工具有很多都使用汽油作为动力，汽车、摩托车、飞机等，因此，汽油作为动力燃料每个人都是离不开的。这些航空汽油、车用汽油和溶剂汽油对人体的危害都较大，因为这些动力汽油为了防震防爆，都加入了一定量的四乙基铅，故又称为乙基汽油。乙基汽油燃烧时，四乙基铅即分解，放出铅，随废气排入大气中，人通过呼吸进入体内的铅会在血液中积累，进而对人体包括孕妇腹中的胎儿产生危害，可引起铅中毒和胎儿先天性发育畸形。尤其胎儿由于抵抗力低下，受害更大，因此，孕妇忌多闻汽油。假如由于用嘴虹吸分装汽油或手上粘有汽油误入口中，则会通过消化道吸收而引起中毒。因此，孕妇不宜从事生产、配制或保管四乙基铅、乙基溶液和乙基汽油的工作。

孕妇忌长时间看电视

孕妇看电视时间不宜太长且距离不能太近（距屏幕3米以上为宜），注意室内通风换气。因为电视机，尤其彩电在工作时产生高压静电，荧光屏中释放大量阳离子，造成室内阴离子缺乏（阴离子具有促进机体代谢、改善人体清除代谢废物、增进免疫功能等作用）。看电视时间长（3小时以上）会使孕妇头晕、疲劳、食欲减退、心情烦躁，并会影响胎儿正常发育。

孕妇忌去舞厅

首先，舞伴的频繁变换会增加孕妇感染病毒的机会。有些病毒感染会导致胎儿各种先天性畸形，还会造成流产、早产、死胎等。

其次，舞厅空气中的一氧化碳、二氧化碳和尼古丁等含量很高，孕妇若常在这样空气污染严重的环境中逗留，一定会受到危害，易造成胎儿的天生性缺损。

另外，舞厅里大多安装的是大功率立体声扩音装置，其噪声都在100分贝左右。孕妇若常常处在强噪声环境中，会使听力下降、血压升高、激素分泌紊乱，直接影响胎儿的生长发育。

医学研究表明：孕妇经常在强噪声环境中，胎儿的内耳就会受到损伤，出生后的听觉发育也会受影响，甚至还会伤害脑细胞，使出生后的孩子大脑不能正常发育，造成智商水平低下。

所以，听音乐随音乐轻轻活动可以，但不要去舞厅，可以在家里或环境安静、整洁、优雅的环境中进行活动，这样既能使孕妇安全娱乐，又能使胎儿得到音乐胎教。

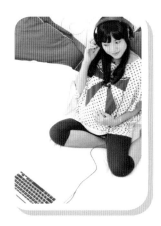

第二章
怀孕阶段生活习惯宜忌

孕妇房间慎放花草

家庭居室内摆上几盆花草，即能美化环境，令人心情舒畅，还可以调节和改善室内空气质量，促进家庭成员的健康。但是有些花草对人体特别是孕妇及婴儿具有一定的刺激和影响，会妨碍孕妇或母婴的吃、睡及健康。一般常见的花草中，如夜来香，夜间排出大量有害气体，对人体健康不利，可引起头昏、咳嗽，甚至气短、失眠等；水仙的茎、叶和花汁会使皮肤红肿，对眼睛尤其有害。有毒的花草还有：五色梅、万年青、杜鹃、马蹄莲、一品红、含羞草、夹竹桃等，它们至少会使人的皮肤过敏或引起黏膜炎症。有的花草会发出浓烈的香气，如：茉莉、丁香、水仙、米兰、夜来香等，它们的香味会使孕妇食欲减退，影响母婴的饮食、休息和健康。

孕妇忌睡席梦思床

席梦思床目前已经是家庭常用的卧具，一般人睡席梦思床，有柔软、舒适之感，但孕妇则不宜睡席梦思床。这是因为：

1. 易致脊柱的位置失常。孕妇的脊柱较正常腰部前曲更大，睡席梦思床及其他高级沙发床后，会对腰椎产生严重影响。仰卧时，其脊柱呈弧形，使已经前曲的腰椎小关节摩擦增加；侧卧时，脊柱也向侧面弯曲。长此下去，使脊柱的位置失常，压迫神经，增加腰肌的负担，既不能消除疲劳，又不利生理功能的发挥，并可引起腰痛。

2. 不利翻身。正常人的睡姿在入睡后是经常变动的，一夜辗转反侧可达20～26次。专家认为，辗转翻身有助于大脑皮质抑制的扩散，提高睡眠效果。然而，席梦思床太软，孕妇深陷其中，不容易翻身。同时，孕妇仰卧时，增大的子宫压迫着腹主动脉及下腔静脉，导致子宫供血减少，对胎儿不利，甚至出现下肢、外阴及直肠静脉曲张，有些人因此而患痔疮。右侧卧位时，上述压迫症状消失，但胎儿可压迫孕妇的输尿管，易患肾盂肾炎。左侧卧位时上述弊端虽可避免，但可造成心脏受压，胃内容物排入肠道受阻，同样不利于孕妇健康。

因此，孕妇不宜睡席梦思床。孕妇以睡棕绷床或硬床上铺约9厘米厚的棉垫为宜，并注意枕头松软，高低适宜。

小贴士

普通的花草也会在夜间吸进新鲜氧气呼出二氧化碳，降低空气中氧的含量，对母婴的健康不利。但仙人掌类肉茎植物却与之相反，会在夜间吸走二氧化碳并呼出氧气。

孕妇忌使用清凉油与阿司匹林

清凉油中含有樟脑，而樟脑经皮肤吸收对人体有一定的危害。若孕妇用了樟脑制剂，樟脑可通过胎盘屏障危及胎儿，甚至造成胎儿死亡。因此，孕妇特别是在怀孕头 3 个月内的孕妇不要使用清凉油，也要避免接触含樟脑成分的各种制剂。

长期服用阿司匹林的不良反应也是不容小视的：

1. 损伤胃肠道。超剂量或长期服用阿司匹林，可以导致胃溃疡恶化或诱发胃溃疡。

2. 干扰凝血机制。服用一般剂量阿司匹林，能够抑制血小板聚集，延长出血时间，但是大剂量或长期服用，虽然能够抑制凝血酶原形成，但会延长凝血酶原形成时间，造成肝损害。患有低凝血酶原血症、维生素 K 缺乏和血液病症的人禁用。

3. 诱发或加重哮喘。阿司匹林对前列腺素合成有抑制作用，可以间接地诱发或加重哮喘。

4. 影响听觉。超剂量服用阿司匹林，能够引起可逆性耳聋、耳鸣、听力减退，并加重噪声对听力的损害。

5. 肾脏毒性。超剂量服用阿司匹林可引起急性肾小管坏死，有严重肾衰竭的患者应禁用。

6. 损害肝脏功能。阿司匹林能广泛干扰肝脏代谢过程中的各个环节，因而临床有 ASA 肝炎之称。

阿司匹林危害最大的还是准妈妈和胎儿。准妈妈小剂量长期使用，会延长孕期及产程，并增加母体出血的危险。妊娠后期超剂量服用，会造成新生儿头部血肿、紫癜和短暂的便血。

一项实验研究的结果提醒人们，那些在怀孕期间经常服用阿司匹林的女性，生下的男孩日后性欲水平可能极其低下。研究再次说明准妈妈应当谨慎服药的重要性。因为这类药物都会降低前列腺素的水平，而前列腺素对于雄性的发育是至关重要的。

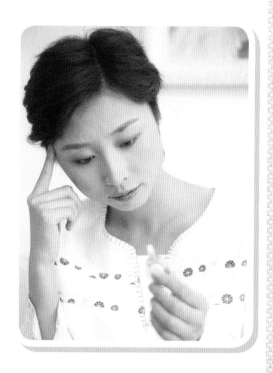

第二章
怀孕阶段生活习惯宜忌

孕妇忌勤洗阴道

怀孕后阴道上皮通透性增高，宫颈腺体分泌增多，所以白带增多。阴道上皮内糖原积聚，经阴道杆菌作用后变为乳酸，使阴道的酸度增高，不利于致细菌的生长，可防止细菌感染。有些人不知道这些原因，以为白带增多是由于阴道炎而引起的。因此在清洗外阴的同时清洗阴道，致使阴道固有的酸性环境被破坏，增加了阴道感染的机会。

小贴士

阴道感染后可上行感染至宫腔，造成宫腔感染，致使胎儿宫内感染或流产。

正确的方法是每日用温水清洗外阴部即可，不必清洗阴道。

孕妇忌从事化工行业

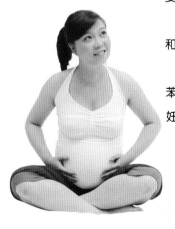

从事化工行业的女性经常会接触某些化学毒物，有些化学毒物会对母婴健康造成严重危害，并且极易造成婴儿先天畸形。

如经常接触含铅、镉、甲基汞等重金属的化工产品，会增加孕妇流产和死胎的危险性，其中甲基汞可导致胎儿中枢神经系统的先天疾患。

铅与婴儿智力低下有密切关系。女性怀孕后接触二硫化碳、二甲苯、苯、汽油等有机物，流产发生率明显增高，其中二硫化碳、汽油还会促进妊娠中毒症的发生。

据报道，从事氯乙烯加工和生产的女性所生婴儿先天痴呆率很高。

小贴士

从事某些化工生产的妇女怀孕后应调换工作，以利优生和健康。

孕妇忌去公共浴室洗澡

冬季温度较低,公共浴室里往往门窗紧闭,温度较高,人员较多,空气混浊,室内含氧很少。而孕妇由于怀着孩子,不但行动不便,而且需氧量也比他人大,往往会因空气混浊、人员拥挤、氧气不足而晕倒;胎儿也往往会因缺氧而发生意外。特别是在临产前的几个月,更不宜去公共浴室洗澡,因为这时的胎儿月份已大,耗氧量更多,发生意外的可能性将更大。由此可见,为了孕妇和胎儿的安全,怀孕妇女在冬季最好不要去公共浴室洗澡。

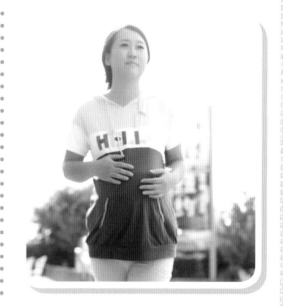

孕妇忌出差的情况

怀孕是一种正常生理状态,健康的孕妇在适当的时间内可以出差或旅游,但下列情况不宜外出:

1. 怀孕3个月以前,胎盘未完全建立,到孕12周才可以分泌足够的激素,以维持胎儿的正常生长发育。约3/4的流产发生在孕12周前。虽然引起流产的原因较多,但过多的活动、旅途疲劳、生活不规律也是诱发流产的重要因素,而且怀孕最初3个月是胎儿器官形成期,过多在公共场所、人群密集的地方逗留,容易被传染病毒、细菌疾病,导致流产或胎儿畸形。

2. 妊娠晚期,孕妇行动不便而且需要定期产前检查,以便及时发现异常情况并及时处理,所以不宜外出。

3. 孕期最后1个月,胎儿已趋成熟,随时可以临产,此时外出更为不当。

4. 高原地区的气压、氧分压均低,易导致人体缺氧,对母、胎有害。

5. 妊娠中期,即使是必要的、短期的出差,也应根据孕妇的具体情况来决定。

第二章
怀孕阶段生活习惯宜忌

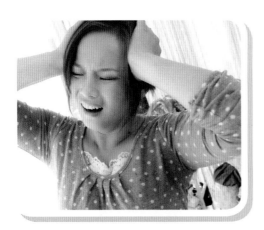

孕妇忌发怒

发怒不仅有害于孕妈妈的身心健康，而且还会殃及胎儿的正常发育。据最新研究表明，当孕妇发怒时血液中的激素和有害化学物质浓度剧增。并通过胎盘屏障进入羊膜，胎儿身上便会"复制"出母亲的心理状态，并承袭下来。发怒还能使孕妇体内血液中的白细胞减少，从而降低机体的免疫功能，使后代的抗病能力减弱；如孕早期孕妈妈发怒也有可能是胎儿形成腭裂和兔唇的一个不可忽视的原因，因为这正是胎儿口腔顶和上颌骨的形成阶段。

临床上还发现，性情暴躁易怒、愤世嫉俗、处处敏感多疑、心胸狭窄的孕妇，流产率要高于正常孕妇的 3～5 倍。总之，孕妇易怒，有百害而无一利。

孕妇忌被动吸烟

有些孕妇本身不吸烟，丈夫或家中其他人却吸烟，致孕妇被动吸进烟雾，其实，这样也对孕妇和胎儿有害。

卷烟烟雾中所含的致癌、致病有害物质有上千种，其中危害性最大的是焦油、尼古丁、一氧化碳、氰化物等。有人研究发现，吸烟孕妇的羊水、胎盘及胎儿血浆内的尼古丁浓度竟超过孕妇本人体内的浓度。一氧化碳可使血红蛋白丧失带氧能力，引起组织缺氧，尼古丁和一氧化碳联合作用不仅减少胎盘血流量，也减少血液含氧量。吸烟者在房间里吸一支烟，可使"被动吸烟"的孕妇、胎儿血液中的碳氧血红蛋白分别升至 3.1% 和 2.8%（正常值是 0.4%），这种浓度已与吸烟者的相差无几。

小贴士

有报道吸烟孕妇较不吸烟孕妇的新生儿体重低 200 克，丈夫每天吸 1 包烟，被动吸烟的孕妇，其新生儿体重低 120 克，出生后体质和智力也低于正常婴儿水平，而且畸胎、流产、早产、围产儿死亡率也比不吸烟或不接触烟雾的孕妇高。

孕妇忌打麻将

许多孕妇闲来无事，看见朋友尤其是丈夫打麻将，便也参与其中，一来消磨时光，二来求得乐趣。殊不知，如此打发光阴，不仅对孕妇自身不利，而且有害于胎儿的身心健康，既不利于优生，也不是积极的胎教。

孕妇的情绪状态对胎儿的发育具有重要作用。孕妇情绪稳定、心情舒畅，有利于胎儿出生后良好性情的形成。而孕妇在麻将桌前往往精神紧张，大喜大悲，情绪不定，使母体内的激素分泌异常，造成对胎儿大脑发育的危害。经常在麻将桌前虚度时光的孕妇，所怀胎儿在孕期经常躁动不安，出生后性情执拗、心神不宁、好哭闹、食欲缺乏，有些甚至出现癫痫和精神障碍。

孕妇所处的环境，能够直接影响胎儿的生长发育和其后的性格。孕妇应生活于卫生的物质环境之中，避免噪声、烟雾、病毒的污染和感染。在"方城之战"中，往往是烟雾缭绕、酒气扑鼻、空气不畅、喊叫争论不迭。一副麻将，多人触摸，细菌病毒积于其上。这都可能使胎儿供氧不足、母婴感染病毒，造成胎儿出生时有缺陷或发育迟缓，行为异常。

孕妇应该身居恬静优美的环境之中，接受真善美的熏陶，以陶冶自身和胎儿的容颜与心灵。显然，"筑长城"与此格格不入，不利于婴儿高尚情操的养成。

孕妇需要适量的活动，不宜长时间保持同一个姿态。打麻将时，孕妇的持续坐姿不利胃肠蠕动，腹部的压迫又使盆腔静脉血液回流受阻。这些使孕妇便秘、厌食，出现静脉曲张、下肢水肿，发生痔疮。同时，座位的压迫有碍于血液对子宫的循环和供养，直接影响胎儿大脑的发育。

生活起居有规律对孕妇尤为重要。麻将桌上往往身不由己。孕妇饮食无定，睡眠无序，母体和胎儿都得不到充足的休息和足够的营养，造成自主神经功能紊乱，给母婴带来的危害将难以弥补。

由此可见，孕妇沉溺于麻将之中，对母婴都有诸多不利，所以，孕妇应该修身养性，戒除麻将这种活动。

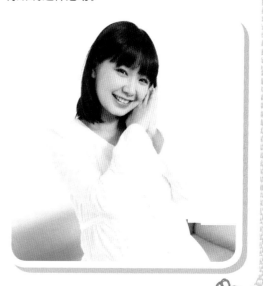

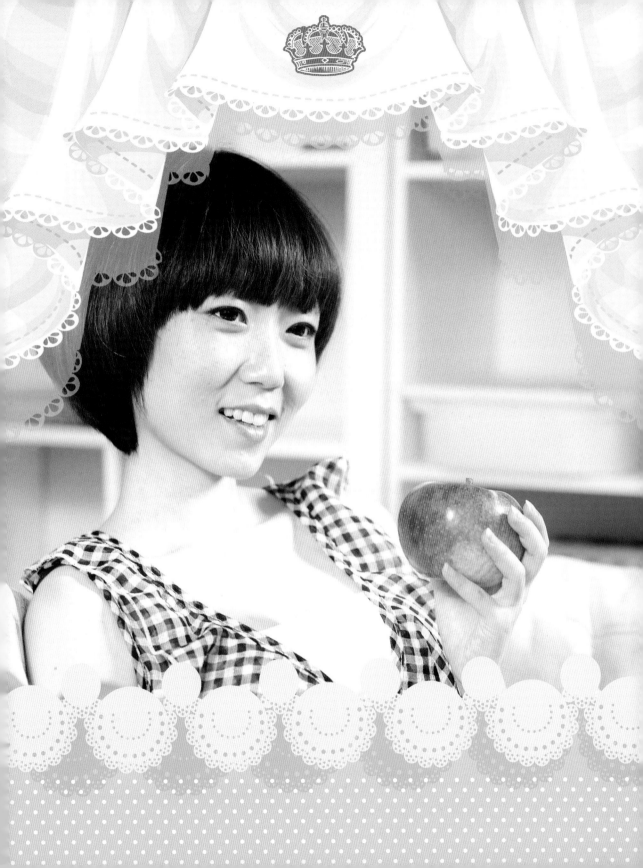

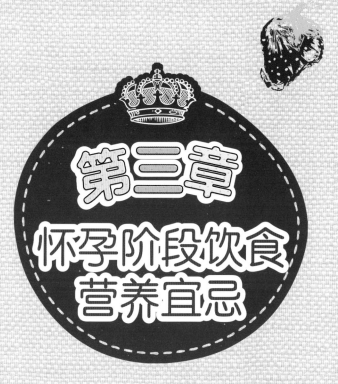

第三章

怀孕阶段饮食
营养宜忌

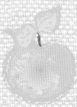

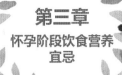

怀孕阶段
饮食营养之宜

宜知提高食欲的好方法

准妈妈在妊娠反应期防止低钾血症的关键是提高食欲，保证进食，从食物中获得充足的钾。要增加食欲，应从以下几个方面入手：

★ 要进行适当的活动

适当的活动可以促进胃排空，减轻饱胀感，进而刺激食欲；同时也能分散注意力，减少对自己身体不适的过分关注。这样的活动包括散步、听音乐、简单的家务劳动或者并不耗费较多体力的工作。当然如果反应较重，呕吐剧烈，不能进食，还得适当休息。必要时还应及时就医，输液补钾，以免延误病情。

★ 要选择可口的饮食

应尽量迎合自己的口味，想吃什么就吃什么。同时也要摸索自己的反应规律，争取在反应轻的时候多吃些。少量多餐也能减轻恶心、呕吐的发生。此外，可尽量多吃含钾较多的食物，如香蕉、红枣、花生、海带、紫菜、豆类等，以补充因呕吐丢失的钾。

★ 要保持乐观的情绪

如果知道妊娠反应是正常的生理现象，抱着一切为了孩子的美好态度，就可以保持良好的心理状态和乐观的情绪。把进食当做一项任务来完成，反应再重也要吃，就能多吃一些。

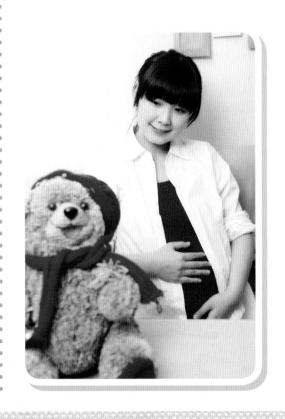

宜知孕妇应补叶酸

★ 什么是叶酸

叶酸也叫维生素 B_9，常见于绿叶蔬菜中。不过叶酸耐受不了高温，因此只有生吃才最有效。不喜欢吃生菜的话还可以吃粗粮，豆类和部分肉类中也含有相当多的叶酸。

1941 年，科学家从菠菜叶子中提纯了叶酸，1946 年科学家又成功地用人工合成的办法制造出了叶酸，并开始研究它的作用机理。研究结果令科学家大吃一惊，原来这种不起眼的小分子竟然是 DNA 复制过程必需的一种辅酶，没有它，DNA 复制就不能进行，细胞便无法分裂。可是细胞中蛋白质的合成却不受影响，于是红细胞中的蛋白质便越积越多，体积自然也就越来越大，但数量却不见增长，这就是贫血症的病因。正在发育的胎儿每天都要进行大量的细胞分裂，需要很多叶酸，孕妇体内的叶酸被大量征用，结果便造成了自身的贫血。

总之，叶酸是一种水溶性维生素，因为最初是从菠菜叶子中被分离提取出来，故得名"叶酸"。叶酸最重要的功能就是制造红细胞和白细胞，增强免疫能力，一旦缺乏叶酸，会导致严重贫血，因此叶酸又被称为"造血维生素"。

★ 叶酸的作用

叶酸是预防宝宝出生缺陷的一种重要方式，准备怀孕的女性和准妈妈都需要叶酸（包括天然叶酸和叶酸补充剂）。孕妇对叶酸的需求量比正常人高 4 倍。

孕早期（怀孕 1～3 个月）是胎儿器官系统分化、胎盘形成的关键时期，细胞生长、分裂十分旺盛。此时叶酸缺乏可导致胎儿畸形、胎儿神经管发育缺陷，从而增加无脑儿、脊柱裂的发生率。另外还可引起早期的自然流产。

到了孕中期、孕晚期，除了胎儿生长发育外，母体的血容量、乳房、胎盘的发育使得孕妇对叶酸的需要量大增。如叶酸不足，孕妇易发生胎盘早剥、妊娠高血压综合征、巨幼红细胞性贫血等；胎儿易发生宫内发育迟缓、早产和出生低体重，而且这样的胎儿出生后的生长发育和智力发育都会受到影响。所以孕妇经常补充叶酸，可防止新生儿体重过轻、早产以及婴儿腭裂（兔唇）等先天性畸形。

★ 缺乏叶酸的危害

孕妇缺乏叶酸可能会腹泻、没有胃口、体重减轻，也可能出现虚弱、嗓子疼、头疼、心跳加快和易怒等情况。孕妇缺乏叶酸还可能引起流产、胎儿神经管畸形（脊柱裂、无脑胎）。

★ 什么时候吃叶酸，吃多少好

中国营养学会 2007 年的《中国居民膳食指南》指出，育龄女性应从孕前 3 个月开始补充叶酸，每日补充叶酸 400 微克，并持续至整个孕期。因为女性体内的叶酸水平不是用药后短期内就能升高的。

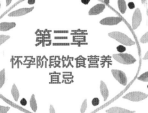

第三章
怀孕阶段饮食营养宜忌

★ 什么牌子的叶酸好

叶酸是预防宝宝出生缺陷的一种重要方式。那么什么牌子的叶酸好？叶酸片怎么吃？如何补充叶酸才能降低叶酸的不良反应，最有利于孕妈妈和宝宝呢？

目前市场上的维生素和叶酸片的种类实在是太多了，所以，在挑选叶酸时，要特别注意产品的生产厂家、叶酸的含量、适宜人群、不良反应以及影响吸收和利用的因素等。如果你不属于需要多补充叶酸的人群，你服用的叶酸片中的叶酸含量应该是 0.4 毫克／日。如果你对自身状况不能准确判断，可咨询医生的意见。

★ 常见食物的叶酸含量列表

食物名称（每100克）	叶酸含量（微克）
鸡肝	1172.2
猪肝	452.1
黄豆	181.1
鸭蛋	125.4
花生	107.5
核桃	102.6
蒜苗	90.9
菠菜	87.9
鸡蛋	70.7
豌豆	82.6

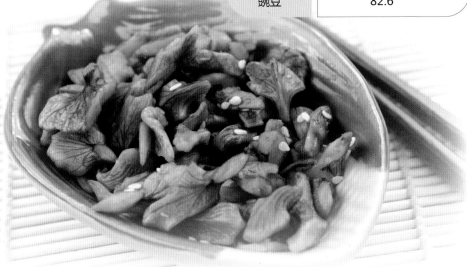

宜知孕妇应补钙

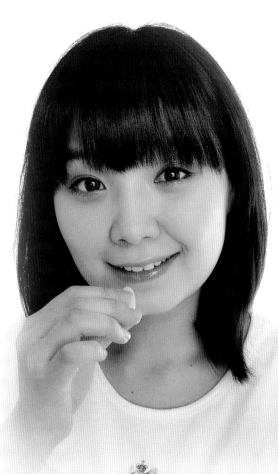

★ 每个孕妇都要补钙吗

大家都知道孕妇发生小腿抽筋是缺钙的表现，那么每个孕妇都要补钙吗？妇产科专家告诉我们：每个孕妇都需要补钙。女性在怀孕期间会流失大量的钙，因为胎儿骨骼形成所需要的钙完全来源于母体，因此孕妇消耗的钙量要远远大于普通人。在孕期需要增加钙的储存量30克，光靠饮食中的钙是不够的。因此就要求孕妇在孕期多补充钙剂。

★ 缺钙对孕妇的危害

如果孕期钙量不足发生轻度缺钙时，可调动母体骨骼中的钙盐，以保持血钙的正常浓度。如果母体缺钙严重，可造成肌肉痉挛，引起小腿抽筋以及手足抽搐或手足麻木，还可导致孕妇骨质疏松，引起骨软化症。另外，缺钙还与妊娠期高血压有关。

第三章
怀孕阶段饮食营养宜忌

★ 孕妇什么时候开始补钙

孕妇补钙若能从准备怀孕的时候开始是最好的，这时人体所需的钙大概在每天 800 毫克左右，除了从食物中摄取外，需要每天额外补充 200 ～ 300 毫克的钙剂。我国营养学家建议自孕 16 周起每日摄入钙 1000 毫克，于孕晚期增至 1500 毫克。补钙最迟不要超过孕 20 周，因为这个阶段是胎儿骨骼形成、发育最旺盛的时期。

★ 孕早期补钙补多少

孕早期胚胎生长速度非常缓慢，孕妇在孕早期的钙推荐摄入量和孕前一样，孕早期钙的适宜摄入量是每天 800 毫克。

有人疑惑为何西方人没有像中国这么注重补钙，这是由饮食结构决定的。

西式饮食以肉、乳酪、蛋、奶为主，蔬菜和水果较少，杂食几乎没有，因而不缺钙、铁，却缺少多种维生素及微量元素。所以她们在孕期注重维生素的补充。中国人的饮食结构是以五谷杂粮为主，多吃菜果、豆腐，辅之肉蛋，讲究食补、食疗，营养比较全面，但饮食结构中钙、铁、蛋白质略显不足，所以需要加奶补充钙和蛋白质，适当加些瘦肉，并多用铁锅少用不粘锅炒菜。

★ 孕中期补钙补多少

孕妇在孕中期每天的钙适宜摄入量是 1000 毫克。通常而言，你应该从怀孕 20 周前（即孕中期）开始考虑补钙的问题，因为胎儿这个时候进入了快速增长期，脊柱、四肢、头颅骨及牙齿的正常钙化（或骨化），都需要钙的支持。

★ 孕晚期补钙补多少

从怀孕 7 个月，进入孕晚期后，胎儿骨骼的钙化速度就骤然加快，这时候胎儿需要大量钙质，你需要每日摄入 1200 毫克钙。胎儿每 1 千克体重每月需要 100 ～ 150 毫克钙，才能保证骨骼的正常钙化。在整个胎儿发育过程中，胎儿体内的钙储备中有 80% 是在孕晚期积累的，以怀孕 38 ～ 39 周时最高。

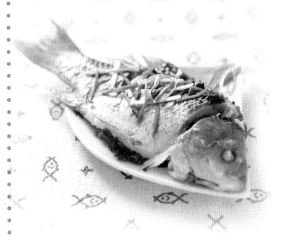

★ 孕妇补钙吃什么好，哪些食物含钙高

孕妇补钙除了合理选择钙制剂之外，还应多晒太阳、均衡营养、科学烹调。日常有许多食物可供钙源补充。这里介绍一些富含钙的食物：

食物类别	食物名称
乳类与乳制品	牛、羊奶及其奶粉、乳酪、酸奶、炼乳
豆类与豆制品	黄豆、毛豆、扁豆、蚕豆、豆腐、豆腐干、豆腐皮、豆腐乳等
海产品	鲫鱼、鲤鱼、鲢鱼、泥鳅、虾、虾米、虾皮、螃蟹、海带、紫菜、蛤蜊、海参、田螺等
肉类与禽蛋	羊肉、猪脑、鸡肉、鸡蛋、鸭蛋、鹌鹑蛋、松花蛋、猪肉松等
蔬菜类	芹菜、油菜、胡萝卜、芝麻、香菜、雪里蕻、黑木耳、蘑菇等
水果与干果类	柠檬、枇杷、苹果、黑枣、杏脯、橘饼、桃脯、杏仁、山楂、葡萄干、胡桃、西瓜子、南瓜子、桑葚干、花生、莲子等

★ 孕妇补钙产品怎么选

标准一：理想的钙剂应该具有适宜的元素钙含量。

标准二：理想的钙剂应该含有适量维生素 D。

标准三：理想的钙剂应该安全可靠，适宜人群广泛。

标准四：理想的钙剂应该具有经过医学验证的临床疗效。

标准五：理想的钙剂应该性价比高。

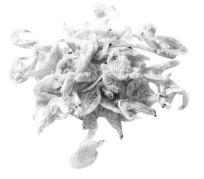

小贴士

食物保鲜贮存可减少钙耗损，牛奶加热不要搅拌，炒菜要多加水、时间宜短，切菜不能太碎。菠菜、茭白、韭菜都含草酸较多，宜先用热水浸泡片刻以溶去草酸，以免与含钙食品结合成难溶的草酸钙。乳糖可潴留较多膳食钙，高粱米、荞麦片、燕麦、玉米等杂粮较稻米、面粉含钙多，平时应适当吃些杂粮。

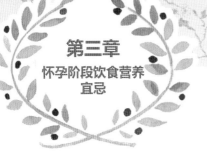

第三章
怀孕阶段饮食营养宜忌

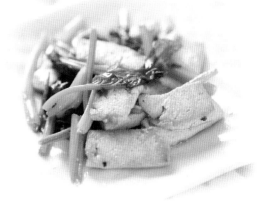

★ 哪些方法可以促进钙吸收

补充维生素 D

根据中国营养学会 2000 年出版的《中国居民膳食营养素参考摄入量》，孕妇维生素 D 的推荐摄入量在孕早期为每日 5 微克，孕中期、孕晚期均为每日 10 微克。

孕妇维生素 D 的最高摄入量不应超过每日 20 毫克。如果你买的补充剂是以国际单位 IU 来标注的，那么要注意国际单位与微克之间应该按照 1 微克 =40IU 进行转化。

含维生素 D 的食物包括大马哈鱼、鲭鱼、沙丁鱼等油性鱼，能强化维生素 D 的食物包括黄油和某些早餐麦片。红肉和蛋黄中也含有少量维生素 D。

除食物外，孕妇可以购买维生素 D 补充剂，如果你买不到合适剂量的维生素 D 补充剂，也可以选择其他剂量合适的含有维生素 D 和钙的补充剂。大多数多维片也包含维生素 D，只是一定要服用专为孕期设计的多维片，同时注意其中的维生素 D 含量不要过量。如果你有任何疑问，一定要向医生咨询。

吃完钙片不要马上喝茶

茶中的单宁会影响钙的吸收，不利于孕妇补钙效果。

不要空腹吃钙片

随餐服用，饭后、两餐之间或睡前均可服用，因为充分的食糜可干扰草酸，促进钙的吸收。另外，夜间血钙浓度低，所以，睡前服钙也有利于钙的吸收。

钙片不要与多维片一起吃

多维片中一般含有其他无机盐，并且钙和铁、锌、镁和磷等都存在相互作用关系，比如钙可以抑制铁、锌等的吸收，因此，钙补充剂最好不要和其他多维片同时服用。

钙片不要与草酸、植酸类食物一起吃

菠菜、油菜以及谷物的麸皮等食物中含有大量草酸或植酸，这些也会影响到食物中钙的吸收。

怀孕分娩育儿宜忌速查

96

宜知孕妇应补铁

★ 孕妇为什么要补铁，要补多少铁

健康专家指出，铁是人体生成红细胞的主要原料之一，孕期的缺铁性贫血，不但可以导致孕妇出现心慌气短、头晕、乏力，还可导致胎儿宫内缺氧，生长发育迟缓，生后智力发育障碍，生后 6 个月之内易患营养性缺铁性贫血等。假如孕妇发生缺铁性贫血，不仅容易在分娩时发生各种并发症，且对胎儿的影响更大，例如导致胎儿宫内发育迟缓、低出生体重、早产、死产、新生儿死亡等。此外，还会影响到胎儿免疫系统的发育。孕妇要为自己和胎儿在宫内及产后的造血做好充分的铁储备，因此，在孕期补充一定剂量的铁剂很有必要。

孕妇在整个妊娠期约需 1 000 毫克铁（比非妊娠女性增加 15% ～ 20%），其中胎儿需铁 400 ～ 500 毫克，胎盘需铁 60 ～ 100 毫克，子宫需铁 40 ～ 50 毫克，母体血红蛋白增多需铁 400 ～ 500 毫克，分娩失血需铁 100 ～ 200 毫克。

★ 孕妇缺铁的危害有哪些

铁缺乏是女性在怀孕期常见的营养缺乏问题之一，它与重度铁缺乏时造成的缺铁性贫血一起严重威胁着孕妇和胎儿的健康。女性在怀孕期间比其他人群更可能出现缺铁性贫血，据医学调查：我国孕妇缺铁性贫血的发病率比较高，有的地区可高达 50% 左右。

女性怀孕后，由于胎儿生长发育和孕妇自身储备的需要，必须从膳食中得到足够的营养物质。如果孕妇怀孕期间膳食中的营养供给不足，胎儿就会直接吸收母体内储存的营养，导致母体内营养缺乏，影响孕妇的身体健康。一些研究显示，孕妇缺铁与产后抑郁也有关联。

母体内长时期缺乏营养也势必会对胎儿的生长发育造成不良影响。孕妇缺铁性贫血也可能导致早产、出生体重低、胎死宫内和新生儿死亡等。因此孕妇因营养不良而造成缺铁，不仅危害自身的健康，也会影响胎儿的发育。

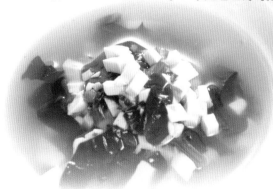

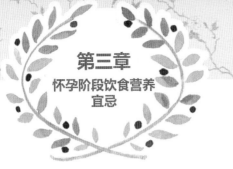

第三章
怀孕阶段饮食营养宜忌

★ 哪些食物含铁

食物中的铁有两种形式——血红素铁和非血红素铁。我们的身体能很好地吸收的是血红素铁，它主要存在于动物组织，例如牛肉、瘦肉、肝、肾、蛋黄、血类等；我们的身体不能很好地吸收的是非血红素铁，它主要存在于植物性食物中。

非血红素铁基本由铁盐组成，主要存在于谷类、豆类、水果、蔬菜、蛋类、奶及奶制品中，占膳食中铁含量的绝大部分，通常大于85%，但其吸收率仅为1%～2%。

孕妇应该多吃一些含铁量较丰富的食物，如鸡蛋、瘦肉、肝、心等，其中鸡蛋为最好，可全部被利用。在主食中，面食含铁一般比大米多，吸收率也高于大米，因而有条件时应鼓励孕妇多吃些面食，如面条、面包等。

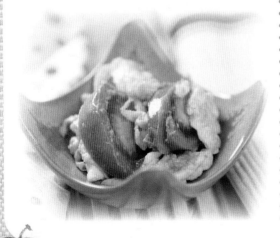

★ 孕妇应如何补铁

多吃富铁食物

从孕前及刚开始怀孕时，就要开始注意多吃瘦肉、家禽、动物肝及血（鸭血、猪血）、蛋类等富铁食物。豆制品含铁量也较多，肠道的吸收率也较高，要注意摄取。主食多吃面食，面食较大米含铁多，肠道吸收也比大米好。

多吃有助于铁吸收的食物

水果和蔬菜不仅能够补铁，所含的维生素C还可以促进铁在肠道的吸收。因此，在吃富铁食物的同时，最好一同多吃一些水果和蔬菜，也有很好的补铁作用。孕妇最好鸡蛋和肉同时食用，提高鸡蛋中铁的利用率。或者鸡蛋和番茄同时食用，番茄中的维生素C可以提高铁的吸收率。

多用铁炊具烹调饭菜

做菜时尽量使用铁锅、铁铲，这些传统的炊具在烹制食物时会产生一些小碎铁屑溶解于食物中，形成可溶性铁盐，容易被肠道吸收铁。

多吃富含叶酸的食物

从孕前3个月开始服用叶酸增补剂，直到怀孕后3个月为止。饮食上注意进食富含叶酸食物，如肝脏、肾脏、绿叶蔬菜及鱼、蛋、谷、豆制品、坚果等。并且，在做菜时注意不要温度过高，也不宜烹调时间太久。

宜知孕妇应补锌

★ 孕妇需要补锌吗

锌，是人体必不可少的微量元素，对于人体健康的作用，就像专家们所说的：锌是"生命和智慧的火花"，没有锌，就没有生长发育。因为锌是酶的活化剂，参与体内80多种酶的活动和代谢，它与核酸、蛋白质的合成，与糖类、维生素的代谢，与胰腺、性腺、脑垂体的活动等关系十分密切，发挥着非常多、也非常重要的生理功能，锌能刺激细胞的分裂，是促进组织生长、帮助创伤组织修复及有利智力发育的重要物质。所以，缺锌万万不能忽视。

女性体内锌不足时可导致性激素的产生减少，而乳房的健康发育、月经的产生都是与激素密切相关的，吃糖、饮酒可增加机体锌的消耗，容易缺锌。锌可促进蛋白质的合成，维持皮肤的弹性，对女性的美丽有着关键性的影响。怀孕的女性担负着自身和胎儿两个人的营养需要，缺锌的情况更普遍一些，应该经常做检查，在医生的指导下适量补锌，这对孕期保健和胎儿正常发育很有意义。人体内的锌主要贮存于骨骼内。锌不像钙那样，胎儿没有能力将母体骨骼内的锌随时动员出来加以吸收，妊娠期间一旦锌摄入量不足，母体骨骼中锌含量并不下降，而胎儿血浆中锌浓度会迅速下降。

★ 孕妇需要补多少锌

正常人每日需要锌10～15毫克，怀孕后的女性血浆中锌的含量有所减少，往往处于正常值的低限或临界状态，就更需要补充锌，以利于分娩和母子健康。女性在怀孕期间，每天锌的需要量为25～30毫克，为安全起见，最好从含锌丰富的天然食物，如瘦肉、鱼、核桃、榛子、瓜子、葵花子等中摄取。孕妇，尤其是接近产期的孕妇更应该多吃这类食物。

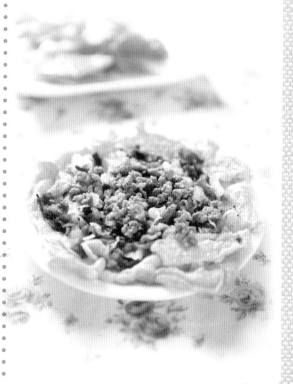

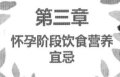

第三章
怀孕阶段饮食营养宜忌

宜知孕妇应补充脂肪

★ 什么是脂肪

过多的脂肪确实可以让我们行动不便，而且血液中过高的血脂，很可能是诱发高血压和心脏病的主要因素。不过，脂肪实际上对生命极其重要，它的功能众多几乎不可能一一列举。要知道，正是脂肪这样的物质在远古海洋中化分出界限，使细胞有了存在的基础，依赖于脂类物质构成的细胞膜，将细胞与它周围的环境分隔开，使生命得以从原始的浓汤中脱颖而出，获得了向更加复杂的形式演化的可能。因此毫不夸张地说，没有脂肪这样的物质存在，就没有生命可言。

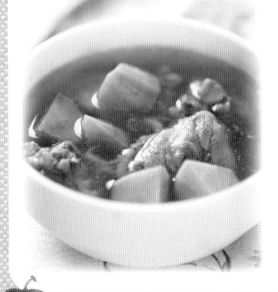

★ 脂肪的供给量

脂肪无供给量标准。不同地区由于经济发展水平和饮食习惯的差异，脂肪的实际摄入量有很大差别。我国营养学会建议膳食脂肪供给量不宜超过总能量的 30%，其中饱和脂肪酸、单不饱和脂肪酸、多不饱和脂肪酸的比例应为 1∶1∶1。亚油酸提供的能量能达到总能量的 1%～2% 即可满足人体对必需脂肪酸的需要。

★ 脂肪的食物来源

除食用油脂含约 100% 的脂肪外，含脂肪丰富的食品为动物性食物和坚果类。动物性食物以畜肉类含脂肪最丰富，且多为饱和脂肪酸；一般动物内脏除大肠外含脂肪量均较低，但蛋白质的含量较高。禽肉一般含脂肪量较低，多数在 10% 以下。鱼类脂肪含量基本在 10% 以下，多数在 5% 左右，且其脂肪含不饱和脂肪酸多。蛋类以蛋黄含脂肪量最高，约为 30% 左右，但全蛋仅为 10% 左右，其组成以单不饱和脂肪酸为多。除动物性食物外，植物性食物中以坚果类含脂肪量最高，可达 50% 以上，是多不饱和脂肪酸的重要来源。

宜知孕妇应补充 α－亚麻酸

★ α－亚麻酸对孕妇和胎儿的主要作用

1. α－亚麻酸可提高胎儿大脑发育和脑神经功能，增强脑细胞信息功能。孕妇体内 α－亚麻酸足量，胎儿的脑神经细胞的功能强。

2. α－亚麻酸还影响视神经，摄取 α－亚麻酸少的食物，视网膜电位图会出现异常。孕妇或出生后的新生儿饮食中如果缺少含 α－亚麻酸的食物，新生儿视网膜的磷脂质中 DHA 含量会减少一半，大脑灰白质减少 1/4，会使新生儿视力明显减弱。

3. 控制孕产妇体重，促进产后皮肤和体形的恢复。

4. 促进泌乳，增强乳汁的营养质量。

5. 增强孕产妇身体抵抗力。

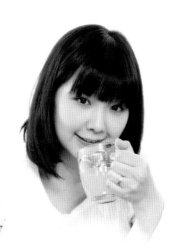

★ 孕妇对 α－亚麻酸的需求量

对孕妇来说，保证每日摄入 α－3 脂肪酸、α－亚麻酸是十分重要的。胎儿胎龄 3～7 个月后，需要由母体提供充足的 α－亚麻酸，以便满足胎儿因大脑和视网膜发育对 DHA 的需求。怀孕 12 周之内，是胎儿分化发育的重要阶段。充足的营养、合理的饮食搭配对胎儿及孕妇都是非常有利的。这时期胎儿的大脑还没进入快速生长的阶段，一般的饮食营养还是够用的。但是，这时期胎盘的正常滋养和生长，与胎盘能否制造雌激素和孕激素来帮助胎儿正常生长有直接关系，孕妇乳房的生长和脂肪的储备，与产后能否有充裕的母乳有重要关系，所有这些都和孕前和孕早期的孕妇是否有充分的优质脂肪的储备有关。什么是优质的脂肪呢？脂肪的来源很丰富，从营养学的角度讲，含必需脂肪酸高的脂肪对人体更有益，而富含这些必需脂肪酸的 α－亚麻酸应该成为你的首选。

专家建议孕妇每日应最少补充 1350 毫克 α－亚麻酸。α－亚麻酸在体内达到最高水平并进入组织当中，才能被胎儿所利用。这个过程需要数月甚至数年的时间。科学研究证明，α－亚麻酸在人体组织中达到最大饱和量需要四年的时间。一般情况下，怀孕最后 3 个月，胎儿可以利用母血中的 α－亚麻酸来生成 DHA，然后输送至大脑和视网膜，组成磷脂膜。

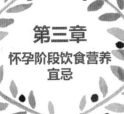

宜知孕妇应补充DHA

★ 孕妇适合补充哪种 DHA

DHA 其实是一种 α-3 不饱和脂肪酸，它能给婴儿一双明亮的眼睛。脑营养学家研究发现，DHA 和胆碱、磷脂一样，都是构成大脑皮层神经膜的重要物质，能维护大脑细胞膜的完整性，并有促进脑发育、提高记忆力的作用。最新的研究还显示，DHA 有助于胎儿的大脑锥体细胞和视网膜视杆细胞生长发育，打下良好的视力基础，因此建议孕妇从妊娠 4 个月起适当补充 DHA。

★ DHA 的保健功效

DHA 不仅对胎儿大脑发育有重要影响，而且对视网膜光感细胞的成熟有重要作用。孕妇在孕期的最后 3 个月，可利用母血中的 a- 亚麻酸合成 DHA，然后输送到胎儿大脑和视网膜，使那里的神经细胞成熟度提高。

所以，孕妇在孕期应多吃一些含 DHA 的食物（如海鱼），在最后 3 个孕月，还应多吃含 α- 亚麻酸的食物（如硬果类），有条件者可直接从 α- 亚麻酸或 DHA 营养品中补充。

★ DHA 的食物来源

1. 配方奶粉。指添加 DHA 的配方奶粉，但添加 DHA 的含量是极少的。

2. 鱼类。DHA 含量高的鱼类有鲔鱼、鲣鱼、鲑鱼、鲭鱼、沙丁鱼、竹荚鱼、旗鱼、金枪鱼、黄花鱼、秋刀鱼、鳝鱼、带鱼、花鲫鱼等，每 100 克鱼中的 DHA 含量可达 1000 毫克以上。就某一种鱼而言，DHA 含量高的部分又首推眼窝脂肪，其次则是鱼油。

3. 干果类。如核桃、杏仁、花生、芝麻等。其中所含的 α- 亚麻酸可在人体内转化成 DHA。

4. 藻类。

5. DHA 制品。

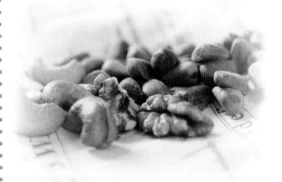

宜知孕妇应补充卵磷脂

★ 卵磷脂的来源

卵磷脂属于一种混合物，是存在于动植物组织以及卵黄之中的一组黄褐色的油脂性物质，其构成成分包括磷酸、胆碱、脂肪酸、甘油、糖脂、甘油三酸酯以及磷脂。卵磷脂被誉为与蛋白质、维生素并列的"第三营养素"。卵磷脂在蛋黄、大豆、鱼头、芝麻、蘑菇、山药和黑木耳、谷类、小鱼、动物肝脏、鳗鱼、玉米油等食物中都有一定的含量，但营养及含量较完整的还是大豆、蛋黄和动物肝脏。卵磷脂在体内多与蛋白质结合，以脂肪蛋白质（脂蛋白）的形态存在着，所以卵磷脂是以丰富的姿态存在于自然界当中的，如果能摄取足够种类的食物，就不必担心会有缺乏的问题，同时也不需要额外补充含卵磷脂的营养品。

★ 卵磷脂的保健功效

卵磷脂是所有细胞所必需的。它是细胞膜的组成部分，对脂肪的运转吸收以及脂肪酸的存储有重要作用。

1. 它的主要成分是胆碱，所有机体组织都通过扩散和介导转运积蓄胆碱。缺乏则损伤肝肾，导致胎儿生长迟缓，骨质发育异常。胆碱在人体内以磷脂形式存在，能加速信号传递，分类为水溶性维生素，加速神经元合成，对细胞生长有着重要作用。

2. 能促进脑发育，提高记忆能力。

3. 胆碱还能促进免疫系统功能，让胎儿的记忆力有永久改善。

4. 缺乏卵磷脂不仅危害孕妇健康，还会导致胎儿出生缺陷率增加。

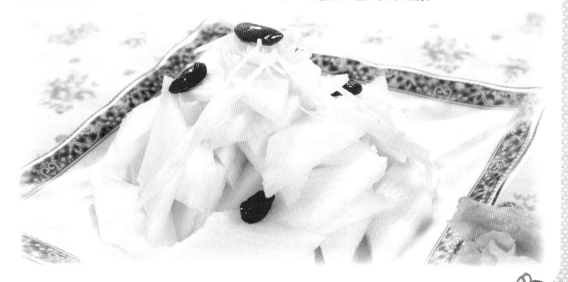

第三章
怀孕阶段饮食营养宜忌

宜知孕妇应补充碘

★ 缺碘对孕妇的影响

碘是甲状腺素组成成分。甲状腺素能促进蛋白质的生物合成，促进胎儿生长发育。妊娠期甲状腺功能活跃，碘的需要量增加，这样就易造成妊娠期碘不足或缺乏，特别是在我国有很多地区属于缺碘区，还有 16% 的孕妇、哺乳期女性仍存在不同程度的碘缺乏，这对胎儿和婴幼儿的脑细胞分化发育会产生障碍。

★ 缺碘对胎儿的影响

人在胚胎发育时期，脑神经的发育与碘关系密切，尤其是胎儿在 3～5 个月时，如果碘供应不足，胎儿的脑神经就不可能完好地发育，出生后就很易成为呆、聋、哑或瘫痪的病儿，其中又以智力低下为主要特征。孕妇缺碘可导致早产、流产、死产、先天畸形儿、先天聋哑儿、智力缺陷等。

★ 哪些食物含碘高

最好的补充碘食品为海产品，如海带、紫菜、鱼肝、海参、海蜇、蛏子等，甜薯、山药、大白菜、菠菜、鸡蛋等也含碘，均可适量吃一些。如用碘化盐补充碘时，需注意不可用大量，以免引起产后甲状腺肿大或并发甲状腺功能低下。

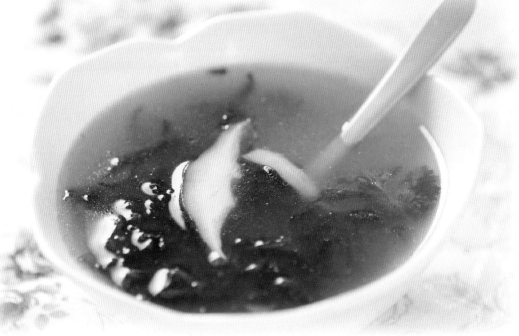

宜知孕妇应补充膳食纤维

★ 什么是膳食纤维

膳食纤维也被称为第七类营养素，适量地补充膳食纤维有促进胃肠道消化，预防便秘的作用。但膳食纤维并不是摄入越多越好，如果摄入过量容易引起肚子胀气、大便次数增多等不适。

而且，有研究显示，长期摄入过量的膳食纤维，可能会导致钙、镁、铁等矿物质的排出，并影响一些维生素，如胡萝卜素、维生素 B_6、维生素 B_{12}、叶酸等的吸收利用。我国推荐成人每日膳食纤维摄入量为 25～30 克。

★ 膳食纤维的作用

1. 刺激排便。

纤维素摄入不足，大便数量减少，肠内水分吸收，致癌物质的浓度相对增高，使粪便在肠道内停留的时间延长，细菌产生的致癌物质也增多，与肠黏膜接触的时间更长。如果增加膳食纤维的摄入能刺激排便，使大便通畅后情况恰好相反。

2. 防治糖尿病。

按照一般的习惯，糖尿病病人应少吃碳水化合物而多吃一些蛋白质和脂肪。但这些会给患者经济上和生活上都带来一定的负担。多吃纤维素以后碳水化合物吸收减慢，对胰岛细胞的刺激也减少，因此有利于糖尿病的防治。

3. 降低血清胆固醇的浓度。

纤维素可与肠道中的胆酸结合，阻止其重新吸收，因此多吃纤维素可使大便胆酸增多而血清胆固醇减少。对防治动脉硬化和胆石症有一定的作用。

宜知孕妇应补充碳水化合物

★ 碳水化合物是胎儿的热能站

碳水化合物就是每天所吃的主食，是胎儿新陈代谢必需营养素，用于胎儿呼吸。因此，孕妇必须保持血糖水平正常，以免影响胎儿代谢，妨碍正常生长。孕妇每天所需热量，除了由蛋白质和脂肪提供，剩余的就由碳水化合物来补充了。

一般来讲，孕妇碳水化合物的每日摄入量应在孕前基础上增加 50 ～ 100 克。妊娠中、晚期时，如果每周体重增加 350 克，说明碳水化合物摄入量合理，反之则应减少摄入，并以蛋白质及脂肪来代替。同时，应多注意摄取维生素和矿物质食物，避免怀上巨大胎儿，造成日后难产。

★ 碳水化合物的食物来源

一般说来，对碳水化合物没有特定的饮食要求。主要是应该从碳水化合物中获得合理比例的热量摄入。另外，每天应至少摄入 50 ～ 100 克可消化的碳水化合物以预防碳水化合物缺乏症。

碳水化合物的主要食物来源有：蔗糖、谷物（如水稻、小麦、玉米、大麦、燕麦、高粱等）、

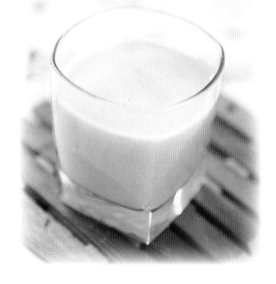

水果（如甘蔗、甜瓜、西瓜、香蕉、葡萄等）、坚果、蔬菜（如胡萝卜、番薯等）等。

★ 正确补充碳水化合物

对于简单碳水化合物，饮用牛奶和果汁，食用适量的水果是十分重要的。但食用糖和其他甜味剂会提供大量体内不需要的热量对健康有害。对于复杂碳水化合物，应避免仅仅食用低纤维碳水化合物，淀粉（如土豆）和精加工的谷物（如白米饭，通心粉和白面包）。这些食品中的碳水化合物会被身体迅速转化为单糖。相反，应尽量多食用含大量纤维的碳水化合物。特别是豆类和全麦类食品会对人体健康有益。

建议孕妇每天从以下食品组中摄入多种碳水化合物。6 ～ 9 份谷类食品；3 ～ 4 份蔬菜；2 ～ 3 份水果；6 ～ 9 份奶制品。

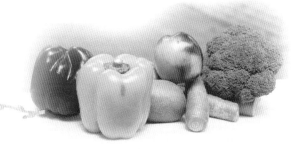

宜知孕妇应补充维生素

★ 孕妇补充维生素的好处与危害

维生素名称	功效与用量
维生素A	体内缺乏维生素A，胎儿有致畸(如唇裂、腭裂、小头畸形等)的可能。过量摄入维生素A又可引起中毒，并能导致先天畸形。中国营养学会建议：孕妇自孕中期开始每日维生素A的摄入量为900微克。提醒孕妇注意，切莫服用治疗痤疮和银屑病的维生素A类药物，因为这些药物是最剧烈的致畸药物
维生素D	孕期维生素D缺乏，可影响胎儿的骨骼发育，并能导致新生儿的低钙血症和牙齿发育不良。孕期过量摄入维生素D也可引起中毒，婴儿可出现动脉硬化、精神障碍和尿酸中毒。建议孕期每日维生素D的摄入量为10微克
维生素E	一般较少出现缺乏。孕妇过量服用维生素E可造成新生儿腹痛、腹泻和乏力。孕妇每日维生素E的推荐摄入量为14毫克
维生素B_2	随着孕期的进程出现维生素B_2缺乏症的人数增多。孕期维生素B_2的建议摄入量为每日1.7毫克
维生素B_6	孕20周以后需要量增加。在临床上，妇产科医生常用大剂量维生素B_6治疗妊娠呕吐。如果孕妇服用维生素B_6的剂量高于正常需要量的100倍，就有可能发生感觉中枢的神经痛，还可使胎儿发生肢体缩短的畸形。此外，孕妇过量或长期服用维生素B_6会使胎儿对其产生依赖性，称之为"维生素B_6依赖症"。如果诊治不及时，将会留下智力低下的后遗症。我国定为维生素B_{12}的摄入量1.9毫克
维生素B_{12}	对神经系统及造血功能亦十分重要。建议每日摄入2.6微克
维生素C	孕妇适量补充维生素C(每日130毫克)可预防胎儿先天性畸形，但是如果摄入过量(超过1000毫克)则会影响胚胎发育，长期过量服用还会使胎儿在出生后发生坏血症。此外超过正常剂量很多倍，可能刺激孕妇胃黏膜致出血并形成尿路结石

★ **孕妇吃什么补充维生素**

维生素在体内的含量很少，但在人体生长、代谢、发育过程中却发挥着重要的作用。下面介绍富含各种维生素的日常食品。

食物类别	食物名称
富含维生素A的食物	动物肝脏，奶与奶制品及禽蛋、绿叶菜类、黄色菜类及水果等。胡萝卜、番茄、柿子、鸡蛋、牛肝猪肝、鱼肝油、牛奶、奶酪、黄油、西蓝花、菠菜、莴苣、大豆、青豌豆、橙子、杏、地瓜、杏等都可补充维生素A。另外，多吃鱼肝油都可以补充维生素A
富含维生素B$_1$的食物	谷物皮、豆类、坚果类、芹菜、瘦肉、动物内脏、小米、大白菜、发酵食品、胚芽、米糠和麸皮中都存在丰富维生素B$_1$
富含维生素B$_2$的食物	动物肝脏如肝、肾、心、猪肉、小麦粉、羊肾、鸡肝、大米、黄瓜、鳝鱼、鸡蛋、牛奶、豆类、油菜、菠菜、青蒜等都能提供维生素B$_2$
富含维生素B$_6$的食物	肉类食物如牛肉、鸡肉、鱼肉和动物内脏等；全谷物食物如燕麦、小麦麸、麦芽等；豆类如豌豆、大豆等；坚果类如花生、胡桃等。维生素B$_6$含量最高的为白色肉类（如鸡肉和鱼肉）
富含维生素B$_{12}$的食物	只有肉类食物中才含有维生素B$_{12}$，所以食物一定要荤素搭配均匀。主要食物来源为肉类、动物内脏、鱼、禽、贝壳类及蛋类，乳及乳制品中含量较少，植物性食品中基本不含维生素B$_{12}$
富含维生素C的食物	新鲜的蔬菜和水果，如青菜、韭菜、菠菜、柿子椒、芹菜、花菜、番茄、大蒜、龙须菜、甜辣椒、菠菜、萝卜叶、卷心菜、土豆、荷兰豆和柑橘、橙、柚子、红果、葡萄、酸枣、鲜枣、草莓、柿子、金橘。野生的苋菜、苜蓿、刺梨、沙棘、猕猴桃、酸枣等
富含维生素D的食物	自然界中只有很少的食物含有维生素D。动物性食品是非强化食品中天然维生素D的主要来源，如含脂肪高的海鱼和鱼卵、动物肝脏、蛋黄、奶油、奶酪，而瘦肉、奶、坚果中含微量的维生素D，所以要坚持补充鱼肝油滴剂
富含维生素E的食物	各种油料种子及植物油，如麦胚油、玉米油、花生油、芝麻油以及豆类、粗粮等都是维生素E的重要来源，某些谷类、坚果和绿叶蔬菜中也含一定量的维生素E
富含维生素K的食物	牛肝、鱼肝油、蛋黄、乳酪、优酪乳、优格、海藻、紫花苜蓿、菠菜、甘蓝菜、莴苣、花椰菜，豌豆、香菜、大豆油、螺旋藻、藕等

★ 孕妇补什么维生素好

维生素是人和动物为维持正常的生理功能而必须从食物中获得的一类微量有机物质，在人体生长、代谢、发育过程中发挥着重要的作用。而孕期对女性来说是一个特殊的生理阶段。女性在该期对维生素的需求增加。

孕妇补维生素 A：帮助保持肌肤与器官内腔黏膜系统正常化，预防癌症，降低口腔癌、乳腺癌、子宫颈癌、肺癌的等概率。

孕妇补 B 族维生素：增加各类物营养的消化吸收，减轻妊娠反应。含有人体所需的多种 B 族维生素及叶酸、泛酸及烟酸，怀孕初期是胎儿组织和器官分化的重要时期，叶酸有造血、预防胎儿神经管缺损及畸形的功能，维生素 B_6 还能减轻孕期呕吐现象。

孕妇补维生素 D+ 钙镁：人的皮肤经日光照射后也能合成维生素 D，孕妇由于晒太阳机会少些，加上胎儿对维生素 D 的需求，因此孕妇应增加维生素 D 的摄入量。钙镁＋维生素 D 可帮助胎儿骨骼发育，预防孕妇骨质疏松。

孕妇补维生素 C：富含维生素 C 的食物是水果和蔬菜，尤其是枣的维生素 C 含量很多。维生素 C 能增强孕妇免疫力，并有助于产后伤口愈合。

孕妇补维生素 E：又称生育酚、生育维生素、抗不育维生素。孕前服用可增强受孕率及调节雌激素，让未来的宝宝更漂亮可爱，孕后服用可防流产，帮助胎儿脑细胞发育健全等。

孕妇补叶酸：在孕前 3～6 个月补充叶酸，叶酸亚铁片可以帮助预防巨球性贫血的发生及预防胎儿神经管畸形，让你的宝宝更聪明。

如果你缺乏的并非一种维生素，建议补充复合维生素。

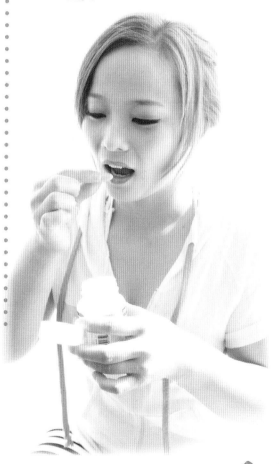

★ 安全选购维生素

准妈妈在选购各种维生素补充剂时，应注意以下守则，才能确保自身与胎儿安全。

1. 选择信誉良好的品牌

选购大品牌，比较有保障。注意商品合格标示、包装完整性，以及剂量、成分、制造日期、保存期限是否标示清楚。

2. 中文说明书

商品内需附上中文食用说明书，以便能详细阅读食用说明、注意事项及商品的特殊叮咛。

3. 保存期限

放置在阴凉和干燥的地方保存，并且在有效期内服用。

4. 服用剂量

在补充单一剂量的营养品和综合营养品时，要留意同一种营养素是否过量，不要服用重复剂量的营养品，以免浓度过高，反而影响健康。

5. 勿自行服用

亲友赠送的营养品，若不清楚成分及食用方法，应询问厂商或营养师、妇产科医师，切忌自行滥服用。

6. 饮食均衡

正常饮食所提供的营养素，才是最主要的来源，不能本末倒置以营养剂取代正常饮食。

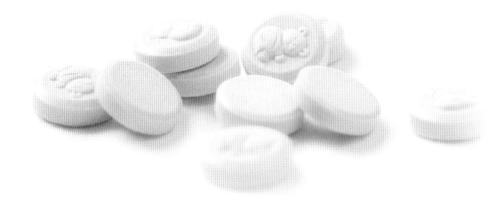

孕妇吃饭宜细嚼慢咽

女性在怀孕后，胃肠、胆囊等消化器官所有肌肉的蠕动减慢，消化腺的分泌也有所改变，导致孕妇消化功能减退。特别是在怀孕初期，由于孕期反应较强，食欲缺乏，食量相对减少，这就更需要在吃东西时引起注意，尽可能地细嚼慢咽，使唾液与食物充分混合，同时也有效地刺激消化器官，促使其进一步活跃，从而把更多的营养素吸收到体内。这对孕妇的健康和胎儿的生长发育都是有利的。

近年来还有人认为孕妇的咀嚼与胎儿的牙齿发育有密切的关系。日本医学博士松平帮夫发表文章说："胎儿到了3周，牙齿就发育了，而且决定胎儿一生牙齿的质量，这时要教给胎儿进行咀嚼练习。胎儿牙齿的质量与母亲咀嚼节奏和咀嚼练习的关系很大。"并且断言："脑子的发达与咀嚼有很大关系。"这些说法是有一定道理的。因此，如果你吃饭时习惯于"速战速决"，那么，为了你和孩子的健康，最好从现在开始吃饭细嚼慢咽。

孕妇宜适当增加含铁食物

如果没有足够的铁的补充，孕妇生理性贫血加重，将会出现贫血症状，对胎儿的主要影响是供氧不足，导致胎儿生长发育滞后，体重偏低，宫内缺氧严重可导致胎死宫内，新生儿易发生窒息。

为避免孕期贫血给母婴带来的危害，从孕早期起应及时给孕妇补充铁，主要是增加含铁食物的摄入，预防缺铁性贫血。

含铁量较高的谷类有糙米、小米、玉米、燕麦；豆类有绿豆、紫芸豆、黑芝麻；蔬菜有菠菜、芹菜叶、苦菜、土豆等；各种动物的肝脏，尤以猪肝、鸭肝含量为高；菌藻类有紫菜、海带、发菜、口蘑、杵蘑、黑木耳；海产品有海蜇皮、海蜇头、虾米、虾皮等。其次，饮用的各种茶叶中含铁丰富。如果孕妇饮食多样化、不挑食，每天会有足够的铁摄入。另外，用铁锅炒菜也可从中得到一些铁的摄入。

总之，铁的来源是多方面的，只要保证了合理的膳食结构，再加上饮食的足量摄入，就不会发生缺铁性贫血。

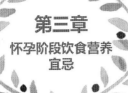

第三章
怀孕阶段饮食营养宜忌

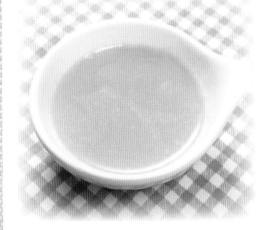

孕妇宜吃秋梨

吃秋梨可以清热降压。秋梨被誉为"百果之宗"，是我国最古老的果木之一。它质脆多汁，清甜爽口，醇香宜人。其性寒味甘酸，有清热利尿、润喉降压、清心润肺、镇咳祛痰、止渴生津的作用，可治疗妊娠水肿及妊娠高血压综合征。它还具有镇静安神、养心保肝、消炎镇痛等功效，有防治肺部感染及肝炎的作用。常吃炖熟的梨，能增加口中津液，防止口干唇燥，不仅可保护嗓子，也是肺炎、支气管炎及肝炎的食疗品。将生梨去核后塞入冰糖10克，贝母5克，水适量，文火炖熟，服汤吃梨，可防治外感风寒、咳嗽多痰等疾患。

孕妇宜吃茭白

茭白，学名菰，又称菱笋，是人们普遍爱吃的蔬菜。它富含蛋白质、碳水化合物、维生素 B_1、维生素 B_2、维生素 C 及钙、磷、铁、锌及粗纤维素等营养成分，有清热利尿、活血通乳等功效。用茭白煎水代茶饮，可防治妊娠水肿。用茭白炒芹菜食用，可防治妊娠高血压综合征及大便秘结。

孕妇宜吃萝卜

萝卜是一种极普通的根茎类蔬菜，它的营养及药用价值却很高。它富含木质素，能够大大增强身体内巨噬细胞的活力，从而吞噬癌细胞。同时，萝卜中的钙、磷、铁、淀粉酶及维生素 A、维生素 B_1、维生素 B_2、叶酸等，都是有益于妊娠的营养。青萝卜含维生素 C 比苹果高 6 倍。胡萝卜富含维生素 A，可以防治夜盲症及胆结石。淀粉酶能够分解食物中的淀粉及脂肪，有利于人体充分吸收。但是，萝卜不宜与水果同食。两者的营养物质相遇，可加强硫氰酸抑制甲状腺的作用。孕妇常吃萝卜可以起到防病健身的佳效。

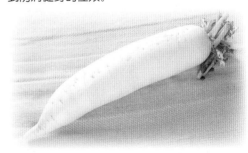

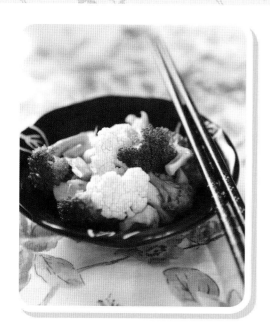

孕妇宜吃黄花菜

黄花菜中含有蛋白质及矿物质磷、铁、维生素 A、维生素 C，营养丰富，味道鲜美，尤其适合做汤用。中医书籍记载，它有消肿、利尿、解热、止痛、补血、健脑的作用，产褥期容易发生腹部疼痛，小便不利，面色苍白，睡眠不安，多吃黄花菜可消除以上症状。

孕妇宜吃莴笋

莴笋是春季主要蔬菜之一。莴笋中含有多种营养成分，尤其含矿物质钙、磷、铁较多，能助长骨骼、坚固牙齿。中医认为，莴笋有清热利尿、活血、通乳的作用，尤其适合产后少尿及无乳的人食用。

孕妇宜吃菜花

菜花富含维生素 K、蛋白质、脂肪、糖类、维生素 A、维生素 C、B 族维生素及钙、磷、铁等营养素。孕妇产前经常吃些菜花，可预防产后出血及增加母乳中维生素 K 的含量。

菜花除了营养价值高之外，最大的优点是常吃可防治疾病。它能增强肝脏的解毒能力及提高机体的免疫力，预防感冒，防治坏血病等疾患。用菜花叶榨汁煮沸后加入蜂蜜制成糖浆，有止血止咳、消炎祛痰、润嗓开音之功效，更是预防新生儿颅内出血、皮下出血、上呼吸道感染的药膳。因此孕妇常吃菜花有益。

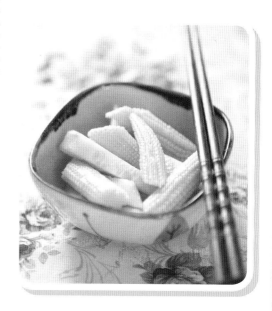

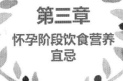

第三章
怀孕阶段饮食营养宜忌

孕妇宜吃野菜

野菜是孕妇的又一营养佳品。野菜不仅以其污染少或无污染而优于田园蔬菜，而且具有营养及食疗双重作用。我国营养学家对我国近100种可食用的野菜进行分析，发现野菜中富含植物蛋白、维生素、纤维素及多种矿物质，其营养价值颇高，味道别具一格。更为可贵的是，野菜的防病保健作用显著。例如：小根蒜有健胃、祛痰之功效；地米菜可补脑明目；马齿苋有清洁胃肠道的作用，可以防治急、慢性肠炎或痢疾；蕨菜可清热利湿、消肿止痛，还有活血安神之功效。

人们每天吃的米、面、杂粮、肉、鱼、禽、蛋等，在身体内多呈酸性反应，只有菜经过消化分解后在身体内呈碱性反应。孕妇间隔地吃这些野菜可以中和体内的酸性，以维持身体弱碱性的内环境。这对于孕妇优生、养胎十分重要。吃野菜还可以扩充营养素的来源，调剂口味，而且促进胃肠道清洁，减少粪便中毒素的吸收，有益于妊娠。

孕妇宜吃莲藕

莲藕中含有大量的淀粉、维生素和矿物质，营养丰富，消痰爽口，是祛淤生新的佳蔬良药。能够健脾益胃，润燥养阴，清热生乳。产妇多吃莲藕，能及早清除腹内积存的淤血，增进食欲，帮助消化，促使乳汁分泌，有助于对新生儿的喂养。

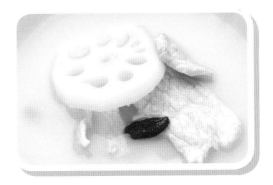

孕妇宜吃无花果

无花果的果实无论鲜品还是干品均味美可口。它富含多种氨基酸、有机酸、镁、锰、铜、锌、硼及维生素等营养成分。它不仅是营养价值高的水果，而且是一味良药。它味甘酸性平，有清热解毒、止泻通乳之功效，尤其对于痔疮便血、脾虚腹泻、咽喉疼痛、乳汁干枯等疗效显著。

孕妇最容易患痔疮。预防痔疮必须保持大便通畅，注意饮水，养成定时排便的习惯，同时，孕妇宜常吃适量的无花果。

孕妇宜适度吃姜蒜

孕妇在整个妊娠期间不宜过多吃刺激性食品，对姜、蒜等调味品的吃法也有一定的讲究。

常言道："冬吃萝卜夏吃姜，不劳医生开处方。"生姜有益于防暑度夏。鲜生姜中的姜辣素刺激胃肠张黏膜，令人开胃，使消化液分泌增多，有利于食物的消化和吸收。

姜辣素对心脏和血管都有刺激作用，能够使心跳及血液循环加快，汗毛也张开，有利于体内的废物随汗排泄，带走体内余热。孕妇吃生姜应该注意以下4点：

1. 食量适度。炎夏容易口干烦渴，生姜则辛温，属于热性药物。根据中医"热者寒之"的原则，孕妇要少吃生姜。

2. 孕妇如生痱子、疖疮、肾炎、咽炎或者上呼吸道有感染时，不宜常食或暂时禁食生姜，以防病情加重。

3. 生姜红糖水只适用于风寒感冒或淋雨后的畏寒发热，不能用于暑热感冒或风热感冒。只用于风寒引起的呕吐，其他类型的呕吐包括妊娠呕吐者，不宜食用。

4. 腐烂的生姜会产生一种毒性很强的有机物——黄樟素，能损害肝细胞、致癌。所以，千万不能用烂姜调味。民间有"烂姜不烂味"的说法或者做法，实属误解误用，应予以纠正。

大蒜可以防治感冒。根据发病的原因，感冒分为两类：

一类是由流感病毒引起的，称为流行性感冒，简称流感。它是孕妇之大忌。因为流感病毒可随血液侵入胎盘。如果妊娠早期患流感可导致畸胎；发生在妊娠中、晚期，可导致流产或早产等。

另一类是由伤风受凉引起的，称为普通感冒，是由细菌或病毒感染所致，主要表现为鼻咽部炎症。孕妇因为免疫功能降低，更容易发病，应该积极预防。

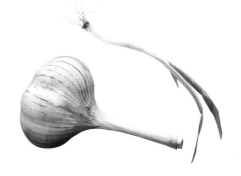

小贴士

取大蒜20克，捣烂为泥，糖水冲服，能散寒健胃，可预防感冒、流脑，治疗头痛、肺炎、痢疾、恶寒发热等，亦可助消化及增食欲。早饭前吃糖醋大蒜10克，连吃15天为一疗程，可防治妊娠高血压综合征及慢性支气管炎。取大蒜30克捣烂煎水调冲，温浴外阴或足部，可以治疗滴虫性阴道炎与脚癣。

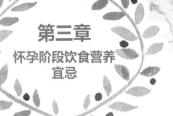

第三章
怀孕阶段饮食营养宜忌

赖氨酸是人体必不可少的氨基酸。它是合成蛋白质的重要原料，可以提高蛋白质的利用率，从而增进食欲和消化功能。可促进发育，提高智力，长身高，增体重，故被称为营养氨基酸。

绿豆中赖氨酸的含量居同类作物之首。此外，绿豆还富含淀粉、脂肪、蛋白质、多种维生素及锌、钙等矿物质。中医认为，绿豆性味甘寒，有清热解毒、消暑止渴、利水消肿之功效。是孕妇补锌及防治妊娠水肿的食疗佳品。

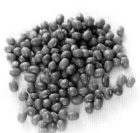

孕妇宜吃柿子

柿子，汁多味甘，是一种物美价廉的水果。每100克柿子含糖20克，蛋白质0.7克，脂肪0.1克，碘49.7毫克，还富含多种维生素及钾、铁、钙、镁、磷等，其矿物质的含量超过苹果、梨、桃等水果。柿子性寒，有清热、润肺、生津、止渴、镇咳、祛痰等功效，适用于治疗高血压、慢性支气管炎、动脉硬化、痔疮便血、大便秘结等症。其营养及药用价值均适宜孕妇适量食用。尤其是有妊娠高血压综合征的孕妇可以"一吃两得"。柿子的蒂和叶都是中药。柿蒂可以降逆气、止恶心，治疗呃逆、嗳气等。柿叶有抗菌消炎、止血降压等作用，是民间常用的草药。

怀孕中期宜多吃瘦肉、鱼虾

在怀孕中期，孕妇必须食用比平时多1/4的含蛋白质食物，才能满足母胎的需要。所有动物类食物都含有丰富的优质蛋白质。这些食物含有的铁也利于人类吸收，人对谷物中的铁吸收率只有百分之几，而对动物类食品中的铁吸收率高达20%。别外，动物肌肉中存在着能促进非动物铁吸收的物质，对食物中的非动物铁有促进吸收作用。例如，单独吃玉米，铁的吸收率只有2%，在玉米与牛肉同吃时，铁吸收率提高到8%。孕期妇女需要补充大量的铁，多吃瘦肉、鱼虾等，不但可补充蛋白质，还可提高孕妇的血红蛋白水平，改善和纠正贫血。

鱼虾中含有丰富的无机元素，可预防孕妇由于体内缺镁而引起的先兆子痫，磷可供胎儿脑及神经的发育。

因此，孕妇每日应食用的瘦肉、鱼虾不能低于100克。

孕妇宜吃樱桃

樱桃味道酸甜，能促进食欲。其营养价值非常高，含有丰富的铁元素，有利生血，并含有磷、镁、钾，其维生素 A 含量比苹果高出 4 ～ 5 倍，是孕妇、哺乳中女性的理想水果。

买樱桃时应选择连有果蒂、色泽光艳、表皮饱满的种类，适合保存在零下 1℃的冷藏条件。樱桃属浆果类，容易损坏，所以一定要轻拿轻放，注意存放。

孕妇宜适量吃柑橘

柑橘品种繁多，有甜橙、南橘、无核蜜橘、柚子等。它们都具有营养丰富、通身是宝的共同优点。其汁富含柠檬酸、氨基酸、碳水化合物、脂肪、多种维生素、钙、磷、铁等营养成分，是孕妇喜欢吃的食品。500 克橘子中含有维生素 C 约 250 毫克，维生素 A 约 2.7 毫克，维生素 B_1 的含量居水果之冠。柑橘的皮、核都是有名的中药，常吃柑橘可以预防坏血病及夜盲症。但是，柑橘好吃，不可多食。因为柑橘性温味甘，补阳益气，过量反于身体无补，容易引起燥热而使人上火，发生口腔炎、牙周炎、咽喉炎等。一次或者多次食用大量的柑橘后，体内的胡萝卜素会明显增多，肝脏来不及把胡萝卜素转化为维生素 A，使皮肤内的胡萝卜素沉积导致皮肤呈黄疸样改变，尤以手及脚掌最明显。常伴有恶心、呕吐症状。孕妇每天吃柑橘不应该超过 3 个，总重量在 250 克以内。

孕期宜吃奶制品

食物指南上，你将看到牛奶、酸奶和奶酪。这些乳制品是你一天饮食中较有营养价值的食品，并为你宝贝的生长提供了重要的营养成分，如钙、维生素 D 和磷——它们是你腹中宝贝的骨骼、牙齿、肌肉、心脏和神经发育所必不可少的。

钙对孕妈妈特别重要，研究表明，在怀孕期间，大约需要 1 小时 13 毫克，一天 250 ～ 300 毫克的钙，通过胎盘到胎儿体内。那就意味着，在出生时，婴儿体内将累积大约 25 000 毫克的钙。需要如此大量的钙，如果胎儿从你吃的食物中不能得到足够的钙，就只能从你的骨骼中"抢劫"。这样在怀孕后期将对你的健康产生较严重的损害作用。

因此，孕妇每天大约需要 1000 毫克的钙。如果你一天喝 1 杯低脂酸奶、1 杯加钙橘汁和 1 玻璃杯脱脂奶，你就很容易得到所需的钙量。

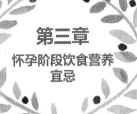

第三章

怀孕阶段饮食营养宜忌

孕妇宜多吃生菜和补充叶酸

美国波士顿大学医学院人类遗传学中心主任奥布里·朱伦斯基博士对2万多名孕妇进行了历时3年的研究。结果表明，在妊娠头6周服用叶酸可使婴儿患神经管缺陷的危险减少50%～70%。朱伦斯基博士指出，这项研究的结果是同类研究中最肯定的。

研究人员发现，在妊娠前期服用过叶酸的女性，或只在妊娠前服用过叶酸的女性，其婴儿神经管缺陷率只有0.9%。生菜中含有天然的叶酸，孕妇在妊娠前期多吃生菜，无疑有助于胎儿脊髓的正常发育。

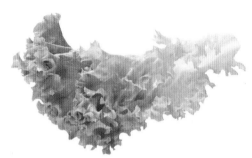

厌油腻宜食核桃和芝麻

脂肪是动、植物油类的统称。它含热量最高，每克供给能量37.6千焦。如果把水分从脑中除净只剩下固体，那么，脂质约占脑重量的1/20。如果孕妇缺乏脂肪，会影响免疫细胞的稳定性，导致免疫功能降低，会引起食欲缺乏、情绪不宁、体重不增、皮肤干燥脱屑、容易患流感等多种传染病，还会导致维生素A、维生素E、维生素D、维生素K缺乏症，使孕妇缺钙而造成骨质疏松等疾患。

女性在怀孕初期，体内必须有脂肪蓄积，以便为妊娠后期、分娩以及产褥期做必要的能量储备。虽说身体内的蛋白质和碳水化合物可以转化为脂肪，但是，仍有一部分脂肪体内不能合成，必须由食物供给。亚麻油、花生油、动物油脂是供给脂肪的最好来源，摄入脂肪时最好是动、植物油搭配。

妊娠期间肠道吸收脂肪的能力加强，使血脂增高。因此，孕妇的"高脂血症"并非病理现象，而是一种生理适应性措施。当分娩时需要过多地消耗能量时，脂肪就成为产妇利用的能源，促进产力。所以，孕妇需要储备脂肪。

但是，早孕反应的突出表现之一即是厌油腻。多数孕妇不愿意吃含脂肪多的肉类，吃菜也清淡，使妊娠早期摄取脂肪少，这样不利于孕妇的身体健康及胚胎的发育。

脂肪是怀孕前期孕妈妈体内不可缺少的营养物质，它促进脂溶性维生素E的吸收，起着安胎的作用。

脂肪可以帮助固定内脏器官的位置，使子宫保持在盆腔中央，给胚胎发育提供一个安宁的环境。此外，脂肪还有保护皮肤、神经末梢、血管及脏器的作用。

如果妊娠反应严重的孕妈妈实在不想吃肉类，可以食用核桃和芝麻。核桃富含不饱和脂肪酸、磷脂、蛋白质等多种营养素。1千克核桃仁相当于5千克鸡蛋或者9千克鲜牛奶的营养。并有补气养血、温肺润肠的作用。其营养成分的结构对于胚胎的脑发育非常有利。因此，孕妇每天宜吃2～3个核桃。芝麻富含脂肪、蛋白质、糖类、芝麻素、卵磷脂、钙、铁、硒、亚油酸等，有营养大脑、抗衰美容之功效。将芝麻捣烂，对上适量白糖，每日上、下午用白开水各冲服一杯，既可增强孕妇的抵抗力及预防感冒，又可防止宝宝患皮肤病。

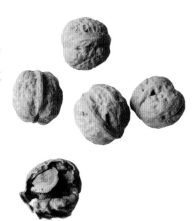

宜知缓解孕吐的食疗要点

1. 充分休息。压力过大，很可能会加剧晨吐症状。可以使用一种孕妇枕头来保护背部和胃，并保证拥有充足的睡眠。

2. 早晨少量吃东西。在胃里留存一些东西，能防止恶心呕吐。

3. 不要过长时间待在电脑或电视机前。快速闪烁的屏幕，会加重孕吐症状。

4. 适当锻炼，特别在怀孕早期。

5. 喝水时加些苹果汁和蜂蜜，有助于保护胃。

6. 吃些苹果酱。它能稳定胃，减轻孕吐症状。

7. 吃一些梨或橘子。

8. 吃一个烤土豆或一根香蕉。香蕉里含有钾，也能减少孕吐。

9. 穿着尽量舒适。腰部太紧的服装会加剧孕吐。

10. 服用儿童维生素代替成人维生素。儿童维生素更容易消化，不会导致胃部不适。

此外，孕妇还要学会分散自己的注意力。如果太在意，孕吐反而会加重。因此，当感到不舒服时，试着做几道智力题、打打牌或看看书，可以帮助孕妇放松，预防孕吐。

第三章
怀孕阶段饮食营养宜忌

宜知缓解孕期水肿的食疗要点

1. 进食足够量的蛋白质。水肿的孕妇，特别是由营养不良引起水肿的孕妇，每天一定要保证进食肉、鱼、虾、蛋、奶等动物类食物和豆类食物。这类食物含有丰富的优质蛋白质，贫血的孕妇每周要注意进食2～3次动物肝脏，以补充铁。

2. 进食足够量的蔬菜水果。孕妇每天要保证进食蔬菜和水果，蔬菜和水果中含有人体必需的多种维生素和微量元素，多吃可以提高机体的抵抗力，加强新陈代谢，还可解毒利尿。

冬瓜有利尿消肿、解毒化痰的功效，对妊娠水肿食疗效果较好。取鲜冬瓜500克，活鲤鱼1尾，加水煮成冬瓜鲜鱼汤，可治妊娠水肿及小便短赤。

3. 不要吃过咸的食物。水肿时要吃清淡的食物，特别不要多吃咸菜，以防止水肿加重。

4. 控制水分的摄入。对于水肿较严重的孕妇，应适当控制水分的摄入。

5. 少吃或不吃难消化和易胀气的食物。油炸的糯米糕、地瓜、洋葱、土豆等都属于难消化和易胀气的食物。准妈妈要少吃这些食物，以免引起腹胀，使血液回流不畅，加重水肿。

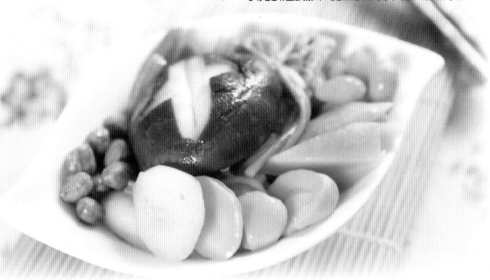

宜知缓解孕期水肿的五种食材及用法

食材	营养功效	食用方法
土豆	土豆因营养丰富，又被称为"长在土里的苹果"，它含有丰富的无机盐，而无机盐中的钾含量很高，钾不仅能帮助身体排出因盐过多而滞留在体内的钠，还能促进身体排出多余水分	为了有效利用土豆中的钾，在蒸、烤或煮土豆时，最好不要去皮；用土豆炖菜时，不妨连汤一起喝掉；若是炒制土豆，则避免切得过碎，以及长时间浸泡在水里；同时，有土豆配制的菜味道宜尽量清淡
黄瓜	黄瓜中90%以上的成分都是水，营养价值也不高。但是，黄瓜皮中所含的某种苷有较好的利尿作用，因此，黄瓜自古以来便用于膀胱炎和急性肾炎的应急治疗	黄瓜可以连皮生吃，如果连着瓜蒂、藤蔓一起干燥后煮水喝，更能获得强力的利尿效果。但是，胃肠易寒冷的人，不适宜过多食用生黄瓜
红豆	红豆中除了含有丰富的钾之外，其外皮中所含的皂角苷有很强的利尿作用，对脚气病和因肾脏功能衰退引起的脸部、脚部水肿，有很好的改善之效	红豆常被做成豆沙馅使用，但若想用于消肿，这种做法却不是最好的选择，因为豆沙馅是过滤出的熟烂的红豆，而皂角苷已经随着倒掉的汤水流失了。熬红豆汤是首选，用小火煮，熬到汤的分量只有加清水时总量的一半即可盛出饮用
西瓜	西瓜含有一种氨基酸类的成分，叫做瓜氨酸，有很好的利尿功效，同时也是治疗肾脏疾病的药物成分之一，还对因心脏病、高血压及妊娠引起的水肿有效	西瓜皮可用来煮水饮用。另外还有一种西瓜糖疗法。具体做法是，取成熟的西瓜2~3个，用匙挖出果肉，并放入纱布中挤出汁，将西瓜汁倒入锅中，以文火煮，5~6个小时后，煮至1杯左右的分量，且汁水已变稠，呈糖浆状即可。每天饮3次，1次1~2匙
鲤鱼	以鲤鱼作食补材料，能消除孕妇怀孕期间的水肿，促使产后母乳分泌顺畅，同时还对咳嗽、肝脏病、皮肤病、胃溃疡、风湿和痔疮等疾病有效	为了去除鲤鱼肉中的泥腥味，可将鲤鱼先放入干净的水中养1~2天，再宰杀制菜。鲤鱼的烹饪方法很多，清蒸或红烧都不错，但是不管选择哪种方法，烹制的时间都要长一些，直至骨头炖软为止

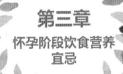

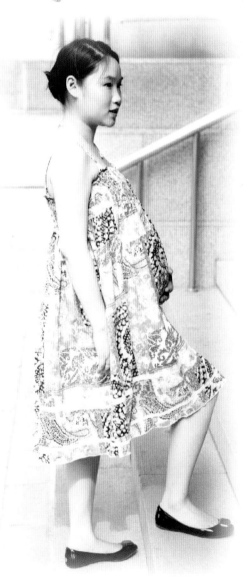

宜知缓解孕期便秘的食疗要点

1. 孕妇应多吃富含粗纤维的蔬菜和水果及粗粮，以刺激肠壁，使肠蠕动加快，粪便容易排出。粗粮中除有丰富的膳食纤维，维生素 B_1 的含量也很丰富。维生素 B_1 可加强神经传导功能，增加胃肠蠕动。富含纤维质的食物包括：未加工的豆类，如黄豆、红豆、绿豆、芹菜、竹笋、桃子、黑枣等；全谷类及其制品，如燕麦、玉米、糙米、全麦面包等。

2. 多进食产气食品，如大蒜、蜂蜜、生葱，借以产气鼓肠，刺激肠蠕动，利于排便。还可以搭配进食含有益生菌的食品，促进肠道的活动。

3. 少吃或不吃莲藕、蚕豆、荷包蛋、糯米粽子、糯米汤圆等不易消化的食物。

4. 尽量少吃辣椒、川椒、芥末、咖喱、大葱、洋葱、韭菜等辛辣刺激食品。

5. 不宜进食菠萝、柿子、桂圆、橘子等热性水果，而要多吃梨、哈密瓜、桃子、苹果、枣子、黑枣等含高纤维的水果。

6. 水分补充要充足，每日至少喝 1 000 毫升水。也可每日适当饮用 300 ～ 500 毫升现榨鲜果汁。

7. 每天固定在一个时间排便，养成排便前先喝一杯白开水的习惯，再加上每天有规律地在大脑皮层形成对肠道的刺激，孕妇自然而然会产生便意。

宜知缓解妊娠糖尿病的食疗要点

1. 烹饪食物时应少用油炸、煎、熏的方式，多选用蒸、煮、炖等烹调方式。

2. 汤以素汤为主，少食排骨、骨头汤。

3. 忌食动物性脂肪油（奶油、猪油、黄油等）。

4. 少食多餐，控制甜食、水果及脂肪含量高的食品。草莓、苹果和猕猴桃应优先选用，香蕉、甘蔗、龙眼和葡萄等含糖量较高的水果，不宜多吃。

5. 适当参加室外活动，尤其是餐后散步。

6. 根据营养师建议的量，牢记自己一天应该摄入的食物总量，不随意增减。

7. 培养良好的饮食习惯，定时定量定餐定性，不过饥或过饱。

8. 合理配餐，不偏食，食物种类多样。

9. 在总热量限定的前提下，多选用血糖指数低、高膳食纤维含量的食物，以减少体内血糖浓度的波动。

10. 水果根据病情食用，在全天碳水化合物的总量范围内食用，在两次正餐之间作为加餐食用，如病情控制不满意时应暂时不食用。

11. 若用含淀粉高的根茎类食物如土豆、地瓜、芋头、莲藕等做蔬菜，则应从全天主食中减去相应量的主食。

12. 尽量减少参加宴席的次数。

食物种类	妊娠糖尿病少食或忌食的食物
精致糖类	白砂糖、绵白糖、红糖、冰糖等
甜食类	巧克力、甜饼干、甜面包、果酱、蜂蜜等
高淀粉食物	土豆、山芋等
油脂类	花生、瓜子、核桃仁、松子仁等
熬煮时间过长或过细的淀粉类食物	如大米粥、糯米粥、藕粉等

宜知缓解妊娠高血压综合征的食疗要点

1. 盐的摄取要适度。如果盐摄入过多，容易导致水钠潴留，会使准妈妈血压升高，所以一定要控制盐的摄入量。一般建议准妈妈每天盐的摄入量应少于 5 克，有助于预防妊娠高血压综合征。

2. 准妈妈不宜吃腌肉、腌菜、腌蛋、腌鱼、火腿、榨菜、酱菜等。但是，准妈妈因为胃酸偏多，必要时可以适当摄入发面的食物、苏打饼干、烤馍、面包干等食物，以减少胃酸过多的不适。

3. 搭配丰富的蔬菜和水果。保证每天摄入蔬菜 500 克以上，水果 200 ～ 400 克，多种蔬菜和水果搭配食用。

4. 控制热能和体重。孕期能量摄入过高容易导致肥胖，而肥胖是妊娠高血压综合征的一个重要危险因素。准妈妈整个孕期的增重以不超过 12 千克为宜。

5. 减少饱和脂肪的摄入量。少吃动物性脂肪，而以植物油代之，每天烹饪用油大约 20 克。

6. 防止蛋白质摄入不足。多吃鱼类、禽类和大豆类可改善孕期血压。但肾功能异常的准妈妈必须控制蛋白质摄入量，避免增加肾脏负担。

7. 保证钙的摄入量。妊娠早、中、晚期，以及哺乳期每日的钙摄入量分别为 800 毫克、1000 毫克、1200 毫克、1200 毫克。准妈妈要坚持每天喝牛奶，还要多吃大豆及大豆制品以及海产品等。

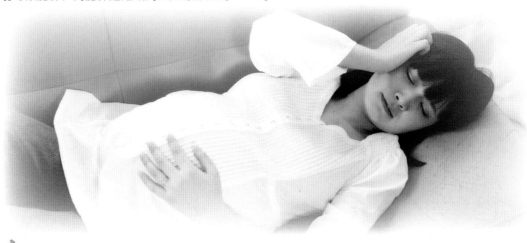

宜知缓解孕期贫血的食疗要点

1. 多吃含铁丰富的食物。动物肝脏富含矿物质。像卤鸡肝、猪肝等，一周吃两次。鸭血汤、蛋黄、瘦肉、豆类、菠菜、苋菜、番茄、红枣等食物含铁量都较高，可经常吃。

2. 食物要多样化。多吃含维生素 C 丰富的果蔬，经常进食牛奶、胡萝卜、蛋黄。这些食物可以补充维生素 A，有助于铁的吸收。没时间做饭的职业女性，可带些自己喜欢的牛肉干、卤鸡蛋、葡萄干、牛奶、水果等上班。三餐间补充些零食，也不失为纠正贫血的好方法。职业女性周末一定要给自己煲点儿排骨汤、鸡汤等，平时家中冰箱里放些罐装八宝粥、黄瓜、番茄、鸡蛋、火腿肠等，做早餐食用。

3. 妊娠中后期多吃高蛋白食物。妊娠中后期胎儿发育增快，只要每周体重增加不超过 1 千克，就要多吃高蛋白食物，比如牛奶、鱼类、蛋类、瘦肉、豆类等，这些食物对贫血的治疗有良好效果。但要注意荤素结合，蔬菜、水果也要跟得上，以免过食油腻食物伤胃。

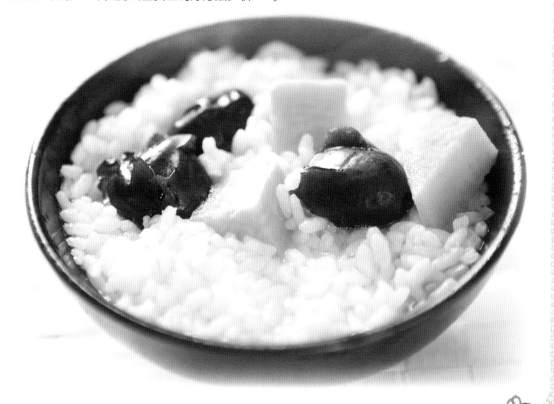

宜知缓解孕期痔疮的食疗要点

1. 要适当地多吃新鲜蔬菜水果，尤其应注意多吃些含粗纤维的食物，如芹菜、韭菜、苦瓜、萝卜、小白菜等。

2. 多吃些粗粮，如玉米、地瓜、小米、全麦面粉等，这些食物除了含有丰富的营养物质外，还能刺激肠蠕动，防止粪便在肠道内堆积。

3. 孕妇应该注意不吃或少吃辛辣刺激性的食物和调味品，同时还要养成多饮水的习惯，最好喝些淡盐水或蜂蜜水，这些都有利于软化和滑润大便，防止便秘发生。

4. 不能吃温热水果。橘子、枣、桃、龙眼、杏、李子、菠萝、荔枝等，这些热性水果容易导致大便秘结，加重痔疮病情。

5. 不能吃高脂肪、高蛋白食物。高脂肪、高蛋白食物可使大便排泄缓慢，从而导致便秘，使痔疮病情加重。

6. 不能饮酒。中医认为痔疮多属湿热，饮酒可使其湿热病症加重，而且酒（特别是烈性酒）可使直肠静脉充血，诱发或加重痔疮。

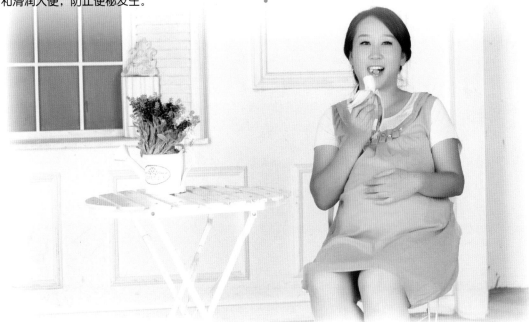

宜知缓解孕期腹泻的食疗要点

1. 急性腹泻。重症者往往需要禁食。病情缓解后，给予清流质饮食，进而给予普通全流质食物。经治疗好转后逐渐加清淡食物，再过渡至正常饮食。

2. 慢性腹泻。饮食原则为少渣、低脂、高能量。由于慢性腹泻病程长，组织消耗大，应给予足够能量，但病人消化吸收功能差，一次进食量不宜过多，应少食多餐。每日能量供给以碳水化合物和蛋白质为主，脂肪摄入量应加以控制，忌用高脂食物。烹调应以炖、蒸、烩和余为主，忌用油煎炸。

3. 宜吃的食物。急性腹泻病人可食用米汤、去油肉汤、稀藕粉、大米粥、煮烂的面条、面包、馒头、饼干、鸡蛋汤、藕粉等，可加用果汁、菜汁汤。慢性腹泻病人可食用面条、粥类、馄饨、软饭、面包、馒头、瘦肉、鱼、虾、鸡、豆制品及禽蛋等。

4. 不宜吃的食物。青菜、菠菜、豆类、萝卜、南瓜、甘薯等，进食后产气的食物以及刺激性食物也不宜食用。由于腹泻的原因很多，饮食安排要结合病情和病人对食物的耐受状况，如系由乳糖不耐症引起的腹泻，在饮食中要避免含乳糖的食物如牛奶等，以免加重症状。

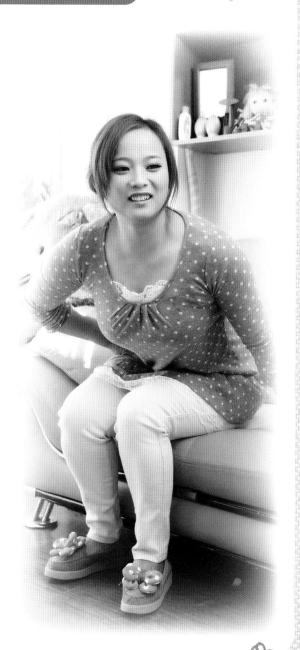

宜知缓解孕期胃胀气的食疗要点

造成胃胀的原因，是因为胃、十二指肠发炎、逆流、肿瘤或胃液分泌发生改变时，会延缓胃的排空速度，累积在胃部的食物就会不断对胃壁产生压力；同时，食物在胃内过度发后产生大量气体，使胃内压力增高，造成胃胀。

1. 少食高纤维食物。如土豆、面食、豆类以及卷心菜、花菜、洋葱等蔬菜，它们都很容易在肠胃内部制造气体，从而导致腹胀的出现。

2. 不食用不易消化的食物。炒豆子、硬煎饼等硬性食物都不容易消化，因此在肠胃里滞留的时间会比较长，产生较多气体而引发腹胀。

3. 适度补充纤维食物。高纤维食物并非只会导致腹胀，有时恰恰相反，在摄入高脂肪食物后，有时反而会有减轻腹胀的功效。原因在于，高脂肪食物难以被消化、吸收，因而在肠胃里逗留时间往往比较长，而一旦有纤维加入，受阻塞的消化系统很可能迅速得以疏通。

4. 宜吃金橘、佛手。金橘能理气、除胀，用金橘煎汤喝或泡茶饮均可。佛手能理气、化痰、消食，可取鲜佛手15克，或干品6克，冲泡代茶饮用。

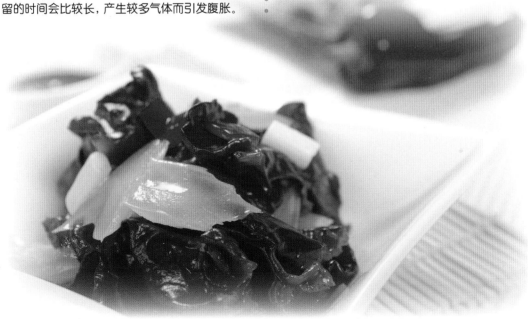

宜知缓解妊娠纹的食疗要点

1. 吃些对皮肤内胶原纤维有利的食品，以增强皮肤弹性。

2. 控制糖分摄入，少吃色素含量高的食物。

3. 每天早晚喝两杯脱脂牛奶，吃纤维丰富的蔬菜、水果和富含维生素及矿物质的食物，一次增加细胞膜的通透性和皮肤的新陈代谢功能。维生素 E 对于皮肤有抗衰老作用，富含维生素 E 的食物有卷心菜、葵花籽油、菜籽油等。维生素 A、维生素 B_2 也是皮肤光滑细润不可缺少的物质。当人体缺乏维生素 A 时，皮肤会变得干燥、粗糙有鳞屑；若缺乏维生素 B_2 会出现口角乳白、口唇皮肤开裂、脱屑及色素沉着。富含维生素 A 的食物有动物肝脏、鱼肝油、牛奶、奶油、禽蛋及橙红色的蔬菜和水果。富含维生素 B_2 的食物有肝、肾、心、蛋、奶等。

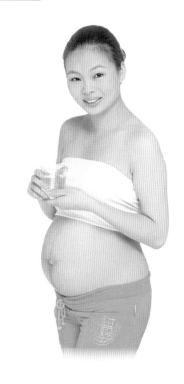

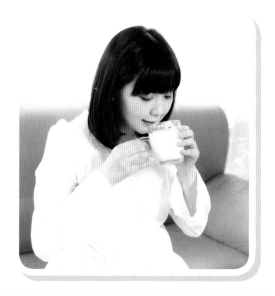

4. 正确的喝水习惯会增加你的皮肤弹性。早上起床后，可先喝一大杯温矿泉水，它可以刺激肠胃蠕动，使内脏进入工作状态；清晨，排出体内垃圾是非常重要的。如果你常被便秘所困，不妨在水中加点儿盐。

5. 调整饮食习惯，尽量吃新鲜水果，少喝果汁；喝脱脂奶，少喝全脂奶；喝清汤，少喝浓汤，多吃低糖水果，少吃饼干和沙拉。

6. 要保证均衡、营养的膳食，避免过多地摄入碳水化合物和过剩的热量，导致体重增长过多。

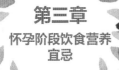
宜知缓解孕期感冒的食疗要点

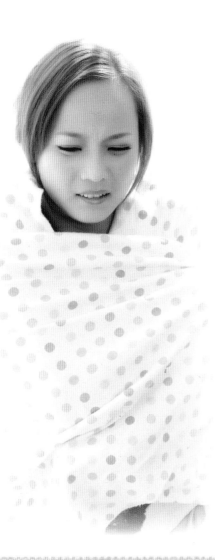

1. 当准妈妈受凉，或感觉要感冒时，喝一碗热的红糖姜水，然后美美地睡上一觉。常吃生蒜、生葱头是预防感冒的好方法。蒜不但有预防感冒之功效，还能抑制肠道致病菌。

2. 多吃含锌食物。缺锌时，呼吸道防御功能下降，孕妇需要比平时摄入更多的含锌食品，海产品、瘦肉、花生米、葵花子和豆类等食品都富含锌。

3. 维生素C是体内有害物质过氧化物的清除剂，同时具有提高呼吸道纤毛运动和防御功能。建议多吃富含维生素C的食物或维生素C片剂，如番茄、菜花、青椒、柑橘、草莓、猕猴桃、西瓜、葡萄等。维生素C在加热过程中会大量丢失，烹饪时要注意保护。

4. 多喝水对预防感冒和咽炎具有很好的效果，每天最好保证喝600～800毫升水。

5. 凡感冒期间，无论风寒感冒或是风热感冒，忌吃一切滋补、油腻、酸涩食物，诸如猪肉、鸭肉、鸡肉、羊肉、糯米饭、黄芪、黄精、麦冬、人参、胎盘、阿胶、各种海鱼、虾子、螃蟹、龙眼肉、石榴、乌梅以及各种黏糯的甜点食品。

怀孕阶段
饮食营养之忌

孕期忌营养过剩

孕期因为要保证母体和胎儿的营养需求，因此适当增加营养是应当的，也是必需的。但如果片面认为怀孕期间饮食越好、营养越多越好，造成营养过剩，那也是不当的。因为孕妇营养过剩，容易造成胎儿过大，成为巨大儿（体重超过 4000 克），容易造成难产，使分娩时间延长，引起产后大出血。

孕妇忌多吃冷饮

孕妇多吃冷饮能引起食欲缺乏、消化不良、腹泻，甚至引起胃部痉挛，出现剧烈腹痛现象。另外，胎儿对冷的刺激也很敏感，当孕妇喝冷饮时，胎儿可能会在子宫内躁动不安，胎动变得频繁。因此，孕妇吃冷饮一定要有所节制。

孕妇饮食忌过咸、过酸

孕妇过度咸食易导致血压升高引起妊娠高血压疾病，为了孕期保健，专家建议每天食盐摄入量应控制在 6 克以内。妊娠早期母体摄入

的酸性药物或其他酸性物质，容易大量聚积于胎儿组织中，影响胚胎细胞的正常分裂增殖与发育生长，并易诱发遗传物质突变，导致胎儿畸形发育。妊娠后期，受影响的危害性相应小些。因此，孕妇在妊娠初期大约两周时间内，不宜服用酸性药物、大量饮用酸性饮料和过多食用酸性食物。

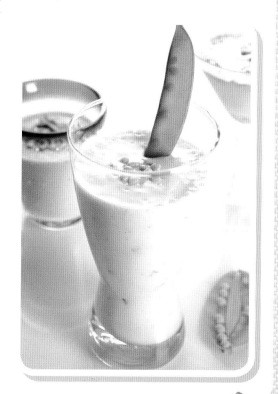

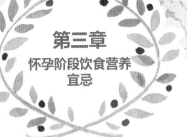

第三章
怀孕阶段饮食营养宜忌

孕妇忌高脂肪、过度高蛋白饮食

美国医学家研究发现。在孕期高脂肪膳食的女性，易增加其婴儿以后患生殖系统癌症的机会。

孕期过度高蛋白饮食，易影响孕妇的食欲，增加胃肠道吸收及肾脏排毒的负担，并影响其他营养物质摄入，使饮食营养失去平衡。

小贴士

如果蛋白质及脂肪摄入不足，则易导致低体重儿出生，婴儿抵抗力低下，存活率较低。

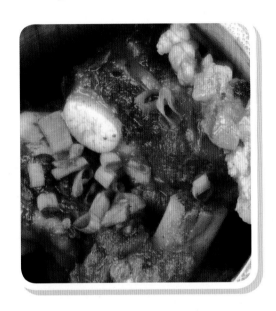

孕妇忌长时间素食

怀孕后长期坚持素食，极不利于胎儿发育。据研究认为。孕期不注意营养，由于蛋白质供给不足，可使胎儿细胞减少，影响日后的智力；还可使胎儿畸形或营养发育不良。

孕妇忌喝刺激性饮料

医学研究证实，孕妇饮酒或甜酒可使酒精通过胎盘进入胎儿体内，直接对胎儿产生毒害作用。孕妇饮浓茶，能影响孕妇和胎儿对蛋白质、铁、维生素的吸收利用，进而发生营养不良，且易使孕妇发生便秘。孕妇多饮咖啡，可能使出生后的婴儿易患糖尿病。孕妇多饮汽水可造成体内缺铁性贫血，不利于母亲和胎儿。此外，孕妇也不宜多喝冷饮、多吃冷食，以防胎动不安和孕妇发生腹痛、腹泻。

孕妇忌滥服温热补品

如果孕妇经常服用温热性的补药、补品，势必导致阴虚阳亢。因气血失调，气盛阴耗，血热妄行，会加剧孕吐、水肿、高血压、便秘等症状，甚至会发生流产或死胎等。

孕妇忌高糖饮食

意大利的医学家发现，血糖偏高的孕妇生出体重过大的婴儿的可能性、胎儿先天畸形的发生率、出现妊娠高血压综合征的机会或需剖宫产的人数，分别是血糖偏低孕妇的3倍、1倍和2倍。

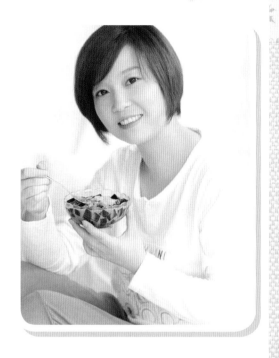

孕妇忌食用霉变食品

孕妇摄入霉变食品后，可使染色体断裂或畸变，有的停止发育而发生死胎、流产，有的产生遗传性疾病或胎儿畸形。另一方面，在胎儿期，真菌毒素都会使胎儿产生较强的毒害作用，影响胎儿的正常发育。

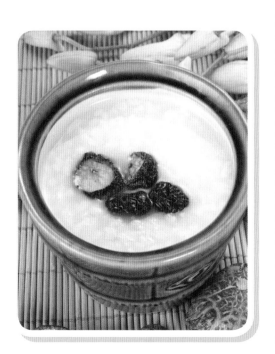

第三章
怀孕阶段饮食营养宜忌

孕妇忌只吃精米精面

孕妇长期食用精米精面，必然会导致微量元素及维生素营养缺乏症，会由此引起一系列疾病。而粗米粗面，虽然看起来粗一些、黑一些，但它们却是富含人体所必需的各种营养素的"完整食品"。由此可见，孕妇不宜只吃精米精面，从长远来看，吃一些粗粮更有好处。

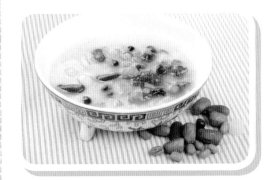

孕妇忌吃火锅

火锅的原料是羊肉、牛肉、猪肉甚至狗肉，这些生肉片中都可能含有弓形虫的幼虫以及家畜或家禽的寄生虫。这些虫体极小，容易寄生在畜禽细胞中，肉眼是很难见到的。

人们吃火锅时，习惯把鲜嫩的肉片放到煮开的汤料中一烫即进食，这短暂的加热不能杀死寄生虫幼虫，进食后幼虫在肠道中通过肠壁随血液扩散至全身。孕妇受寄生虫幼虫感染时，多无明显不适，或仅有类似感冒的症状，但幼虫可通过胎盘感染胎儿，严重的会发生流产、死胎，或影响胎儿脑的发育，发生小头、大头（脑积水）、无脑儿等畸形。因此，孕妇不宜吃火锅。

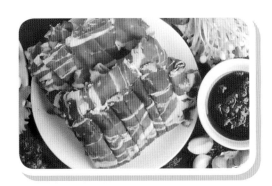

孕妇忌多吃油条

在油条的制作时，须加入一定量明矾，而明矾正是一种含铝的无机物。炸油条时，每500克面粉就要用15克明矾，也就是说，如果孕妇每天吃两根油条，就等于吃了3克明矾，这样天天积蓄起来，其摄入的铝就相当惊人了。这些明矾所含铝通过胎盘，侵入胎儿的大脑，有可能使其形成大脑障碍，增加痴呆儿的概率。

小贴士

夏季孕妇过度劳累，容易中暑晕厥、胎动不安、流产或早产。孕妇不宜冷饮，以免寒伤肠胃。

过敏体质的孕妇忌食用过敏食物

过敏体质的孕妇食用过敏食物不仅能导致流产、早产、胎儿畸形，还可致婴儿多种疾病。因此，有过敏体质的孕妇可从下面5个方面进行预防：

1. 以往吃某些食物发生过过敏现象，在怀孕期间应禁止食用。

2. 不要吃过去从未吃过的食物或霉变食物。

3. 在食用某些食物后如发生全身发痒，出荨麻疹或心慌、气喘，或腹痛、腹泻等现象，应注意这些食物。

4. 不吃易过敏的食物，如海产鱼、虾、蟹、贝壳类食物及辛辣刺激性食物。

5. 食用异性蛋白类食物，如动物肝、肾，蛋类，奶类，鱼类应烧熟煮透。

孕妇忌多吃罐头食品

为延长水果或罐头内食物的保存期，罐头都加入了防腐剂。另外，为了色佳味美，加进了一定量的添加剂，如人工合成色素、香精、甜味剂等。这些物质在允许标准范围内对人体健康影响不大，但过多连续服用也会产生积蓄，带来不良反应，这对孕妇，尤其是对胎儿发育不利。因为胎儿处在形成时期，各器官对一些有毒化学物质的解毒功能还未健全。所以受到损害更大。同时，母体在摄入较多防腐剂后，体内各种代谢过程和酶的活性会受到影响，从而波及胎儿。

孕妇忌滥服鱼肝油

许多孕妈妈认为鱼肝油属滋补药，对怀孕有益，便服用过多的鱼肝油，殊不知过多服用鱼肝油，会导致胎儿畸形。国外遗传和生理学专家在研究和调查中发现：某些使用维生素A、D治疗皮肤病的孕妈妈，多生下畸形胎儿。其原因是由于身体中某些酶的缺乏造成维生素A、D的亲和力越强，畸形的可能性越大。在国外，鱼肝油并不作为滋补药，而是作为一种维生素缺乏症的治疗药物。在国内由于偏见和误解，滥用鱼肝油的现象较为普遍。

为使后代健康成长，孕妈妈在服用鱼肝油时要慎重，如病情需要，应遵医嘱服用。孕妈妈应避免过多食用含维生素A、维生素D丰富的食品，如动物肝脏等，因为这样等于食用过量的维生素A、维生素D。

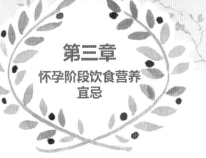

第三章
怀孕阶段饮食营养宜忌

孕期忌饮可乐饮料

可乐饮料含有相当多的咖啡因。据分析，每瓶可乐含有 50～80 毫克的咖啡因。这对正常人来说，没有什么影响，但对于胎儿来说，则有可能带来不利影响。胎儿对咖啡因特别敏感。孕妇大量饮用可乐饮料，可能会将咖啡因经胎盘在胎儿体内产生作用，使胎儿发生中毒反应，轻者使胎儿畸形，严重者会发生流产、胎死宫内。

孕妇忌喝茶饮咖啡

正常人偶尔喝杯咖啡换换口味未尝不可，况且咖啡可以提神醒脑、减轻疲劳感。但是长期过量饮用，大多数人会患失眠症，并可增加胰腺癌的发病率。长期饮用咖啡，还可使心跳加快，血压升高，并易患心脏病。咖啡中的咖啡因，还有破坏维生素 B_2 的作用，维生素 B_6 缺乏易导致烦躁、容易疲劳、记忆力减退、食欲下降及便秘等。严重的可发生神经组织损伤（萎缩）及水肿。

小贴士

对于孕妈妈来说，如果嗜好咖啡，为害更甚。每天喝 8 杯以上咖啡的孕妈妈，生产的婴儿没有正常婴儿活泼，肌肉发育也不够健壮。因此，孕妈妈尽量不要喝咖啡。

孕妇忌吃发芽的土豆

婴儿神经管畸形的高发区在北方地区。研究发现，这种先天性畸形与孕期食用发芽土豆有关。流行病学调查表明，北方地区胎儿出现缺陷，特别是神经管缺陷的发病率，以秋冬季明显升高。

科研人员曾对 33 所医院住院的新生儿 52 505 例进行监测，发现出生缺陷儿 628 例，发生率为 1.2%，其中中枢神经系统畸形 337 例，占总出生缺陷的 53.66%。在中枢神经系统畸形中，神经管缺陷占首位，共 283 例，占总出生缺陷的 45%。科研人员发现，神经管缺陷发病率高的相关原因是因为北方冬季副食品较单调，早孕妇女吃了较多的发芽土豆，而发芽土豆中含有毒性糖生物碱——龙葵素，可能导致胎儿神经发育缺陷。有鉴于此，孕妇应千万注意不要吃发芽土豆。

孕妇忌吃黄芪炖鸡

孕妇，尤其是要临产的孕妇，吃黄芪炖鸡后，不少人引起过期妊娠，胎儿过大而造成难产，不得不用会阴侧切、产钳助产，甚至剖宫产来帮助分娩，给孕妇带来痛苦，同时也有可能损伤胎儿。

孕妇食用黄芪炖母鸡造成难产，是由于黄芪有益气、升提、固涩作用，干扰了妊娠晚期胎儿正常下降的生理规律。黄芪有"助气壮筋骨、长肉补血"功用，加上母鸡本身是高蛋白食品，两者起滋补协同作用，使胎儿骨肉发育长势过猛，造成难产。所以，孕妇不宜吃黄芪炖鸡。

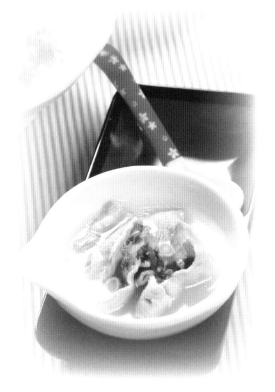

孕妇忌多吃菠菜

人们一直都认为菠菜含有大量的铁，具有补血功能，把菠菜当做孕妇、儿童、病人理想的补血食品。其实，菠菜中铁的含量并不多，其主要成分是草酸，而草酸对锌、钙有着不可低估的破坏作用。

小贴士

锌和钙是人体不可缺少的微量元素，如果人体缺锌，人就会感到食欲缺乏、味觉下降；儿童一旦缺钙，有可能发生佝偻病，出现鸡胸、罗圈腿以及牙齿生长迟缓等现象。如果孕妇过多食用菠菜，无疑对胎儿发育不利。

忌用温热壮阳之品

鹿茸、鹿角胶、胡桃肉、胎盘等属温补助阳之品，会滋生内热。耗伤阴津，孕妇也不要服用。如果确属病情需要，也应在医生指导下服用。孕妇可本着"产前宜凉"的原则，酌情选用清补、平补品。

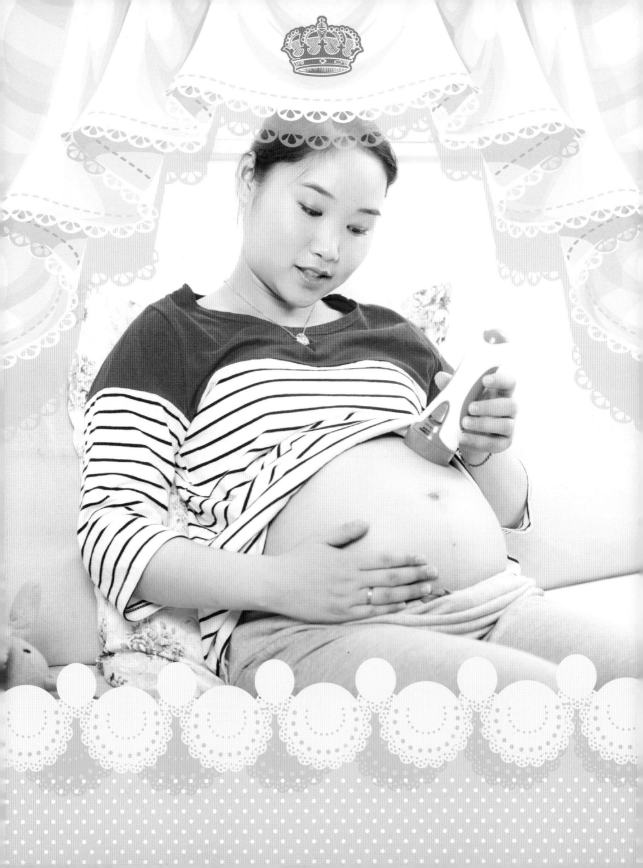

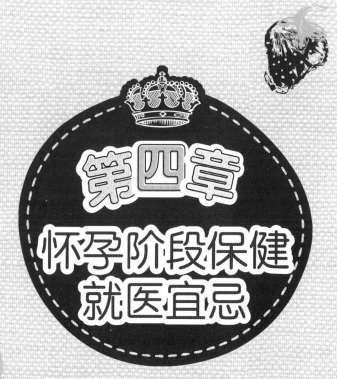

第四章

怀孕阶段保健就医宜忌

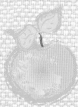

怀孕阶段保健就医之宜

宜知预防孕期流感的对策

流感在整个孕程当中是比较容易遇到的常见病，对胎儿的危害极大，可导致流产、早产、死胎、畸形，建议准妈妈从孕早期就要特别引起重视。准妈妈怀孕期间身体的抵抗力下降，因而属于易感染和高发人群。

★ 避免去拥挤的地方

准妈妈应尽量避开拥挤热闹的公共场所，尤其是在每年流感的高发季节，外出时记得戴上口罩。

★ 注意口腔卫生

注意口腔和双手的卫生，常洗手和用淡盐水漱口。保持所处环境良好的空气流通、环境卫生等，如有必要，需要定期消毒。

小贴士

要是真的感冒了怎么办？

万一患上感冒最好在医生指导下选用安全有效的抗感冒药物治疗。一般而言，孕妇患轻度感冒可选用较为安全的药物：服用对胎儿无影响的纯中成药，并多喝开水，注意休息，感冒很快就会痊愈。

★ 保持良好的生活习惯

保持良好的作息与饮食习惯，不要过度劳累，多吃新鲜的果蔬。

★ 加强锻炼

适当的户外活动可提高准妈妈的机体免疫力与适应季节变化的能力。

宜知预防感冒的小方法

怀孕后感冒有很多弊端，不能吃药打针，身体感到很不适。所以，为了预防感冒，准妈妈要注意下列几点：

1. 刷牙刷不干净易感冒。

2. 脚部着凉易感冒。

3. 手是感冒的主要传播途径，要勤洗手，不用脏手摸脸。

4. 爱吃咸食容易感冒。

5. 高脂肪、高蛋白、高糖食物会降低人体免疫力，让人感冒。所以，预防感冒新的饮食方法是荤素搭配，注意营养平衡。

警惕先兆流产

在孕早期发生先兆流产的可能性还是比较大的，所以准妈妈应该注意一旦出现阴道流血或腹痛等状况就应该马上去医院检查，因为这有可能就是先兆流产的迹象。在检查时，为了减少对子宫的刺激，尽量少做没有什么必要的阴道检查项目。

通过检查，确定妊娠反应为阳性，再结合B超和体温得出适合保胎的诊断，便可以在医生的指导下实施保胎。如果阴道出血量比经期的出血量还多，就要特别引起重视了，若通过医生的诊断查明胎儿死亡或流产已成事实，就要听从医生的建议尽快终止妊娠，以免发生出血或感染。

出现了需要保胎这种情况的准妈妈要注意，在保胎的时期内要特别注意生活习惯以及情绪变化，密切观察阴道的出血量，以及血的颜色，尤其是血液中是否有一同排出的组织物。在必要的时候，可以将24小时内用的卫生护垫保留下来供医生诊断时使用。医生可以根据发生情况的准妈妈的出血量和腹痛的状况，判断出先兆流产到了一个怎样的程度。

如果出血量不多，下腹的阵痛情况加剧，就要考虑是否有其他并发症发生的可能，要将情况及时反映给医生。如果发生了出血量增加或有组织物排出的情况，则应该带着排出的血和组织物尽快就医。还有，若出现出血增多和

下腹阵发性剧痛同时发生的情况，也要尽快就医。无论出现哪种情况，都要听取医生的建议，看看是否能够继续妊娠。

特别要提醒准妈妈和准爸爸的是，在发生先兆流产的情况下，无论程度怎样，都要严禁性生活。

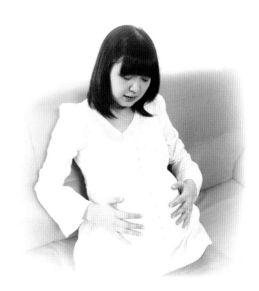

小贴士

怀孕9周了，却没有一点儿孕妇应该有的反应，应该怎么办？

多数女性在停经6周左右会出现乏力、嗜睡、食欲缺乏、恶心、呕吐等早孕症状，但并不是所有的人都会出现此症状，这是因人而异的，建议到医院做一下尿检或抽血查HCG，确定胎儿的发育情况是否正常。

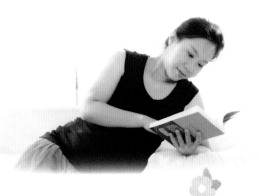

宜知宫外孕的症状

★ 停经

多数宫外孕病人在发病前有短暂的停经史，一般来说在孕6周左右。但有的病人因绒毛组织所产生的人绒毛膜促性腺激素，不足以维持子宫内膜，或因发病较早，可能将病理性出血误认为月经来潮，认为无停经史。

★ 腹痛

为输卵管妊娠破裂时的主要症状，发生率很高，约为95%，常为突发性下腹一侧有撕裂样或阵发性疼痛，并伴有恶心呕吐。刺激膈肌时可引起肩胛部放射性疼痛，当盆腔内积液时，肛门有坠胀和排便感，它对诊断宫外孕很有帮助。

★ 阴道不规则出血

阴道出血是因子宫内膜剥离或输卵管出血经宫腔向外排放所致。出血呈点滴状，深褐色，量一般不超过月经量。腹痛伴有阴道出血者，常为胚胎受损的征象。只有腹痛而无阴道出血者多为胚胎继续存活或腹腔妊娠，应提高警惕。

★ 晕厥与休克

这是腹腔内急性出血和剧烈疼痛所导致的。出血越多越快，其症状出现越迅速越严重。可引起头晕、面色苍白、脉细、血压下降、冷汗淋漓，因而发生晕厥与休克等危险。如发现上述症状，家人应及时护送医院治疗，以免耽误抢救时机。

小贴士

我得过盆腔炎，怀孕6周，小腹胀得厉害，我现在的症状是宫外孕的表现吗？
孕5周就可通过B超检查是否存在宫外孕的情况，出现紧急情况应及时到医院就诊。

宜知如何改善早孕反应

"早孕反应"是怀孕期间的暂时性生理现象，并不是疾病，因此准妈妈不需要过分紧张或焦虑，只要掌握以下的基本原则，就可以改善"早孕反应"所造成的不适。

★ 从日常生活中加以调整

保持室内空气流通，新鲜的空气可减少恶心的感觉。另外，准妈妈要远离厨房的油烟味，妊娠期最好让别人代劳煮饭做菜。远离较为呛鼻的气味，例如烟味、油漆味、鱼腥味等。穿着宽松的衣物，有助于缓解腹部的压力。睡觉时可将枕头垫高，减少发生食物反流的情形。早晨起床时不要突然起身，应该缓慢地下床。

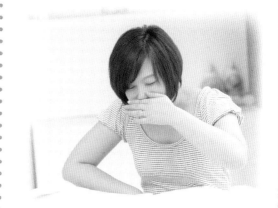

★ 从饮食上加以调整

平常饮食要注意"少量多餐"，每2～3个小时就进食一次，选择富含糖类（例如苏打饼干）、蛋白质的食物为佳，避免吃油炸、油腻、辛辣、具有特殊或强烈味道的食物或不好消化的食物。在睡前可以吃一些食物（例如苏打饼干、面包），或喝一杯温牛奶，这样第二天起床才不会因为空腹而产生恶心的情形。起床后可以先在床上吃点东西（例如苏打饼干），然后再下床。如果准妈妈对姜的味道不反感，则可食用姜汤，以改善恶心、呕吐的情形。准妈妈饮水要适量，可改为分次饮用，比较不会出现想要呕吐的状况。

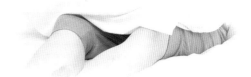

小贴士

看到很多文章说姜对孕吐有很好的治疗作用，在孕吐期间一直保持吃姜制品是否对孕妇有不良作用？

可以吃，没有不良影响，但任何食物都不可过量食用，每日食用5克姜为宜。

★ 精神疗法

保持心情愉快，可安排一些轻松的活动，分散对于身体不适的注意力。此外，还要避免熬夜及过度紧张。此时，准爸爸更应该温柔体贴，一方面照顾好准妈妈的饮食起居，尽量创造舒服温馨的家庭氛围；另一方面要耐心和准妈妈交流，帮助缓解她的紧张情绪，一同走过"早孕反应"期。

★ 止吐药的使用

准妈妈在经由饮食与日常生活作息的调整之后，若仍然出现明显的"早孕反应"现象，则可与保健医师进行沟通，考虑是否需要服用止吐的药物。一般来说，"早孕反应"是孕期的正常生理现象，并不是疾病，应该避免使用药物治疗，而从饮食、生活作息加以调整，保持心情的舒畅，才是最正确的处理方式。也可以在医生的指导下服用维生素 B_6 和铁剂，可减缓恶心的感觉。

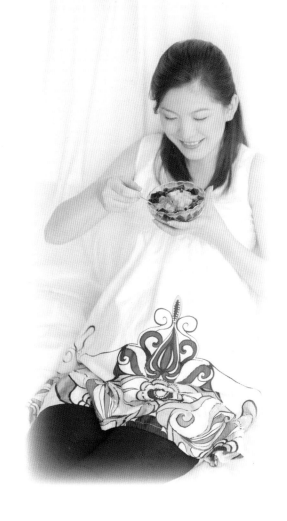

小贴士

都说孕期喝牛奶好，可是每次喝纯牛奶时间不长就会感觉反胃、想呕吐，这是正常反应吗？
牛奶的乳糖不好消化，有些人肠胃不太适应牛奶，称为"乳糖不耐症"，是正常现象，喝不下就不要勉强。

宜知如何预防流产

随着子宫的增大而挤压膀胱，很容易导致频尿，有时还会伴随排尿不畅。这种现象将一直持续4个月，直到子宫移位到膀胱的上面。孕早期时胎儿着床还处于不完全的状态，为防止流产，悉心照料比什么都重要。

★ 警惕阴道出血

孕早期由于准妈妈与胎儿还没有建立起非常牢靠的关系，这时一定要多加防护，密切注意身体的异常反应。

一旦发生阴道出血，务必引起重视，及时到医院检查。通常情况下以下几种情况容易导致阴道出血：

1. 先兆流产、宫外孕、葡萄胎、宫颈糜烂等都伴有阴道出血现象。

2. 宫颈癌也有引起孕期阴道出血的可能性，可通过孕早期宫颈涂片判断出来。发生宫颈癌的概率很低。

3. 吃辣椒、桂圆、巧克力等刺激和热性的食品，以及过度的性生活都有可能加重阴道出血现象。

★ 避免突然刺激

准妈妈在妊娠早期一定要远离精神刺激性较强的电视、电影、读物等，以免造成精神紧张导致流产。

★ 胚胎发育不全

大多数的自然流产都是胚胎发育不健全导致的。这其中60%～80%的情况是因为受精卵有问题或染色体异常。出现这种情况时准妈妈一定要理性看待，这并不能说明什么，只是大自然赋予人类生殖的一种优胜劣汰原则决定的。

★ 远离不健康的饮食

远离烟酒，远离易造成流产的食物，比如螃蟹、甲鱼、芦荟等，不吃辛辣的食品，尽量少食多餐，须保证大便通畅，避免肠胃不适。维生素E具有保胎的作用，它广泛存在于松子、核桃、花生、豆制品之中，不妨多加食用。

预防流产的一些要点	
1	排尿时如果出现疼痛，要及时诊断，以免患膀胱炎，平时尽量不要憋尿
2	随着子宫的增长，准妈妈下腹部和肋部开始出现疼痛，若疼痛时伴有出血状况就必须去医院治疗
3	外出的时候一定要穿袜子和保暖内衣，以免着凉导致流产
4	拿重物有可能造成流产，不要拿重物，上台阶一定要注意慢走
5	为防止滑倒，最好穿鞋跟较矮的鞋子

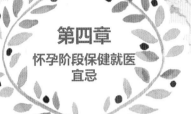

第四章
怀孕阶段保健就医宜忌

宜知口腔卫生很重要

准妈妈如果有口腔疾病，不仅容易引发并发症，而且还会影响胎儿发育，为了准妈妈和胎儿的健康，请准妈妈注意口腔护理。

★ 使用软毛牙刷

很多准妈妈不会对刷牙这样的小事重视。有些准妈妈抱怨道："刷牙的力度稍微一用力就会出血，而如果不用力，牙齿上便会残留牙石或软垢。"其实这种情况并不难解决，准妈妈只要用软毛的牙刷以及温水即可，在对牙刷的选择上，准妈妈要挑选那些刷毛软且刷头小的产品。

★ 保持口腔卫生

1. 早晚必须各刷一次牙。餐后及时用漱口水漱口。刷牙时可根据自己的情况来选择牙膏，如果有龋齿，要选用含氟或含锶的牙膏；齿龈出血、水肿者，宜选用能消炎止血的药物牙膏；若是由于吃酸性零食过多而引起牙齿过敏，可以嚼含川椒粒，或选用脱敏牙膏。

2. 在孕早期经常去口腔科进行检查，彻底洗牙。如果有龋齿、牙龈炎、牙周炎，应及早进行治疗。

3. 如果患有口腔炎、口角炎，应多摄取维生素 B_2；牙龈出血，多吃富含维生素 C 的食物。

4. 当需要拔牙时，一定选择在怀孕 3 个月以后、7 个月以前的时间进行。因为在怀孕的头 3 个月拔牙，容易诱发流产并加重孕吐；而在怀孕 7 个月后，因身体笨重不便与医生配合，而且有引发早产的可能。不是治疗上必需，一定不要拍牙齿 X 光片。必须拍时，应在腹部围上"铅橡皮围裙"，以防放射线危害准妈妈和胎儿。

5. 平时可做上下叩齿动作。这样不仅能增强牙齿的坚固性，同时可增加口腔唾液分泌量，其中的溶菌酶具有杀菌、洁齿作用。

★ 不要使用药物

准妈妈如果牙齿出现病症，要避免的药物有镇静剂、止痛药、抗生素，尤其是四环霉素，它会导致胎儿的牙齿生长发黄。无论使用何种药物，都必须听从医生的建议。

★ 做好口腔检查

准妈妈除了要做常规的血常规检查、尿常规检查、肝肾功能检查、超声检查外，最好还要进行口腔检查。当准妈妈进入妊娠期的时候，很容易发生口腔疾病。所以当准妈妈发生口腔疾病时，不仅容易引起并发症，而且还会影响胎儿的正常发育。另外，为了保护胎儿的发育，准妈妈还不能用药，这会加大口腔疾病给准妈妈带来的痛苦。为了自己和宝宝的健康，请注意口腔护理。

宜警惕妊娠纹

随着胎儿的成长、羊水的增加，准妈妈的子宫也会逐渐膨大。当腹部在快速膨隆的情形下，超过肚皮肌肤的伸张度，就会导致皮下组织所富含的纤维组织及胶原蛋白纤维因扩张而断裂，产生妊娠纹。

因为腹围在妊娠期间，膨隆的比率最大，因此，妊娠纹的形成部位以腹部最多，其他较常见的地方则有乳房周围、大腿内侧及臀部。这些地方因为组织扩张程度较大而造成妊娠纹。它的分布往往由身体的中央向外放射，呈平行状或放射状。为了不让美丽打折，我们提供一些按摩手法，以预防妊娠纹上身。

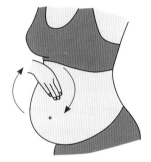

1. 左右手交替以画圈的方式，按顺时针方向对腹部进行按摩。对小腹进行轻轻挤按。

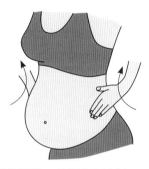

2. 用双手抵住两肋，从下向上进行推拿。

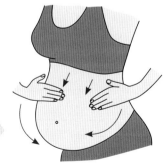

3. 用手从上腹部（胸部以下）开始向下进行推拿。经两肋一直到小腹。

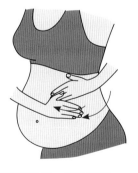

4. 用双手抵住右侧肋骨，向腹部进行推拿。左侧也按同样方式进行。

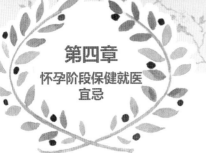

第四章
怀孕阶段保健就医宜忌

宜警惕贫血

随着胎儿的生长，所需要的营养也越来越多，容易导致准妈妈贫血。即使准妈妈在怀孕前已经检测没有贫血，到怀孕期也会有贫血症状的出现。为什么会造成这种情况呢？孕期缺乏铁、蛋白质、维生素 B_{12}、叶酸等都可造成贫血，而以缺铁性贫血最为常见。孕产期女性的总需铁量约为 900 毫克，而食物中的铁仅能吸收 10%，一般人每日从膳食中摄取的铁尚能基本维持收支平衡，但对准妈妈来说，因胎儿生长发育和自身贮备的需要，需铁量必然增多。每日食物中的需铁量应为 30～40 毫克，一般饮食不可能达到此量。于是，准妈妈体内贮备的铁被动用，若未能及时补充，或者入不敷出，就会出现贫血。

★ 定期检查

在孕期里应定期检查血红蛋白、红细胞计数，有贫血症状及时发现。

★ 服用维生素 C

维生素 C 能够促进铁元素的吸收，多吃含维生素 C 的蔬菜、水果，或者补充维生素片也是必不可少的。

★ 补充铁元素

多吃含铁丰富的食物，并保证维生素 B_{12}、叶酸的摄入。在准妈妈日常菜单中，多加入一些动物的肝、肉类、蛋类、豆类及豆制品、牛奶、绿叶蔬菜、水果等。补充铁元素对于中度或重度贫血患者，光靠饮食调节是不够的。可在医生的指导下服用一些铁剂。

贫血的自我检测	
1	有头晕的情况，尤其是坐着突然站起来的时候，两眼发黑，或是眼冒金星
2	经常感觉疲劳，即使活动不多也会感觉浑身乏力
3	偶尔会感觉头晕
4	脸色苍白
5	指甲变薄，而且容易折断
6	呼吸困难
7	心悸
8	胸口疼痛

贫血虽然可以用一些简单的方法来帮助判断，但最好的办法是去医院查个血常规，看一下血红蛋白数量。

宜知孕中期常见的小症状

★ 头晕

有些女性怀孕后就会感觉头晕目眩，做事总是提不起精神。头晕是准妈妈常见的症状。轻者头重脚轻，走路不稳；重者眼前发黑，突然晕厥。

早孕反应

在停经6周左右出现，伴有嗜酸、食欲缺乏、偏食、恶心、呕吐等，多在妊娠12周左右自行消失。

供血不足

女性怀孕后，子宫比平时需要更多的血液，这样就导致血液滞留在下半身，当突然站立或久站或空腹状态时，脑部的血液供应较少，便容易发生头晕、倦怠，甚至轻度的头痛。这类准妈妈一般在突然站立或乘坐电梯时会晕倒。

妊娠的早期，由于胎盘形成，血压会有一定程度的下降。本来就患有原发性高血压病的准妈妈，血压下降幅度会更大。血压下降，流至大脑的血流量就会减少，造成脑血供应不足，使脑缺血、缺氧，从而引起头晕。这种脑供血不足，一般到怀孕7个月时即可恢复正常。出现这种情况的准妈妈必须加强自我保护，不骑自行车，以免跌伤；一旦头晕发作，应立即坐下或仰卧，以阻止头晕加剧；避免久站，以预防头晕发作。

妊娠高血压综合征

由于该病易出现脑血管痉挛，影响局部血氧供应而发生头晕眼花，伴有头痛、水肿、蛋白尿等，多出现于妊娠中晚期。应立即到医院就诊。

进食过少

这类准妈妈有时发作性头晕，伴有心悸、乏力、冷汗，一般多在进食少的情况下发生。进食少，使血糖偏低，从而导致身体不适。这类准妈妈早餐要吃得多些，早餐的质量也要好些，保证有牛奶、鸡蛋等，还要随身携带奶糖，一旦出现头晕，马上吃糖可使头晕症状得到缓解。

小贴士

怀孕14周，反胃呕吐、头晕、四肢无力、腹部右边疼，最近胃口不好，吃得不多，请问是正常的吗？

一般孕期反应都出现在12周以前，也有的出现在中晚期，可能跟孕妇体质有关系，再加上缺乏运动，过于担心，心情不好会影响食欲。准妈妈不用太担心，尽量放松心情，多吃水果蔬菜刺激食欲。

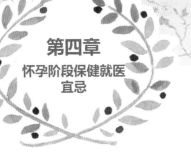

第四章
怀孕阶段保健就医宜忌

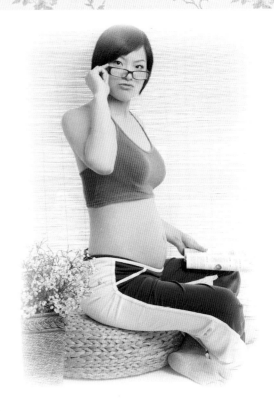

体位不妥

这类准妈妈一般在仰卧或躺坐于沙发中看电视时头晕发作。该类准妈妈的头晕属于仰卧综合征，是妊娠晚期由于子宫增大压迫下腔静脉导致心脑供血减少引起的。只要避免仰卧或半躺坐体位，即可防止头晕发生。如发生头晕，应马上侧卧。

贫血

贫血也是引起准妈妈头晕的常见原因。准妈妈平时应摄入富含铁元素的食物，如动物血、猪肝、瘦肉等。一旦发生贫血，应紧急补铁，纠正贫血。特别要指出的是，孕期发生妊娠高血压，也会出现头晕、头痛症状。若病情进一步发展为先兆子痫时，则可引起抽搐、昏迷，危及准妈妈和胎儿生命。这是孕期最严重的并发症之一，应及早诊治。

小贴士

孕妇小腿抽筋，有什么办法可以避免？
小腿抽筋要注意祛寒保暖；注意睡眠姿势；走路或运动时间不可过长；适当参加体育锻炼；必要时补充一些维生素E；适当补钙，含乳酸和氨基酸的奶制品、瘦肉等食品，能促进钙盐溶解，帮助吸收。

★ 小腿抽搐

准妈妈为满足胎儿发育，需要较常人更多的钙。如果饮食中摄取钙不足，血钙浓度低，就容易发生小腿抽筋。多发生于怀孕七个多月后，或是在熟睡醒来后，或是在长时间坐着，伸懒腰伸直双腿时。

腿部抽筋的原因

很多准妈妈，在孕期尤其在晚上睡觉时会发生腿部抽筋。这是因为在孕期中体重逐渐增加，双腿负担加重，腿部的肌肉常处于疲劳状态；另外，准妈妈对钙的需要量明显增加。在孕中、晚期，每天钙的需要量增为 1200 毫克。当体内缺钙时，肌肉的兴奋性增强，容易发生肌肉痉挛。如果膳食中钙及维生素D含量不足或缺乏日照，会加重钙的缺乏，从而增加了肌肉及神经的兴奋性。夜间血钙水平比日间要低，夜间是小腿抽筋发作的高峰期。

腿部抽筋的治疗

一旦抽筋发生，立即站在地面上蹬直患肢；或是坐着，将患肢蹬在墙上，蹬直；或请身边亲友将患肢伸直。总之，使小腿蹬直、肌肉绷紧，再加上局部按摩小腿肌肉，即可以缓解疼痛甚至使疼痛立即消失。

腿部抽筋的预防

为了避免腿部抽筋，应多吃含钙食物如牛奶、准妈妈奶粉、鱼骨。五谷、果蔬、奶类、肉类食物都要吃，并合理搭配。某些食物包含的维生素种类特别多，比如动物肝脏脂肪不多，除不含维生素C和维生素E外，几乎包含了所有的维生素，而且含铁丰富，搭配富含维生素C和维生素E的黄绿蔬菜一起食用，极为理想；维生素A含量高的食物如胡萝卜，与含动物油脂的荤食一起煮熟后吸收更好。

腿部抽筋的注意事项

需注意不要使腿部的肌肉过度疲劳；不要穿高跟鞋；睡前可对腿和脚进行按摩；平时要

多摄入一些含钙及维生素D丰富的食品；适当进行户外活动，接受日光照射；必要时可加服钙剂和维生素D。但需要指出的是，决不能以小腿是否抽筋作为需要补钙的指标，因为个体对缺钙的耐受值有所差异，所以有些人在钙缺乏时，并没有小腿抽筋的症状。

★ 皮肤瘙痒

孕期瘙痒症其发生原因很多，除了内脏所引发的疾病，例如肝脏病、血液疾病、尿毒症之外，也可因怀孕时血液中的雌性激素增加，导致肝脏中胆汁淤塞在胆管内，发生胆汁排泄障碍，胆汁只好被迫流向血液中，血液中胆汁含量过高会刺激皮肤而引起皮痒。

另外，从生活上着手，避免在运动后吃辛辣食物，以免受刺激而发汗，否则，由于水分蒸发带动皮肤干燥，只会使症状更为强烈。不要用各种消毒水、药皂或热水处理瘙痒部位，否则将更刺激皮肤。衣服的质料以棉质柔软为佳。不可泡温泉。

小贴士

最近几天我开始长妊娠纹，而且长妊娠纹的地方特别痒，请问碍事吗？是妊娠瘙痒症吗？

妊娠瘙痒是怀孕时的正常现象，注意体重不要增长过快。

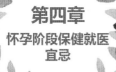

第四章
怀孕阶段保健就医宜忌

宜知第一次胎动

胎动的强弱也各不相同。最初准妈妈感到在肚脐下边一带肠子转动，好像腹泻的感觉，可能就是胎动的前兆。初次怀孕的人往往不知道这就是胎动。最初的胎动不很活跃，不是每天都能感觉到。但是，随着怀孕周数的增加，在一天里能感觉到数次，觉得好像是胎儿在肚子里伸胳膊、伸腿。

胎动也是了解胎儿发育状况的一个标准，因此要记录首次胎动的日期，在做产前检查时，应告诉医生。

小贴士

请问初孕 16 周就感觉到胎动，这样胎儿正常吗？

很正常，通常情况下初产妇 16 周左右可以感到胎动，经产妇 14 周左右可以感受到胎动，基本上 20 周以内都应该能感受到了。

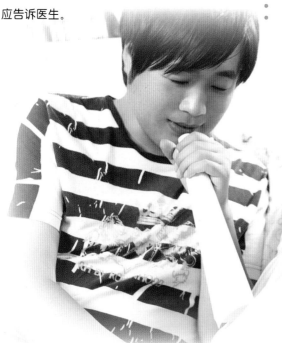
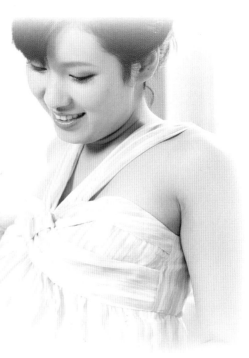

宜小心胎动异常

胎动的次数并非恒定不变，妊娠 28 ～ 38 周是胎动活跃的时期，以后稍减弱，直至分娩。胎动正常，表示子宫和胎盘功能良好，输送给胎儿的氧气充足，胎儿在子宫内健康地成长发育。

★ 孕 16 ～ 20 周

孕 16 ～ 20 周是刚刚开始能够感觉胎动的时期。这个时候的胎儿运动量不是很大，动作也不激烈，跟胀气、肠胃蠕动或饿肚子的感觉有点像，没有经验的准妈妈常常会分不清。此时胎动的位置比较靠近肚脐眼。

★ 孕 20 ～ 35 周

这个时候的胎儿正处于活泼的时期，而且因为长得还不是很大，子宫内可供活动的空间比较大，所以这是胎儿胎动最激烈的一段时间。准妈妈可以感觉到胎儿拳打脚踢、翻滚等各种大动作，甚至还可以看到肚皮上突出的小手小脚。

★ 临近分娩

因为临近分娩，胎儿慢慢长大，几乎撑满整个子宫，所以宫内可供活动的空间越来越少，施展不开，而且胎头下降，胎动就会减少一些，没有以前那么频繁。胎动的位置也会随着胎儿的升降而改变。

异常情况	常见原因	处理方法
胎动突然加快	准妈妈受剧烈的外伤，就会引起胎儿剧烈的胎动，甚至造成流产、早产等情况	1.少去人多的地方，以免被撞到 2.减少大运动量的活动
胎动突然加剧，随后很快停止运动	多发生在怀孕的中期以后。症状有阴道出血、腹痛、子宫收缩、严重的休克	1.有高血压的孕妇，要定时去医院做检查却，并依据医生的建议安排日常的生活起居 2.避免不必要的外力冲撞和刺激 3.保持良好的心态，放松心情，减轻精神紧张度
急促的胎动后突然停止	脐带绕颈或打结	1.一旦出现异常胎动的情况，要立即就诊，以免耽误时间造成遗憾 2.准妈妈要细心观察每天的胎动，有不良感觉时，马上去医院检查

153

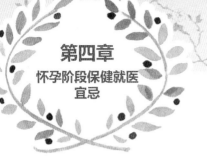

第四章
怀孕阶段保健就医宜忌

宜远离高血压

在怀孕 20 周以后，如果有血压升高、水肿，准妈妈就应该注意了。血压高的准妈妈，血液流通不畅，会出现头晕、眼花、胸闷及恶心呕吐的症状，而且母体不能顺利向胎盘供给营养，从而导致胎盘功能低下，造成胎儿所需的营养和氧气的不足、发育不全，甚至会出现死胎。

★ 定期检查

定时做产前检查是及早发现妊娠高血压综合征的最好方法。每一次检查，医生都会量体重、测量血压并验尿，还会检查腿部水肿情况。这些都是判别妊娠高血压综合征的重要指标，如有异常，医生会及早诊治，使病情得到控制。

★ 避免过劳

避免过度劳累，保障休息时间，每天的睡眠时间应保证 8 小时左右，这样可以避免出现低蛋白血症和严重贫血，降低妊娠高血压综合征的发生概率。保证营养大量摄取优质蛋白质、钙和植物性脂肪，蛋白质不足时会弱化血管，加重病情。同时，应注意摄取有利于蛋白质吸收的维生素和无机盐。

★ 减少盐分

盐分摄入过多会导致血压升高，影响心脏功能，引发蛋白尿和水肿。因此要严格限制食盐的摄取，每天不要超过 7 克。

★ 及时就医

如果出现妊娠高血压综合征症状，需用药物治疗。若胎盘功能不全日益严重并接近围产期，医生可能会决定用引产或剖宫产提前结束怀孕。

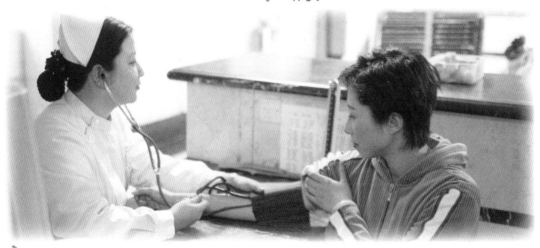

宜知孕中期不需担心的症状有哪些

★ 感到眩晕

怀孕初期，由于血液量的增加，孕妇很容易出现晕眩症状。随着子宫的增大，阻碍大静脉内的血液流动，可能降低心脏的活动。怀孕后期，孕妇会经常出现晕眩症状。另外，孕妇缺铁时还会导致贫血，这也会导致眩晕。

暂时性地出现晕眩症状时，可以打开室内门窗让自己呼吸新鲜空气，然后躺在床上安静休息。当因为缺铁儿出现贫血时，则应根据医生的处方服用补铁口服液，同时多食用富含铁质的食品。

★ 手指、手腕发麻酸痛

进入怀孕中期，手指或手腕会肿胀并且伴随发麻酸痛。尤其是早晨起床后到整个上午这段时间症状更为严重。有时手会突然抽筋，连手指都伸不直。这是由于怀孕引起的全身水肿顺着手腕到达运动神经，使手腕和手指发生轻度麻痹。这些只是暂时性的现象，分娩后都会随着水肿的消失而自然消除。为了缓解疼痛，尽量减少盐分和水分的摄入量，经常活动手腕、手指或按摩这些部位。

★ 腹部瘙痒

增大的子宫牵拉腹部的皮肤导致的皮肤肌纤维断裂，从而形成的腹部瘙痒，这种是正常生理现象，不用担心，另外，孕妇新陈代谢旺盛，出汗多，也容易导致皮肤瘙痒。但是，若孕妇的瘙痒源于胆汁淤积则需要警惕，要及时查肝功、胆酸，看是否有异常。

★ 出现静脉曲张

怀孕中，孕妇膝盖后侧、大腿内侧、脚踝、外阴部、阴道壁、肛门等地方容易出现静脉曲张。随着子宫进一步增大，它会压迫大静脉导致血液循环不顺，而停滞的血液会扩大静脉并形成静脉曲张。分娩后，静脉曲张会消失，所以不用担心。

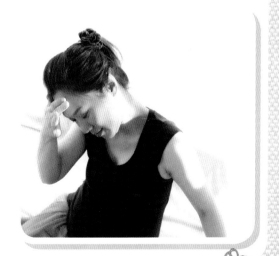

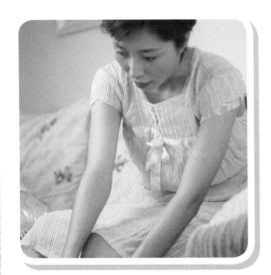

宜警惕下肢静脉曲张

★ 怀孕时体内激素改变

妊娠期卵巢所分泌的雌激素增加，而雌激素对血管壁内的平滑肌有舒缓作用，使静脉壁更加松弛而容易发生下肢静脉曲张。

★ 胎儿和增大的子宫压迫血管

因妊娠后子宫增大，压迫盆腔血管，尤其是压迫髂外静脉，从而使得血液由静脉向心脏的回流过程受到阻碍，因此，往往出现下肢静脉曲张的现象。

★ 家族遗传或孕期体重过重

有家族遗传倾向，血管先天静脉瓣膜薄弱而闭锁不全，或是孕期体重过重等的准妈妈，都是下肢静脉曲张的高危险群。准妈妈最关心的莫过于下肢静脉曲张是否会对胎儿或母体造成影响。

对妊娠期静脉曲张最好的办法就是预防为主。如果准妈妈并发下肢静脉曲张，应减轻工作，避免长时间站立，睡眠时抬高双腿，也可以穿弹力袜或使用弹力绷带。还可按摩小腿，常用手法有：挤压小腿，准妈妈在靠背椅上，腿伸直放在矮凳上，准爸爸拇指与四指分开放在准妈妈小腿后面，由足跟向大腿方向按摩挤压小腿，将血液向心脏方向推进。搓揉小腿，准妈妈坐姿如上，准爸爸将两手分别放在准妈妈小腿两侧，由踝向膝关节搓揉小腿肌肉，帮助静脉血回流。

30%～50%的孕期静脉曲张在分娩后不会自行缓解，且下次怀孕时又会再度复发，甚至导致中年时期的严重静脉曲张症，因此平时的保健相当重要。

小贴士

孕妇在怀孕期间为什么会引起下肢静脉曲张？

怀孕时子宫增大会压迫下腔静脉，影响腿部静脉血液回流，这是下肢静脉曲张的主要原因；另外一个原因是，怀孕时心脏的负担加重，静脉的血液回流障碍，造成下肢静脉曲张。

宜知尿频怎么办

★ 怀孕初期与后期尿频比较明显的原因

女性的子宫位于小骨盆的中央，前面是膀胱，后面是直肠，子宫体可随膀胱和直肠的充盈程度不同而改变位置。通常膀胱贮尿400毫升时才有尿意，约4小时排尿一次。

妊娠早期，子宫体增大又未升入腹腔，在盆腔中占据大部分空间，将膀胱向上推移，刺激膀胱，引起尿频。到了孕期的第4个月，由于子宫出了骨盆腔进入腹腔中，因此症状就会慢慢地减缓，但是，进入怀孕后期，大约38周，由于胎头下降，使得子宫再次重回骨盆腔内，尿频的症状就又变得较明显，甚至有时会发生漏尿。

小贴士

我怀孕31周，尿频，正常吗？

孕晚期发生尿频是很正常的。到了怀孕晚期，有将近80%的孕妇为尿频困扰，晚上会经常起床跑厕所，因而严重影响了睡眠质量。

★ 缓解尿频的方法

准妈妈要缓解孕期尿频现象，可从日常生活和饮水量改变做起。也就是说，平时要适量补充水分，但不要过量或大量喝水。外出时，若有尿意，一定要上厕所，尽量不要憋尿，以免造成膀胱发炎或细菌感染。另外，准妈妈要了解尿频是孕期很正常的生理现象，忍耐力自然会增强。

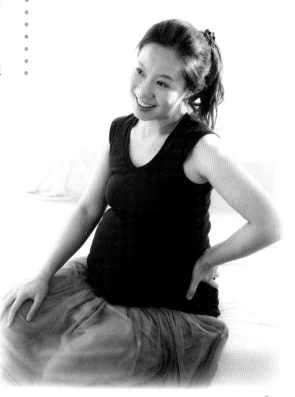

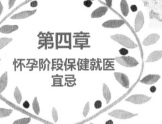

第四章
怀孕阶段保健就医宜忌

宜警惕后期异常

每个准妈妈都希望顺利地走过十月怀孕，生个健康聪明的宝宝，但是实际上常常会发生一些意外情况，给分娩造成困难。特别是怀孕后期，更应该小心每一个异常细节，不要让前期计划功亏一篑。

★ 羊水过多或过少

羊水的量必须适度，过多、过少均会出现问题。羊水量超过 2000 毫升，称为羊水过多。其中 30% ~ 40% 的患者是不明原因的，另外一部分则可能是并发有胎儿畸形或者是多胎妊娠，通过 B 超检查可以进一步明确原因。羊水量少于 300 毫升，称为羊水过少。在过期妊娠或者胎儿畸形时可以发生，对胎儿影响较大，甚至发生死亡，所以要十分重视。

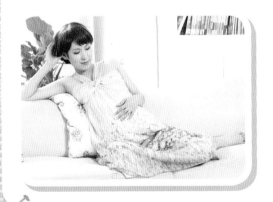

★ 前置胎盘

前置胎盘最主要的表现是在怀孕晚期或临产时，发生无痛性、反复阴道出血。如果处理不当，将会危及母子生命安全，需格外警惕。为了预防前置胎盘的发生，准妈妈应注意充分休息，并保证充足的营养、同时还应坚持产前检查，尽量少去拥挤的场所，避免猛起猛蹲、长时间仰卧等。

★ 胎盘早剥

孕晚期正常位置的胎盘在胎儿娩出前，部分或全部从子宫壁剥离，叫做胎盘早剥。其主要表现为剧烈腹痛、腰酸背痛、子宫变硬，可伴少量阴道出血。剥离面出血过多时，还会出现恶心、呕吐、面色苍白、出汗、血压下降等休克征象。如果不及时处理，会危及母子生命，因此要引起重视。

小贴士

臀位分为哪几种？

怀孕时子宫增大会压迫下腔静脉，影响腿部静脉血液回流，这是下肢静脉曲张的主要原因；另外一个原因是，怀孕时心脏的负担加重，静脉的血液回流障碍，造成下肢静脉曲张。

宜知乳头凹陷短平要如何调理

准妈妈出现了乳头凹陷或者过于短小等异常现象，如果在孕期内得到了及时纠正和护理，这种状况还是可以得到很好的改善和缓解的。如下将给出几点提示，希望可以帮助各位准妈妈较为完美地做好产前乳头护理工作。

★ 用温水清洁

怀孕六个月之后，宜每日用温湿毛巾擦洗乳头、乳晕，通过适度清洁保持上皮组织的健康；有针对性地进行伸展和牵拉练习。

★ 做乳头牵拉伸展练习

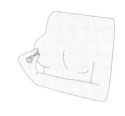

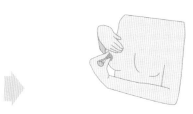

1．将拇指平行放在单侧乳头左右两旁。

2．以乳头为中心，慢慢向两侧外方用力，将周围皮肤组织展开，令乳头外凸。

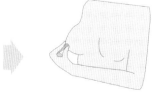

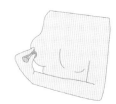

3．将拇指分别放在单侧乳头的上下两旁，将乳晕纵向拉开。

4．拇指、中指和示指抓住乳头同时向外牵拉。

第四章
怀孕阶段保健就医宜忌

宜知矫正胎位不正的方法

多数胎儿在子宫内的位置都是正常的，但也有少数属胎位不正，约占5%。常见的不正常胎位有枕横位、枕后位、臀位；也有因胎头俯屈程度不同的异常，如额先露、面先露，以及横位、复合位先露等不正胎位，但比较罕见。

有些胎位不正是可以矫正的，如枕横位、枕后位、臀位、横位等。一般横位应随时发现及时矫正；臀位在妊娠7个月后矫正；枕横位则需在临产后宫口开大到一定程度或接近全开而产程受阻时再矫正。孕30周前，大部分胎儿为臀位，孕30周后多数可自动转为头位。故即使是臀位，也没必要在30周前矫正；孕30周后仍为臀位或横位者，是需要矫正的，其方法主要有以下两种：

小贴士

胎儿一般在腹部哪里算是正常的？

一般好的胎位是头朝下。最标准的是左枕前位，有利于自然分娩。如果头朝上，就是胎位不正，月份小的时候也许会自己转过来。

★ 膝胸卧位矫正法

此法借胎儿重心的改变及准妈妈横向阻力，增加胎儿转为头位的机会，7天为一疗程，如没有成功可再做7天，有效率60%～70%，少数准妈妈在做膝胸卧位时出现头晕、恶心、心慌，不能坚持，则需改用其他方法矫正胎位。分娩后子宫韧带松弛，仰卧过久，子宫因重力关系容易向后倒，如不矫正，日后可引起腰痛、痛经、月经流向腹腔。从产后10天开始做膝胸卧位，每日两次，对于预防子宫后倾位有一定作用。

★ 臀位自行矫正法

这是一种简便有效的矫正胎位的方法，其有效率可达92%，它的做法是这样的：准妈妈仰卧床上，腰部垫高20厘米（1～2个枕头），双小腿自然下垂在床沿。每日早晚各做1次，每次10～15分钟，3天为一疗程。在做臀位自行矫正法时要注意：矫正方法安排在孕30～34周内效果最好；矫正宜在饭前进行，矫正时要平静呼吸，肌肉放松；垫子应柔软、舒适，高度适中；如出现阴道流水、流血或胎儿心音突然改变（有条件者可监听），应停止此法。

矫正胎位除可用以上两种方法外，还可用艾卷灸至阴穴和三阴交穴、激光穴位治疗、手法倒转、侧卧位等方法，但均为临产前应用。若临产后胎位仍无变化，可在消毒情况下采取阴道内手转胎头或内倒转术。目前大多数医生已基本淘汰内侧转与外侧转法，因为可致脐带缠绕。

宜远离水肿的困扰

这一时期，很多准妈妈都会出现手脚肿胀，尤其是下肢水肿的现象。这是孕期正常反应，不是病理现象，以下这些方法可以帮准妈妈远离水肿。

★ 饮食调节

这一时期，很多准妈妈都会出现手脚肿胀，尤其是下肢水肿的现象。这是孕期正常反应，不是病理现象，以下这些方法可以帮准妈妈远离水肿。

★ 水肿异常要留心

孕期小腿轻度水肿属正常现象。如果水肿延伸到大腿、腹壁，经休息后不消退，则很可能发展为重度妊娠高血压综合征，一定要去医院确诊，避免危险的发生。

★ 纠正穿衣习惯

为了预防水肿，准妈妈不要佩戴戒指，不要穿紧身衣或者套头衫、紧身裤、长筒袜或者到小腿的长袜，穿宽松的衣服及矮跟舒适的鞋子，保持血液畅通。

★ 调整生活习惯

调整好工作和生活节奏，不要过于紧张和劳累。不要长久站、坐，一定要避免剧烈或长时间的体力劳动，适时躺下来休息。如果条件不允许，也可以在午饭后将腿举高，放在椅子上，采取半坐卧位。每晚睡前，准妈妈可以准备好温水，浸泡足部和小腿 20 ～ 30 分钟，以加速下肢的血液循环。

★ 进行按摩

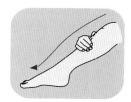

用手掌对膝盖下方的小腿进行推搓。

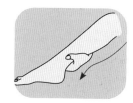

用指尖对小腿肚的中心线进行推搓。

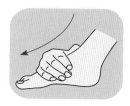

用手掌从脚腕开始，直至脚背进行推搓。

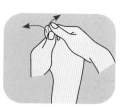

用两只拇指对大脚趾中心进行挤压后，从脚掌的下方向上方进行推搓。

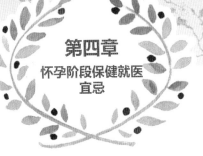

第四章
怀孕阶段保健就医宜忌

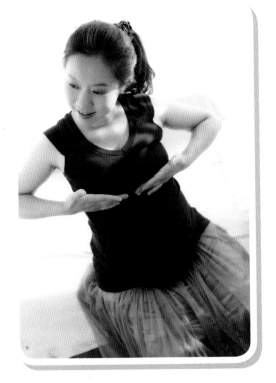

宜正确对待生理上的改变

怀孕进入第五个月时，腹中的胎儿将开始快速成长。准妈妈也会感受到自己身体上的变化，特别是在下腹部及乳房处。

★ 肚脐周围不舒服

在怀孕 20 周之后，膨胀的子宫会开始向外压迫准妈妈的下腹部。当准妈妈走路时，肚脐周围会偶尔感到稍许不舒服。

★ 乳房改变

准妈妈的乳头会变得比以往更敏感，特别是晚上睡觉压到乳房，或乳头与衣服摩擦时。

★ 皮肤瘙痒敏感

这时候，皮肤因拉伸会持续感到瘙痒，可以抹一些润肤乳在痒的部位。从怀孕的后半期开始，准妈妈不会再想穿上任何束缚住下腹部的衣服。

★ 肚子更明显

许多因素会决定准妈妈何时开始显出肚子及肚子有多大，比如，准妈妈的体形、增加的体重、怀了几胎、胎儿的大小、子宫的位置，

以及这是头胎还是第二胎。准妈妈遗传自父母的身材，将会由怀孕中的外观反映出来。

★ 脚部水肿

会感觉到脚也像腹部一样逐渐变大、变肿，因为身体中不少水分汇集在脚踝和双脚里，特别是站了一天之后，水肿更加明显。

★ 韧带疼痛

子宫两侧各有一条与骨盆相连的韧带，当子宫增大时，韧带也会跟着拉长。当正常运动时会为准妈妈带来意外疼痛，而迫使准妈妈停止动作。

宜知孕妈妈腿部抽筋怎么办

怀孕进入第五个月时，腹中的胎儿将开始快速成长。准妈妈也会感受到自己身体上的变化，特别是在下腹部及乳房处。

★ 腿部抽筋的原因

腿部抽筋是因胎儿骨骼发育需要大量的钙、磷，而准妈妈的钙补充不足或血中钙、磷浓度不平衡，从而发生腿部肌肉痉挛。当体内缺钙时，肌肉的兴奋性增强，容易发生肌肉痉挛。此时的准妈妈腿部肌肉的负担要大于其他部位，因此更容易发生肌肉痉挛。如果日常饮食中钙及维生素D含量不足，或缺乏日照，会加重准妈妈身体中钙含量的缺乏。

★ 腿部抽筋的预防

为了避免腿部抽筋，准妈妈应多吃含钙元素的食物，如牛奶、瘦肉、鱼肉等。谷类、果蔬、奶类、肉类食物都要吃，并合理搭配。比如动物肝脏，除不含维生素C和维生素E外，几乎包含了所有的维生素，而且含铁丰富，搭配富含维生素C和维生素E的黄绿蔬菜一起食用，极为理想，维生素A含量高的食物如胡萝卜，与含动物油脂的荤食一起煮熟后吸收更好。

★ 腿部抽筋的治疗

准妈妈发生小腿抽筋时，要按摩小腿肌肉，或慢慢将腿伸直，可使痉挛慢慢缓解。为了防止夜晚小腿抽筋，可在睡前用热水洗脚，也可以立即站在地面上蹬直患肢；或是坐着，将患肢蹬在墙上，蹬直；或请身边亲友将患肢拉直。总之，使小腿蹬直、肌肉绷紧，再加上局部按摩小腿肌肉，即可以缓解疼痛。

腿部抽筋的注意事项	
1	需注意不要使腿部的肌肉过度疲劳
2	不要穿高跟鞋
3	饭后2～3小时再上床
4	平时要多摄入一些含钙及维生素D丰富的食品
5	适当进行户外活动，接受日光照射
6	必要时可加服钙剂和维生素D

但需要指出的是，决不能以小腿抽筋作为需要补钙的指标，因为个体对缺钙的耐受值有所差异，所以有些人在钙缺乏时，并没有小腿抽筋的症状

第四章
怀孕阶段保健就医宜忌

宜小心妊娠期糖尿病

怀孕 24 ~ 28 周，准妈妈要进行血糖检查，这是为了诊断准妈妈是否出现高血糖状态下的妊娠期糖尿病。即使怀孕前没有糖尿病，怀孕中也可能会出现，所以必须接受妊娠期糖尿病的诊断。被确认为妊娠期糖尿病时，要通过饮食和运动对血糖进行调节，病情严重时，还需要辅以药物治疗。

★ 发病原因

通常情况，准妈妈的身体会把所吃的食物分解成葡萄糖，并制造胰岛素，用来提取血液里的葡萄糖，然后转运到体内的细胞以此满足胎儿的需求。

尤其是在妊娠中期，必须分泌足够的胰岛素以满足体内胎儿生长的需要，如果胰岛素分泌不足，加上准妈妈在怀孕期间进食增多、运动减少、体重增加，2% ~ 7% 的准妈妈会发生妊娠期糖尿病，这是怀孕期间最常见的健康问题。研究表明，年龄、种族、肥胖、糖尿病家族史和不良生育史是影响妊娠期糖尿病的主要因素。

★ 妊娠期糖尿病的防治

准妈妈的饮食必须做到平衡，要均衡摄入蛋白质、脂肪和糖类，提供适量的维生素、无机盐和能量。为了让血糖水平稳定，必须注意不能漏餐，尤其是早餐一定要吃。研究表明，适当的运动会帮助身体代谢葡萄糖，使血糖保持在稳定水平。很多有妊娠期糖尿病的女性在坚持每天 30 分钟的有氧运动（如走路或游泳）之后，都受益匪浅。但不是所有的运动都适合每个准妈妈，最好咨询产科医生，了解一下哪项运动比较适合自身。

准妈妈饮食要注意	
正确选择甜食	尽量避免食用添有蔗糖、果糖、葡萄糖、冰糖、蜂蜜、麦芽糖的饮料及甜食，可有效避免餐后血糖快速增加。选择纤维含量高的未精制主食，更有利于血糖的控制
多摄取纤维质	多摄取高纤维食物，多吃蔬菜、新鲜水果，不要喝果汁，可延缓血糖的升高，帮助血糖的控制，也比较有饱足感，但千万不可无限量地吃水果
减少油脂摄入	烹调用油以植物油为主，少吃油炸、油煎、油酥食物，及动物皮、肥肉等
注重蛋白质摄取	怀孕中期、后期每天需增加蛋白质的量分别为6克、12克，多吃蛋、牛奶、深红色肉类、鱼类及豆浆、豆腐等豆制品

宜知减轻头痛的方法

★ 在头上敷热毛巾

在头上敷热毛巾可以有效地缓解头痛。到户外晒晒太阳，呼吸一下新鲜空气。按摩一下太阳穴或抹点儿清凉油，都有助于缓解准妈妈的头痛。

★ 充分放松身心

注意身心充分放松，去除可能的担心和不安的因素，避免身体受凉，也利于减轻头痛。

原 因	注 意 事 项
头痛加剧	部分准妈妈会在怀孕早期出现头晕及轻度头痛，这是一种常见的早孕反应。如果在怀孕第六个月后出现日趋加重的头痛，伴呕吐、胸闷，或是有水肿、血压升高和蛋白尿，就可能是患上了妊娠高血压综合征，要及时去医院接受治疗
疲劳	疲劳是诱发准妈妈头痛的一个重要诱因，孕期每天最好睡个午觉，每晚保证8小时睡眠，尽量不要太久地做精神过于集中的事，如长时间看电视等

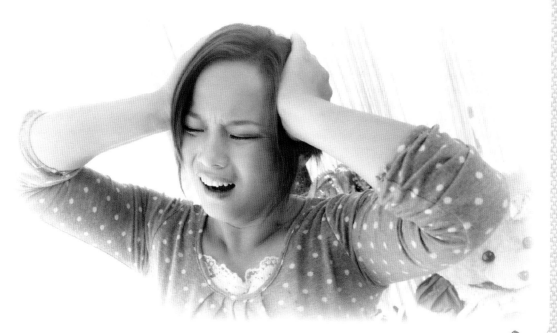

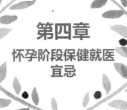

第四章
怀孕阶段保健就医
宜忌

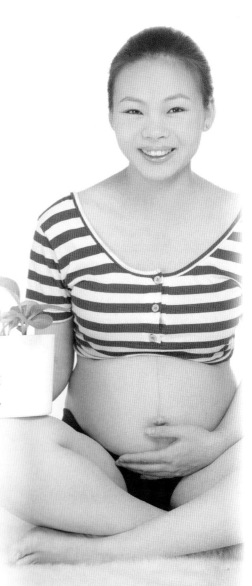

宜知泌尿系统感染的防治方法

孕妇泌尿系统感染主要指的是肾盂肾炎，主要致病菌是大肠杆菌，主要是由下列因素造成的：

1. 妊娠期孕激素分泌增加，使输尿管肌肉张力降低、蠕动减弱，增大的子宫压迫输尿管造成输尿管、肾盂、肾盏的扩张，尿液淤滞，使细菌易于繁殖。

2. 尿道口与阴道、肛门邻近，阴道分泌物、粪便及皮肤的细菌容易污染尿道口，细菌向上蔓延引起感染。

3. 经调查有5%～10%的孕妇尿中含有细菌，但其感染症状不明显，如不治疗，不但孕期会持续有细菌尿，产后亦大都不会消除，其中一些孕妇妊娠后期和产褥期可发生有症状的泌尿系统感染，大部为急性肾盂肾炎。高热及细菌毒素可引起早产、胎儿宫内窘迫。对此，注意外阴部清洁；采取左侧卧位，以减轻子宫的压迫；多饮水，以便有足够的尿液冲洗膀胱，降低细菌含量。一旦发生有症状的泌尿系统感染必须积极治疗。

 小贴士

怀孕38周，泌尿系统感染怎么办？
多饮水、多排尿，利用尿液的冲刷作用可以在很大程度上促进疾病的恢复。

宜远离便秘的苦恼

★ 保持正常的饮食习惯

准妈妈一定要加强对早餐的重视，避免空腹喝牛奶，在食物方面应选择纤维素比较多的糙米、麦芽、全麦面包等，或者食用新鲜的水果蔬菜。忌食辛辣或者碳酸饮料等。

★ 多喝水

准妈妈应保持补充适量的水，当人体中水分不足时，就会使便秘加重。如果身体中水分不足，粪便就无法形成。所以补充适量的水是减轻便秘的重要方法之一。

★ 养成定时排便的习惯

当大脑受到信号产生排便意向时，应及时去解决，因为粪便长时间存于身体，容易造成排便不畅或者食欲减退，因此准妈妈应每天喝些白开水或者新鲜的脱脂牛奶来刺激大肠的蠕动。

小贴士

我现在怀孕后，晚上一直都是胃胀，怎样才能减轻这种症状呢？

其实很正常，而且这种感觉会一直持续到胎儿出生，缓解的办法就是注意蛋白质的吸收，应多吃香蕉、肉类、豆腐等食物。

★ 保持充足的睡眠和适量的运动

孕中期的准妈妈在睡眠方面应注意睡眠的质量和睡眠的姿势，因为睡眠是减少疲劳最有效的方法。更为关键的是，疲劳减轻之后，准妈妈的精神会比较充沛，同时便秘的情况也会得到一定程度的缓解。

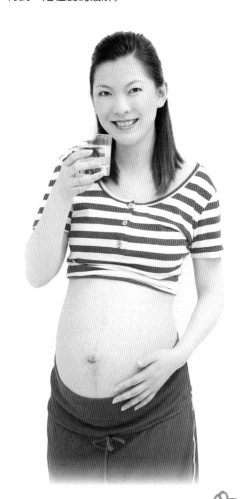

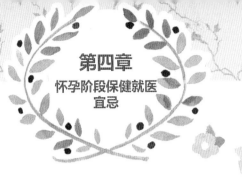

怀孕阶段
保健就医之忌

忌巨大儿和低体重儿

巨大儿是指胎儿出生后体重达到或者超过了 4000 克以上的婴儿。低体重儿是指胎儿出生后体重低于 2500 克的婴儿。巨大儿的产生与遗传有关，同时也与母亲患糖尿病有关。同时有专家认为，巨大儿与母亲在怀孕期间的饮食营养过剩有关系。低体重儿则主要是准妈妈营养不良或者孕期高血压所致，并且他们出生后由于自身体温偏低，需要在保温箱里度过。

★ 保持身心愉悦

准妈妈身心愉悦也是预防巨大儿和低体重儿的重要措施之一。准爸爸帮助妻子每天保持愉悦的心情，这样身体的代谢以及物质循环就会更加正常，同时准妈妈的食欲也会更加旺盛，从而保证营养物质的有效补充。胎儿感受到母亲愉悦的心情后，自己也会感到很开心，这样他会尽力向着健康、平衡的方向发展自我。

★ 营养均衡

准妈妈怀孕期间糖代谢紊乱容易导致妊娠糖尿病，而妊娠糖尿病是许多产妇生出巨大儿的主要原因，调节糖代谢的最好方法就是食疗。

准妈妈可以通过均衡科学的饮食搭配，对自己的身体状况加以改善。食用一些粗粮，尽量减少盐以及糖的摄入量，平时的饮食口味宜清淡，三餐规律，遵循少量多餐的原则。

至于预防低体重儿，主要则是及时补充准妈妈所需的各种营养物质。怀孕期间的女性千万不可以偏食，即便是在妊娠反应非常剧烈而没有什么食欲的时候，为了腹中胎儿的生长发育，饮食方面的科学搭配和正常摄取一定不能荒废。

★ 远离垃圾食品

薯条等油炸食品以及奶油蛋糕往往是许多现代女性的最爱，这些食品不仅较油腻，而且特别是油炸食品还含有致癌物质，怀孕期间的女性最好避而远之。取而代之的应该是一些健康的水果、蔬菜，以及坚果类食品。

巨大儿和低体重儿的身体条件以及智力发育都要比正常婴儿差一些，因此为了下一代的健康，准妈妈一定要努力改变自己的饮食习惯，即便是在开始的时候有诸多不适应，但只要有决心改变，并坚持身体力行，是会有一些效果的。时刻从孩子的角度出发，只要准妈妈想到腹中胎儿的健康，并且准爸爸注意监督和提醒，相信一段时间后垃圾食品就可以彻底从准妈妈的饮食习惯中被淘汰。

★ 散步及做适当的运动

母亲腹中的胎儿过大非常不利于自然分娩，多数情况下要采用剖宫产。即便是可以选择自然分娩，也会给准妈妈的身体造成沉重的负担。因此准妈妈一定要注意多散步，并且通过孕妇瑜伽等增强自身的体质。这不仅可以给分娩提供帮助，还可以有效预防巨大儿和低体重儿的形成。

因为当准妈妈自身的身体状况得到改善后，饮食中摄入的营养物质就可以更好地吸收，为身体正常的代谢提供有效保障，从而促进胎儿的健康发育。即便是怀孕中后期被医生诊断出宝宝很有可能是巨大儿或者低体重儿，但母亲良好的身体情况依旧能够对宝宝提供一定程度的帮助，从而将身体状况不佳带来的危害降到最低程度。

小贴士

孕25周，产检时宫高20厘米，腹围73厘米，医生说胎儿有些小，不知会不会发育不良？

不用太担心了，因为胎儿在孕晚期成长得很快，要多吃点鱼、虾、肉、排骨等，注意补充营养。

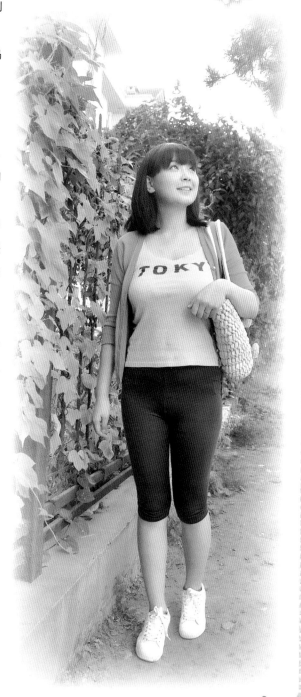

第四章

怀孕阶段保健就医宜忌

孕妇患病忌不看医生

★ 频繁呕吐

孕早期大多出现呕吐，几周后自愈属正常生理现象。若出现频繁剧烈的呕吐，吃什么吐什么，滴水不进，为防止水和电解质紊乱、危害母子健康，故应及早就医。

★ 过分显怀

胎儿大小与妊娠月份不符。怀孕三四个月却似五六个月大，多表明是双胞胎或并发葡萄胎，应及时就诊，不可拖延。

★ 阴道流血

孕期的任何时候出现阴道流血均属异常，如伴有小腹痛，多为流产、宫外孕、胎盘早剥或早产，要及早就医。

★ 头晕眼花

孕期如出现头晕眼花，同时伴有水肿、血压增高等现象，为防止妊娠高血压疾病，应及时检查治疗。

★ 严重水肿

妊娠中、后期，孕妇下肢可有轻度水肿，如无其他不适，即属正常生理现象。但如出现严重水肿，且伴有尿少、头晕、心慌、气短、尿中出现蛋白等现象，应立即到医院治疗。

★ 心慌气短

妊娠后期，由于胎儿增大，孕妇在从事较重的体力活动时会出现心慌气短，属正常现象。但轻度活动或静止状态也出现明显的心慌气短，应考虑到并发心脏病的可能，应及时检查。

★ 全身黄染

孕期如发现皮肤及巩膜发黄、小便显浓茶色、且伴有恶心、呕吐、厌食油腻及乏力等症状时，应想到并发病毒性肝炎的可能，应及早就医，以防止病情恶化。

★ 风疹感染或用过致畸药物

孕妇如在前4个月内确诊为风疹或与风疹患者有过密切接触，则应到医院进行全面检查，因为风疹感染对胎儿危害甚大，可使30% ～ 50% 的胎儿致畸。故应根据孕周采取补救措施。在前3个月用过诸如链霉素、卡那霉素等药物者，应及时就医检查。

★ 阴道流水

孕妇未到预产期就发生阴道流水，可能是早期破水，为了防止胎儿脐带脱出，减少对胎儿的威胁，故应立即去医院住院治疗。

孕妇忌盲目保胎

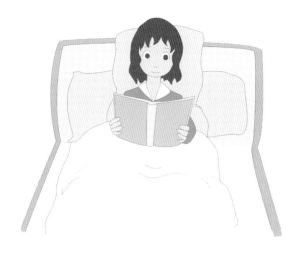

造成流产的原因错综复杂，其中孕卵异常是早期流产的主要原因之一。也就是说，夫妻某一方的精子或卵子有缺陷，与对方的生殖细胞结合后形成异常孕卵，这种异常孕卵在子宫内不能发育成熟，绝大多数在早期死亡而流产。此种流产无法保胎，而且也没有必要保胎。从而避免了异常胎儿的出生，保证胎儿的优生。这样说，流产并非是坏事，而是好事。因此，对妊娠早期发生流产的孕妇不要急于保胎，如果保胎，应先请医生做有关检查后再决定是否应该保胎。

如果流产不是孕卵异常所造成，而是由于孕妇存在着影响胎儿生长发育的不良因素，如生殖器官的疾病（子宫黏膜下肌瘤）和子宫严重畸形等。流产常常是不可避免的，即使保胎也保不住。所以，对此类流产进行保胎也是没有意义的。

此外，还有一部分人的流产是由于妊娠期患了急、慢性疾病所造成的，如流感、肝炎、肺炎、心脏病、严重贫血等。此种情况能否保胎也应根据孕妇病情的恢复情况而定。若孕妇病情较重，且在治疗过程中使用了大量对胎儿有影响的药物，也不应盲目保胎，以免顾此失彼，影响母子健康。

怀孕后如果有多次阴道流血，在排除其他原因后，要考虑可能是流产。因为怀孕后阴道流血意味着子宫内的绒毛蜕膜分离，血窦（血管）开放而有出血或是胚胎死亡，底蜕膜的海绵层出血。这种情况下是不应再保胎的。

小贴士

流产是一种自然淘汰，非常重要的、自然的生殖选择功能。不必惋惜，关键是要注意准备再怀孕或怀孕后应及早就医，尽量避免因不良因素的影响而发生的流产。

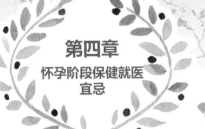

第四章
怀孕阶段保健就医宜忌

婚后第一胎忌流产

许多新婚夫妻不想过早要孩子，但由于缺乏避孕知识，结果怀孕了，就要进行流产。从科学角度考虑，婚后第一胎不宜流产。

人工流产手术或药物流产作为避孕失败后的补救措施，对绝大多数女性的健康不会产生太大的影响，但一小部分女性可能会引起一些并发症，如盆腔炎、月经病、宫腔粘连、输卵管阻塞等，甚至影响以后生育。这是因为未生育过的女性宫颈口较紧，颈管较长，子宫位置也不易矫正，容易造成术时、术后的损伤和粘连。尽管人工流产和药物流产并发症经过治疗大多是可以痊愈的，但也有少数久治不愈。

小贴士

新婚夫妻如果不想过早生孩子，就要做好避孕措施，以防止未生育就先做人工流产或药物流产，这样可以避免引起一些与未来妊娠有关的产科方面的并发症，如不孕、早产、大出血、胎盘滞留等。

早产及流产后的女性忌再孕

出现过早产及流产的女性，由于机体一些器官的平衡被打破，出现功能紊乱，子宫等器官一时不能恢复正常，尤其是经过人工刮宫的女性更是如此。如果早产或流产后就怀孕，由于子宫等器官的功能不健全，对胎儿十分不利，也不便于女性身体，特别是子宫的恢复。

为了使子宫等各器官组织得到充分休息，恢复应有的功能，为下一次妊娠提供良好的条件，早产及流产的女性最好过半年后再怀孕较为合适。

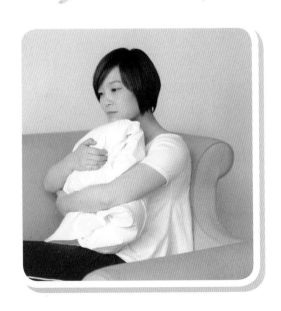

忌忽视病毒对胎儿的影响

在众多的病原体中，对胎儿危害最大的要数病毒，这些病毒均可通过胎盘传染给胎儿，引起一些胎儿不同程度的缺陷、致残或畸形。对胎儿有危害的病毒常见有以下几种：

★ 风疹病毒

风疹病毒是一种急性传染性疾病，感染风疹病毒后潜伏期是半个月左右，初起极似感冒。妊娠女性是风疹病毒的易感人群，尤其是早期妊娠，妊娠期感染风疹病毒越早，胎儿畸形率越高，畸形程度也越严重。如先天性白内障、视网膜炎、耳聋、先天性心脏病，小头畸形及智力障碍等。

★ 流感病毒

可引起胎儿唇裂、无脑、脊椎裂等异常。

★ 巨细胞病毒

可致胎儿头畸形、视网膜炎、智力发育迟缓、脑积水、色盲、耳聋等。

★ 疱疹病毒

人类疱疹病毒分两类：Ⅰ型是口型，可引起口腔、唇、眼，腰以上皮肤，脑等感染；Ⅱ型是生殖器型，主要引起生殖器和腰以下皮肤的

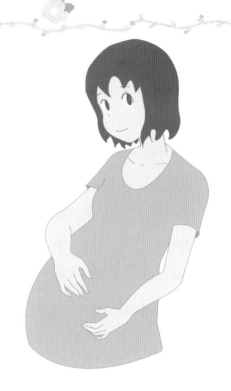

疱疹。孕妇生殖道疱疹感染绝大部分为无症状的慢性感染，虽是慢性感染，但仍可严重影响胎儿生长发育，对新生儿也可造成一定伤害。早孕时感染流产率较无感染者高3倍，并可引起胎儿畸形，如小头、小眼、脉络膜视网膜炎，发育迟缓、智力低下等。妊娠后半期感染者早产明显增多，且能引起胎死宫内。

★ 肝炎病毒

可引起胎儿某些缺陷、早产、死胎等。一般来说，胎龄越小，引起缺陷、致残胎或畸形发生率越高。

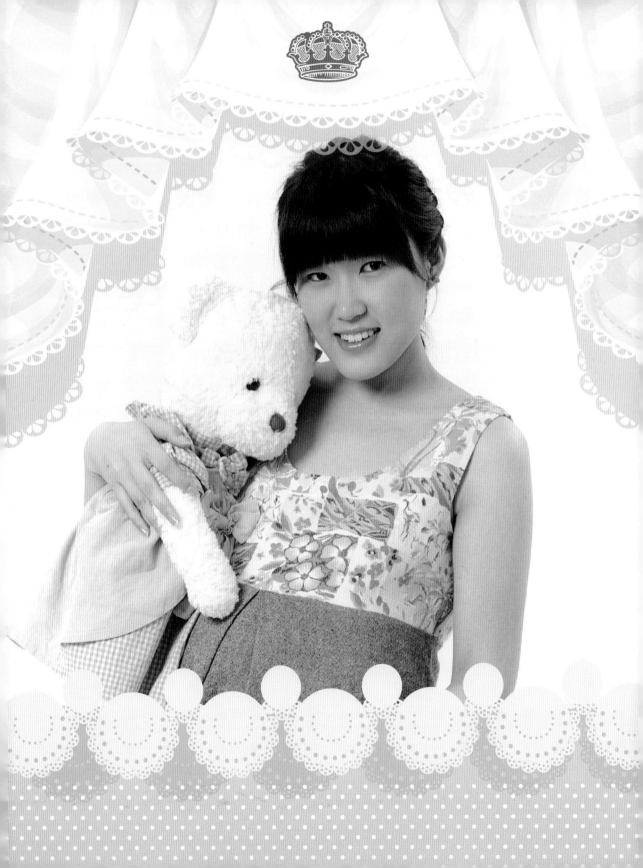

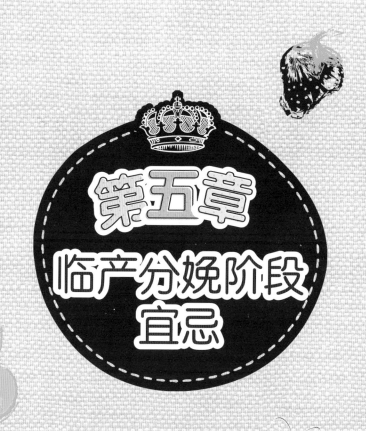

第五章

临产分娩阶段宜忌

临产分娩阶段之宜

宜知慎重选择分娩的医院

实地考察，了解情况，选择最合适自己的医院。最好选择进行产前检查的医院，因为医生对准妈妈的情况比较了解。

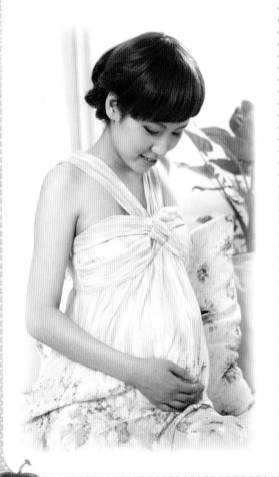

★ 口碑如何

先通过多种渠道收集一下相关信息，了解医生情况。可以先听听护士的介绍，向同事、朋友和亲戚中生过孩子的人打听一下，不要被广告所迷惑。如果属于高危产妇，要了解一下是否可以提前住院待产。

有的医院可以提供丈夫陪产服务，如果准妈心理压力比较大，分娩时需要丈夫的陪伴，那就要选择有陪产条件的医院了。同时，还应了解医院是否提供助产分娩、产后有无专人护理等。

★ 对新生儿的处理

在分娩过程中医院是否提供胎心监护，在胎宝宝出生后，母子是否同室，是否有新生儿游泳和按摩、抚触等服务，此外，还应注意针对新生儿的检查制度是否完善。

★ 妇幼保健院更专业

专业妇幼保健院的医师面对的就诊群体相对比较单一，因此一些中型妇幼保健院所配置的产科医疗器械比一般大型的综合医院会更齐全。如孕期的Ｂ超检查、唐氏综合征筛查，妇幼保健院在此方面的设备和专业能力，无疑会比综合性医院的产科更完善。另外，专业妇幼保健院的产科医师每天负责的就是从孕期、产期、到出院这一循环过程，技术实力相对较高，医护人员的操作更为熟练。

★ 综合性医院的优势

现在许多大型的综合性医院科室齐全，各科专业人员技术水平高，对于那些容易出现异常并发症的孕妇来说，一旦出现并发症，可以及时地在综合性医院各门诊科室得到会诊和处理。所以，容易出现异常并发症的孕妇都适合选择综合性医院。怎样选择合适的医院，要根据家庭经济实际状况和孕妇的身体状况决定。

如果孕妇在怀孕时伴有异常或出现严重的并发症，就要选择大型综合性医院。

★ 其他因素

能否自主选择分娩方式当准妈妈到产科待产时，应进行一次综合检查，然后决定分娩方式。决定后跟医生商量意外情况，比如要不要做阴道侧切手术，是不是在夜间提供麻醉服务等，都应该事先咨询。

选择医院应注意的事项	
选择离家近的医院	选择交通便利，即使堵车也能在1个小时以内到的医院
考虑分娩及产褥期	最好是初诊到分娩及产褥期都在同一个医院做诊察。主治医生是固定的，对医生的信赖感会增加，可以安心分娩
考虑自己的健康状态	35岁以上的大龄孕妇、家族中有遗传性疾病的孕妇、孕妇本身的健康不太好或胎儿有异常时，要选择综合性医院或专科医院
观察医院的卫生状态	刚分娩后，新妈妈和新生儿的身体免疫力非常弱，对细菌毫无防御力，所以要好好观察住院室、手术室、新生儿室、卫生间等设施的卫生状态
决定分娩方式	观察是否具备水中分娩、无痛分娩等自己喜欢的分娩方式的设施和条件

宜知分娩前在家需要做的事情

在经历过了阵痛、见红、破水之后，还需要再耐心地等待一段时间才能够分娩。如果是初次分娩的产妇大概要经历十多个小时，非初次分娩的产妇大概要经历五个小时左右。所以，一定要在分娩前的一段时间，保持充足的体力和良好的精神状态去迎接分娩。知道自己要分娩了，在家这段时间需要做的事情有：

具体事项	做法
吃容易消化的食物	在产床上，要消耗很多的体力和精力，所以分娩前的临时能量补充非常重要，在能吃的时候，尽量多吃一些东西，进食的时候要注意吃容易消化的，不吃油性大的食物
进入浴缸洗澡或者是淋浴	产前要记得进行一次洗澡，分娩时会排出很多汗，产后在身体恢复一段时间之后才可以用淋浴清洗。破水的时候是不可以洗浴的
通知自己的丈夫和朋友	在第一时间告诉最惦记自己的人，比如丈夫、双方的父母、自己的好朋友
清扫房间	因为产妇在回家的时候，应该是和刚出生的宝宝一起回来，从医院到家，宝宝在出生之后将要接触到的第一个新环境，所以在去医院之前一定要打扫好家中的卫生
感觉疲劳可以坐下来休息	阵痛的时间间隔会逐渐地变长，产妇可以利用这个时间间隙，在不疼痛的时候活动身体，比如洗衣服、扫地等家务活
记住分娩的流程	很多产妇会由于过于疼痛而变得紧张，紧张会带来很多不必要的麻烦，所以尽量保持冷静，和胎儿一起加油！冷静地面对分娩的过程，保持积极的心态

宜知突发情况的应急方法

★ 临近分娩身边没有亲人怎么办

临近分娩身边没有亲人怎么办如果临近分娩的时候身边没有家人的话，一定不要过于紧张。可以事先自己模仿一遍当自己一个人在家将要分娩时候的情景，将分娩顺序记录下来。

★ 在外出时突然要分娩怎么办

即使进入了临产期，真正分娩的时间也是很难把握的，所以一旦外出的时候必须带着自己的医疗保健卡、手纸、毛巾、医院的地址记录本、家人的联系电话等必备品。

★ 胎动异常时要马上去医院

疼痛的时间间隔是：第一次分娩的人会每隔 10 分钟阵痛，非初次分娩的孕妇每隔 15 分钟阵痛。一旦阵痛的间隔在 10 ～ 15 分钟时就要马上去医院，因为张力的间隔缩短了，分娩就接近了，准妈妈需要及时检查。如果阵痛发生仅有 5 ～ 7 分钟的间隔，这时候就要立刻把准妈妈送往医院，因为准妈妈马上要分娩了。

★ 羊水大量流出时要马上去医院

胎盘中包裹胎儿的羊膜破裂，接着羊水流了出来，流出来破裂的羊膜会弄脏衣服。当羊膜真正破裂的时候，羊水会"哗"地一下子大量流出，这时应立刻与产院联系。

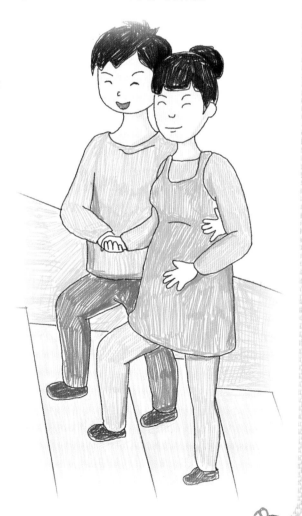

第五章
临产分娩阶段
宜忌

宜了解分娩前兆

随着预产期的临近，准妈妈随时会面临分娩。在预产期前3周或后两周内，即孕37～42周之内分娩均属正常，一般情况下，分娩前是会有一些征兆的。在确定自己以何种形式分娩之后，无论最后的决定是怎样的，都要保持内心的平静、心情的舒畅。怎么才能让自己平安、顺利地度过一生中最辛苦、但是最具有幸福感的时刻呢？事先要对分娩过程的各个阶段有所了解。

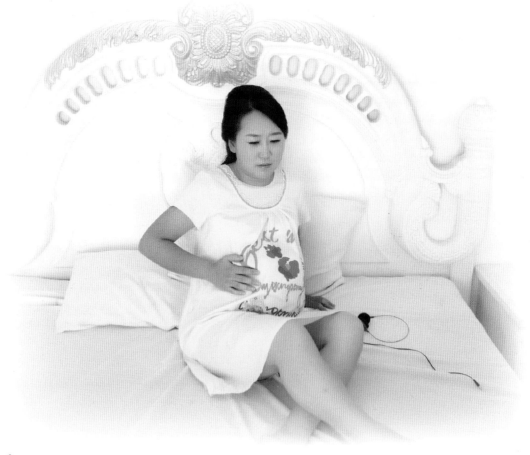

症状	原因
宫底下降	堵在胃部的宫底有下降的感觉，减轻了对横膈的压迫，胃的压迫感消失，食欲有所增加
阴道分泌物增加	一般情况下，分泌物的量不多，无异味。即将分娩时，子宫颈管张开，所以分泌物增多。这些分泌物呈透明或白色黏稠状
尿频	由于下降的胎头压迫，导致膀胱存尿量少，常会感到憋尿要上厕所，并非有泌尿系统疾病，而是临近分娩征兆之一
胎动减少	胎动较以前减少，这是因为胎头已入骨盆，位置相对固定，且宫缩使胎儿难以活动。胎动有减少的趋向，但12小时内胎动的次数应该在20次以上。如有胎动明显减少，应及时赶到医院就诊。每个准妈妈对胎动的感觉不一样，但胎动绝不应该突然消失，若不能断定是否异常，应到医院检查
腹坠腰酸	由于胎头的下降，使盆腔的压力增加，会感到腹坠腰酸，耻骨联合部位有撑胀感。除了腰痛以外，大腿根胀、抽筋、趾骨部痛、步履艰难
不规则的子宫收缩	从孕七个月开始，会感到腹部有时发硬，出现一个明显的子宫轮廓，孩子出生的日子快要到时，产妇会感到腹部有比较频繁的子宫收缩的感觉。这种宫缩没有规律，强度也时强时弱，没有疼痛的感觉。临产前这种宫缩会越来越频繁，夜间明显。当出现有规律的子宫收缩，每隔10～15分钟一次，每次持续时间几十秒钟，即使卧床休息宫缩也不消失，而且间隔时间逐渐缩短，持续时间渐渐延长，收缩的强度不断增强，这才是临产的开始，应该立即去医院待产
见红	准妈妈临产前分泌物也会增多，大多是白色的水性，当然也可能出现血性分泌物，即见红。一般见红以后时间不长，有规则的宫缩就会开始，宫缩开始后要立即住院
阵痛	分娩初期，当准妈妈感觉出现有规律的子宫收缩，每隔10～15钟一次，每次收缩时间持续几十秒钟，即使卧床休息后宫缩也不消失，而且间隔时间逐渐缩短，每隔3～5分钟收缩一次，持续时间渐渐延长，收缩强度不断增强，这才是临产的开始，要立即准备分娩
破水	伴随宫缩加剧，宫口渐开，有大量羊水流出，即破水，分娩即将开始了。在了解了这些分娩的征兆后，就可以根据情况，选择适当的时机到医院待产，有助于安全分娩。需要提醒的是：这些分娩开始的先兆，出现的顺序不是一定的。不管是哪个，只要出现一个先兆，就应去医院，并准确地说出子宫收缩何时开始的，现在的间隔和持续时间，有无见红、破水等情况。医生会根据情况，合理安排分娩

第五章
临产分娩阶段宜忌

宜做好分娩前的准备

★ 产前要做好外阴清洁卫生

准妈妈在见红后，应注意保持阴部清洁，会阴部放置消毒垫，且应绝对禁止同房，以防引起产道及宫内胎儿产前感染。

★ 产前要排空大小便

准妈妈临产时，医生都要提醒其排空膀胱。因为子宫的位置在膀胱之后，直肠之前，膀胱过度充盈影响子宫收缩及先露部下降。怀孕后子宫随着胎儿的生长发育而长大，足月孕妇子宫重量达 1000～1200 克，容积可达 5000 毫升。

分娩时，子宫强力而有节律地收缩，促进胎儿娩出，此时产妇不排空大小便，使子宫周围挤压过紧，必然影响子宫收缩，使胎儿先露部受阻而难以下降，以致宫口迟迟不开，这就会使胎头在盆底较长时间地压迫膀胱和肛门括约肌，以致括约肌麻痹而导致产后尿潴留和产后大便困难等问题。另外，还可致产妇在分娩过程中不自主地将大便溢出，污染外阴。

多鼓励产妇每 2～4 小时排尿一次，以免膀胱充盈影响宫缩及胎头下降。因胎头压迫引起排尿排便困难者，排除头盆不称，必要时导尿或温肥皂水灌肠，既能清除粪便避免分娩时排便污染，又能通过反射作用刺激宫缩加速产程进展。

★ 应给分娩过程中的产妇准备食品

这是每位产妇及其亲人所关心的事情。此期，由于阵阵发作的宫缩痛，常影响产妇的胃口。产妇的饮食以富有糖分、蛋白质、维生素，易消化的为好。根据产妇自己的爱好，可选择蛋糕、面汤、稀饭、肉粥、藕粉、牛奶、果汁、西瓜、橘子、苹果、香蕉、巧克力等多样饮食。每日进食 4～5 次，少量多餐。机体需要的水分可由果汁、水果、糖水及白开水补充。注意既不可过于饥渴，也不能暴饮暴食。

小贴士

孕妇产前能不能喝蜂蜜？

可以每天早上一杯蜂蜜水，但最好是纯的，不含激素，且不要过量，否则血糖容易升高。

宜了解分娩呼吸法

★ 腹式呼吸法

腹式呼吸法就是使腹部鼓起，呼气后又恢复原状的呼吸法。适合于第一产程阵痛开始之时。通过使腹部紧张，压制子宫收缩感，缓和阵痛引起的疼痛，有助于缓解全身的紧张，防止体力的消耗。

平时就练习这个呼吸法可以防治怀孕期间常见的便秘。但不可过于频繁地练习，因为是深呼吸，所以一般以一次练习4～5遍为基准。练习过多，会引起头晕，一定要注意。

呼吸方法：以3秒钟一次为节奏，吸气使下腹鼓起，然后呼气，同时腹部恢复原状。即吸气3秒钟，呼气也是在3秒钟内完成。腹式呼吸法只适用于阵痛发生的情况，当阵痛消失时应侧卧休息。

★ 胸式呼吸法

胸式呼吸法也是在第一产程实行的动作。到了怀孕后期，就会很自然地用到胸式呼吸法。这种呼吸法使准妈妈和胎儿获得足够的氧气。

呼吸方法：仰卧，两腿膝盖稍微蜷曲，把手放在胸上，从鼻孔慢慢吸气，然后由口中慢慢呼出，和深呼吸是同一道理，可以用手来感觉胸的上下起伏。

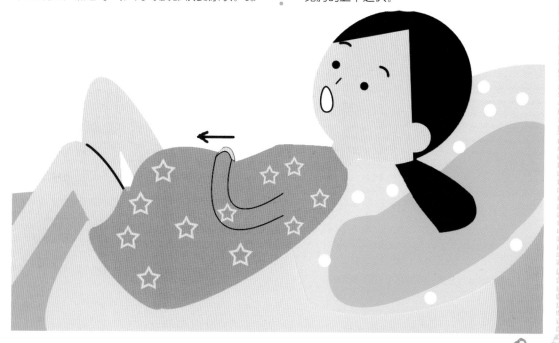

第五章
临产分娩阶段宜忌

宜知临产前的心理调试

★ 不怕难产

大多数准妈妈对分娩无经验、无知识，对宫缩、见红、破膜害怕紧张，不知所措，不吃少睡。怕痛、怕出血、怕胎儿意外、怕生不下来再剖宫产。是顺产还是难产，一般取决于产力、产道和胎儿三个因素。对后两个因素，一般产前都能作出判断，如果有异常发生，肯定会在此前决定进行剖宫产。

所以，只要产力正常，自然分娩的希望很大。如果每天担心自己会难产，势必会造成很大的心理负担，正确的态度是调动自身的有利因素，积极参与分娩。即使因为特殊的原因不能自然分娩，也不要情绪沮丧，还可以采取别的分娩方式。

小贴士

顺产时第一产程和第二产程哪一段痛苦小一些？

因人而异，这个时候是很讲究用力的方法的，肚子痛的时候用力，不痛的时候休息，预产期还有一个月左右的时候可以开始练习用力，到时会有帮助的。

小贴士

有什么技巧可加速分娩的过程，减少分娩的痛苦呢？

有以下几种方法：由助产士陪伴孕妇分娩；产妇可以选择舒缓的音乐。帮助分娩；调节呼吸的频率和节律。

★ 不怕痛

受亲属、母亲、姐妹的影响，周围环境发生的事情，病房内其他产妇的分娩经过，待产室内其他产妇的嚎叫或呻吟等刺激造成。子宫收缩可能会让你感到有些疼，但这并非不能耐受。如果出现疼痛，医生会让你深呼吸或对你进行按摩减少疼痛，如果实在不行，还可以用地西泮等药物来镇痛。

★ 生男生女都一样

带着沉重的思想负担进入产房会使产妇大脑皮层形成兴奋灶，抑制垂体催产素的分泌，使分娩不能正常进行。其实只要孩子平安降生，生男孩还是女孩都一样。千万不要对孩子的性别过分地期盼，一旦事与愿违，则有可能成为产后出血的诱因。

宜认识分娩的三个阶段

分娩前的历程虽漫长难挨，却是必经的，如果对分娩有事前认识、事先准备及心理准备，那么当分娩真正来临时，就不会因不了解而忧心忡忡，也就有足够力量去渡过阵痛的难关。相信当看到期待已久的小宝贝的可爱模样时，妈妈会感到之前所有的辛苦都是值得的。

分娩过程由子宫收缩开始，到子宫口开全至胎儿、胎盘娩出。按照产程进展的不同阶段，一般分为三个阶段。

★ 第一阶段：宫口扩张期

这一阶段是指从产妇出现规律性的子宫收缩开始，到宫口开大 10 厘米为止。这一阶段时

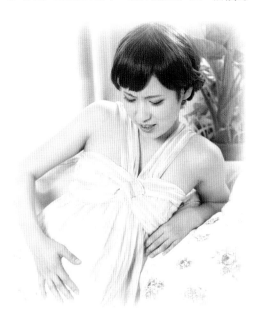

间很长，随着产程进展宫缩越来越频、越强，宫口扩张速度也会加快。一般初产妇 8～12 小时，经产妇 6～8 小时，宫口扩张的速度不是均匀的。子宫收缩每隔 2～3 分钟出现一次，每次持续 60～90 秒钟。通常是身体、精神最为紧张的阶段。产妇应该做的心理准备是正确对待宫缩时的疼痛，因为宫缩带来疼痛也带来希望，应该想到的是每次宫缩都是胎儿向目的地又前进了一步。助产士会随时检查宫缩口扩张的情况，在子宫收缩间隙的时候，产妇可以在房间里适当走走，放松一下，在子宫收缩时，可以反坐在靠背椅上，双膝分开，手臂放在靠背椅上，将头靠在手上。多与助产士交换意见，取得助产士指导。

准妈妈应照常吃些高热能的液体或半流质食物。在我国有一良好的传统习惯，这就是产妇在临产前要吃一些红糖水加鸡蛋、鸡枣汤、桂圆汤等营养丰富、热能高的食物，这是一种很好的营养与热能的补充方法，因为产妇分娩顺利与否，除了胎儿大小、胎位如何、骨盆大小及形态的因素以外，还有一个很重要并起决定性的因素，这就是产力。所谓产力即指子宫肌肉和腹肌的收缩力而言，子宫收缩需要一定的能量。因此，增加一定量的热能以补充体力消耗是很有必要的。对不能进食者，应给予10% 的葡萄糖液 500～1000 毫升静脉滴注，内

加维生素 C500 毫克。另外产妇经过一段时间熟睡，改善全身状态后，也能使体力恢复，子宫收缩力转强。如若做不到产妇临产后和产程中及时补充营养和热能，势必影响产力的正常发挥，使产妇过于疲劳，导致产程延长，给产妇和未出世的孩子带来不利。巧克力是由奶油或牛奶、白糖、可可粉等精制而成的营养丰富、热能较高的食品。因此，产妇在临产后和产程中吃些巧克力，无疑是一种简便、易行、增强产力的方法。

★ 第二阶段：胎儿娩出期

这一阶段是指从宫口开全到胎儿娩出为止。此时子宫口开全，产妇有一种急欲生下孩子的感觉，这完全是一种不由自主的行为。这一阶段初产妇需 1～2 小时，经产妇 1 小时以内。此时，产妇会感觉宫缩痛减轻，但在宫缩时会有不由自主的排便感，这是胎头压迫直肠引起的。每次子宫收缩的过程中，胎儿的头顶会从阴道口露出，子宫收缩停止，胎头即缩回，这样反复几次，胎儿的头慢慢地娩出直至胎儿身体全部娩出。此时，产妇应做的心理准备是，学会宫缩时正确屏气向下用力，调动腹直肌和肛提肌的力量帮助胎儿顺利娩出。宫缩间歇时停止用力，抓紧休息。当胎头即将娩出时要张

嘴哈气，避免猛劲使胎头娩出过快，造成会阴撕裂。

★ 第三阶段：胎盘娩出期

这一阶段是指从胎儿娩出到胎盘娩出的过程，一般在 10～20 分钟。第二产程结束后，子宫会有几十分钟的休息时间，然后再度出现宫缩，这时子宫收缩的幅度明显增加，宫腔内部面积不断缩小，胎盘无法继续存在下去，随着最后的几次宫缩，胎盘最终与子宫分离、娩出。经过了前两个产程，产妇可能感觉不到这一阶段宫缩的疼痛。如果胎儿确实难以从阴道娩出，例如骨盆狭窄、胎儿过大或胎位异常、宫缩乏力及妊娠并发心脏病等的准妈妈最好采用剖宫产的办法，这对准妈妈的健康、胎儿的平安都十分有利。胎儿娩出后不久，随着轻微的疼痛胎盘剥离排出。胎盘排出后，要检查产道有无裂伤并缝合伤口。

小贴士

分娩的阵痛虽然比较痛苦，但还是可以忍受的，此种疼痛程度是在身体可承受的限度之内。许许多多没有采用任何无痛分娩法的产妇也都平平安安地过了临产与分娩关。有些妇女不仅生了一个孩子，又一个接一个生了好几个。难怪有人说："女人生了孩子就忘了痛"。可见只要有足够的心理准备，不要过度恐惧，产痛并非无法忍耐。

宜知怎样度过分娩阵痛关

人类分娩的原因，虽然各国均有学者在探讨，但至今并不十分清楚，可能与妊娠末期内分泌变化有关。未生过孩子的子宫颈口仅几毫米大的孔（颈管直径），要想宫口开大至能将足月胎儿排出，则宫口必须开大至 10 厘米（医学上称之为"宫口开全"）。子宫口不能自己开大，要靠子宫收缩，慢慢地把宫口拉开，张大，直至子宫口开全。

即使子宫口已完全开大，胎儿也不能自己出来，还要靠子宫收缩加在胎儿身上的"逼出力"及母亲同时加腹压，将胎儿从产道中逼出（分娩）。孕妇从临产至将胎儿产出究竟要子宫收缩（腹坠痛）多少次，由于每人的宫缩强弱不同，收缩的次数也不同。

子宫每收缩一次，产妇便会感到腹坠痛、腰酸。宫口开全后出现明显的憋坠感。产妇从临产至分娩，会消耗大量体力，汗流浃背，筋疲力尽。世界上的女性，尤其中国的女性，绝大多数能甘心情愿地承受临产与分娩的产痛。全世界的妇产科医生都在探寻无痛分娩的方法。有些医生曾采用体针，选择机体上的穴位进行针刺，以试图减轻产痛。针刺止痛方法的缺点在于产妇还要耐受针刺之苦，留针时（未拔出刺入的针时）产妇不能自由活动，而去掉针后，镇痛效果即失。即使在留针期间，镇痛效果也不稳定。曾有些妇产科医生选用耳针（埋针）

以试图缓解分娩疼痛。耳针比体针相对方便，埋植耳针者不限制躯体自由活动。若耳针取穴准确，可有一定的镇痛效果。

近年国外妇产科医生采取连续硬膜外麻醉方法以减轻临产与娩出胎儿阵痛。此种减轻阵痛的方法效果可靠，但施行硬膜外麻醉有一定风险，需在有一定技术水平条件的医院进行，国内三级医院已普遍开展。最普通最简单最安全的无痛分娩法要靠产妇自己完成。即在出现子宫收缩（宫缩）时产妇尽量放松全身肌肉，做均匀的深呼吸，同时自己用双手轻轻抚摸下腹部或腰部，则可适当减轻分娩阵痛。采取此种方法镇痛时，禁忌乱叫与乱动，且绝对不许用力挤压或捶打腹部，以免损伤腹内胎儿与胎盘。因位于子宫前壁的胎盘在受到外力冲击时，可引起胎盘下面的血管破裂出血，导致胎盘早剥，重者可危及母子生命。

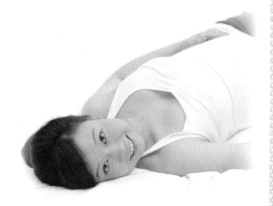

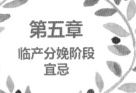

第五章

临产分娩阶段宜忌

宜知入院必备物品

★ 妈妈的用品

物品	数量及用途
牙刷牙膏	全软毛的牙刷，竹盐的牙膏，可以防止产后牙龈出血。也可以用医院开的产科专用漱口水
毛巾	2条，一条擦脸，另外一条用来擦脚。洗完下身要用卫生纸沾干
盆、香皂	各1个
润肤露	1瓶
吸奶器	用处很大，有电动和手动的两种，电动的好处是省力、快捷，但是没有手动的挤得空
产妇湿巾	若干。避免产后感染
保鲜袋	若干。产后妈妈的食量不会很大，所以用保鲜袋保存各种食品
水果刀	1把。用于削水果
水杯或一次性纸杯	若干
卷筒卫生纸卫生巾	若干
腹带	可以帮产妇恢复体形，但使用的过程也会产生很多问题，如果产妇是正常的分娩，就应该加强锻炼，不宜长期使用腹带

★ 宝宝的用品

物品	注意事项及用途
干纸巾	宝宝尿了，用湿纸巾擦过之后，可将干纸巾垫在小屁股底下片刻，将水分吸干
护臀膏	护臀膏的主要成分是油脂，均匀涂抹在宝宝的小屁股上，可以在皮肤表面形成一层保护膜，很好地隔绝皮肤与尿液，避免尿液刺激皮肤
婴儿棉签	用途较多，给宝宝清洁耳朵外廓、嘴唇上奶皮、眼角眼垢、皮肤上药等都用得着
纱布（巾）	多准备一些，分别用于给宝宝洗脸、洗屁股，擦嘴角奶渍，或当围兜兜（买的毛巾兜太硬，易磨宝宝的脖子）
洗澡盆	澡盆有大小号，洗完后用毛巾把宝宝包裹好以免宝宝着凉。新生宝宝要用小一点的
洗澡架	挂在澡盆上，起依托作用，将宝宝放在上面，大人就可以解放双手给宝宝清洗。洗澡架有软、硬两种
沐浴露	给宝宝洗澡时滴2~3滴在澡盆里即可
洗发水	先淋湿宝宝的头发，把洗发水挤在大人的手里，用水稀释并打出泡泡再抹到宝宝的头发上，然后用温水彻底冲洗干净
润肤油	将宝宝润肤油涂抹在宝宝的头上，轻轻地进行按摩，头垢软化后用清水冲洗干净即可，以清除宝宝头上的头垢
水温计	在40℃刻度上有道明显的红线，是宝宝洗澡最适合的温度
洗脸盆	宝宝用的盆应与成人用的分开

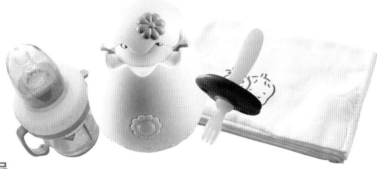

★ **给宝宝哺乳的用品**

物品	用途
奶瓶	目前市场上的奶瓶从制作材料上分主要有两种：PC（俗称太空玻璃）制和玻璃制的。PC质轻，而且不易碎，适合外出及较大宝宝自己拿着用。玻璃奶瓶更适合在家里由妈妈拿着喂宝宝时用
圆形奶瓶	适合0～3个月的宝宝用。这一时期，宝宝吃奶、喝水主要是靠妈妈喂，圆形奶瓶内颈平滑，里面的液体流动顺畅。母乳喂养的宝宝喝水时最好用小号的，储存母乳时可用大号的
奶嘴	吸吮是宝宝发育过程中的重要部分，因此一个品质良好、适合宝宝的奶嘴，不仅是宝宝最佳的亲密伙伴，更是影响日后牙齿排列的重要条件。奶嘴的软硬度要适中，材质最好是硅胶的，因为硅胶的性能比较稳定，耐热强，弹性好，不易老化，并且硅胶奶嘴更接近母亲的乳头，宝宝比较容易接受
奶瓶刷	一大一小两个刷子，刷奶瓶消毒用
奶瓶夹	消毒时用来夹奶嘴和奶瓶
消毒器具	家用的消毒柜就可以，臭氧、红外线和高温可分别使用，需要煮沸消毒的用家里的锅也可以，但要保证是宝宝专用的
温奶器	作用不是很大，热水泡奶瓶也很方便

宜调整心态迎接宝宝

其实，生育过程几乎是每位成年女性的本能，不仅是一种十分正常的自然生理过程，更是每位母亲终生难忘的幸福时刻。胎儿在母体里已9个多月了，由一个微小的细胞发育成3 000多克重的成熟胎儿，他不可能永远生活在孕妈妈的子宫内，他要勇敢地穿过产道，投奔到外面精彩的世界里。所谓"瓜熟蒂落"就是这个道理。

在分娩过程中，子宫是一阵阵收缩，产道才能一点点地张开，胎儿才能由此生下来。在这个过程中，母体产道产生的阻力和子宫收缩是帮助胎儿前进的动力，虽然给孕妇带来一些不适，但这是十分自然的现象，不用害怕和紧张。孕妈妈的承受能力强，勇敢心理也会传递给宫中胎儿，这就是胎儿性格形成的最早期的教育。

宜认识到分娩是一个较长的过程

首先，要明确分娩是一种自然的生理现象，是每一个健康的育龄女性完全能够承受得住的过程。分娩时子宫会一阵阵地收缩，孕妇就会感到一阵阵腹部和腰部的胀痛不适。但这种疼痛并不那么严重，而是由于精神紧张和对分娩的恐惧，使得疼痛感加剧了。

如果从分娩开始就泰然处之，主动地去稳定自己的情绪，疼痛是不会那么严重的。

其次，孕妇应该相信现在的医疗技术，分娩的安全性比过去大大提高了。在医院里分娩，孕妇的生命危险接近于零。万一发生自然产困难的情况，在有危险时刻，医生会马上采取措施。

而目前手术的成功率已接近100%。所以，孕妇的顾虑是不必要的，所以一定要满怀信心地等待分娩。

最后，让孕妇消除紧张心理，家属临产前的帮助和准备工作是很有必要的。如果产前准备工作不充分，孕妇慌慌张张地进入医院，很容易引起精神紧张和恐惧感。相反，产前准备做得周到、细致，孕妇不慌不忙地进入医院，安心坦然地待产，则对稳定临产时的情绪，防止精神过度紧张是十分有益的。

当然，产前准备工作不仅仅是孕妇一个人的事，也需要家人的协助。

宜做好产前检查

预产期：　年　月　日　　　　　　　　　产检建卡日：　年　月　日

产检频率	产检次数	怀孕周数	例行产检项目	定期/特殊产检项目（在方框里画钩记录已检查项目）	备注
每月一次（怀孕28周以前）	第1次	12周左右	了解病史（年龄、职业、推算预产期、月经史、孕产史、手术史、本次妊娠过程、家族史、丈夫健康状况等）·体重·腹围·身高·四肢水肿情况·血压·胎心·宫高	□尿常规 □血液检查（验血） 　□血常规　　□梅毒抗体 　□凝血功能　□肝功能 　□血型（ABO、Rh）　□风疹病毒 　□甲乙丙肝抗体　□弓形虫抗体 　□艾滋病抗体　□白细胞病毒等 □阴道检查　　□心电图 □颈后透明带扫描（NT，检测胎儿唐氏综合征，怀孕11～13周进行） □绒毛检查（检测胎儿唐氏综合征，怀孕11～13周进行）	建卡预约B超检查
	第2次	16周	·体重·血压·宫高·腹围·四肢水肿情况·听胎心·血常规·尿常规	□唐氏综合征检查（怀孕14～20周进行） □羊水穿刺（检测胎儿唐氏综合征，怀孕16～20周进行）	有些医院会合并进行一次产检时的血液检查和唐氏综合征筛查
	第3次	20周		□B超（排除胎儿畸形，怀孕14～20周进行）	应该多长时间感觉到一次胎儿的胎动
	第4次	24周		□糖筛查（一般在怀孕24周进行，如有高危因素可提前至孕早期） □糖耐量测试（糖筛查测量值超过标准时进行）	
每2周1次（怀孕28～36周）	第5次	28周	·体重·血压·宫高·腹围·四肢水肿情况·听胎心·血常规·尿常规	□B超（检查胎儿发育情况并进一步排畸，怀孕30～32周进行）	
	第6次	30周			
	第7次	32周			
	第8次	34周			
	第9次	36周		□胎心监护（从怀孕36周开始每周一次）	
每周1次（怀孕36周以后）	第10次	37周	·体重·血压·宫高·腹围·四肢水肿情况·胎心监护·血常规·尿常规	□骨盆测量 □B超（检查胎儿大小、胎位和羊水状况，为分娩做准备，怀孕36周或以后进行） □心电图（可以门诊做，无特殊情况也可在入院待产时做）	与医生讨论分娩方式
	第11次	38周			
	第12次	39周			

第五章
临产分娩阶段宜忌

宜选择适合的分娩方式

★ 医生帮助孕妇选择分娩方式

在选择分娩方式前，医院会对产妇做详细的全身检查和产妇检查，检查胎位是否正常，估计分娩时胎儿有多大，测量骨盆大小是否正常等。如果一切正常，孕妇在分娩时就可以采取自然分娩的方式；如果有问题，则会建议采取剖宫产术。自然分娩的产妇可根据自己的需要来决定是否选择无痛分娩。

★ 孕妇有权选择分娩方式

如果一个普通的孕妈妈，要求做剖宫产，医生要先与孕妇沟通，因为剖宫产毕竟是一个手术，对孕妈妈身体有一定程度上的伤害，如果能够自然分娩还坚持剖宫产，那么这样的损伤是不值得的。即使医生实在劝阻不了，也会满足孕妇的要求。因为在《母婴保健法》上有一条已经指明：孕妇有选择分娩方式的权利。

★ 选择更人性化的分娩方式

目前国际上围产技术的潮流是回归自然的"人性化分娩"，比如分娩过程中增强产妇的主动性以及分娩过程中的家庭式服务，让分娩的操作更科学，产程更顺畅，产妇更轻松，母婴更健康。

★ 减少干预回归自然

我国妇产科界专家针对我国剖宫产率逐年提高的问题提出了忠告，剖宫产手术作为一种手术，不但有手术并发症发生的危险，也对新生儿亦有一定的影响，决不可因怕疼或为挑选吉日而要求手术。世界卫生组织倡导的爱母行动，口号就是"减少干预，回归自然"，明确规定"除有医学指征之外，对产妇不使用药物镇痛和手术"，即所谓剖宫产手术分娩和注射药物的无痛分娩，只是适合妊高征、心脏病、甲亢、骨盆狭窄、胎位不正以及严重产痛等产妇的一种选择性和补救性手术。

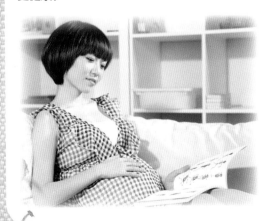

宜了解分娩方式

★ 自然分娩

即自然阴道分娩，胎儿经阴道自然娩出。这是最理想、最安全的分娩方式，也是医生对健康孕妇推荐的分娩方式。

★ 产钳助产

这种分娩方式，是借助于一种特殊的工具，即用产钳来帮助孕妇分娩，适合于在第二产程，子宫收缩乏力，产程延长，或产妇患有某些疾病，不宜在第二产程过度用力时使用。产钳分为两叶，两叶之间形成胎儿头大小并与胎儿头形状类似的空间，可将胎儿头环抱保护之中，以免胎儿头受挤压。助产士手扶钳柄，轻轻向外牵拉，帮助将胎儿头娩出。

★ 剖宫产

即经腹部切开子宫，将胎儿取出的分娩方式。这主要适用于胎儿过大，孕妇的骨盆无法容纳胎头，孕妇骨盆狭窄或畸形，分娩过程中胎儿出现缺氧，短时间内无法通过阴道顺利分娩，孕妇患有严重的妊娠高血压综合征等疾病无法承受自然分娩的，可行剖宫产。剖宫产是处理难产的主要手段，但不被认为是最理想的分娩方式。

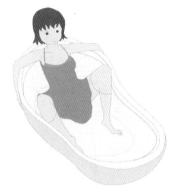

★ 无痛分娩

无痛分娩就是在分娩过程中，利用药物麻醉及其他的方法来减少或解除产妇分娩时的痛苦。是既止痛又不影响产程进展的一种分娩方式。

★ 水中分娩

在国外，水中分娩早已开展，在我国还刚刚起步。水的浮力作用可以有效地帮助产妇的肌肉放松，最终达到缓解分娩痛苦的作用，而且水中分娩的速度较一般分娩更快，能减少分娩对产妇的伤害和缺氧的危险，所以水中分娩已受到人们越来越多的关注。

★ 坐式分娩

坐式分娩，它不但可以利用地球引力使胎儿对宫缩的压力增加，还可以增大骨盆的出口间径，减少骨盆的倾斜度，更有助于分娩。

第五章
临产分娩阶段
宜忌

宜了解自然产

★ 秉承传统自然分娩

虽然分娩方式日益更新，但自然分娩仍被认为是最理想、最安全的分娩方式，备受专家的推崇。预产期前，如果B超报告显示你身体健康，状态良好，胎儿也发育得不错，胎位正常，就完全有必要让胎儿经阴道自然分娩出来。

★ 自然分娩的优势

对宝宝来说，临产时，子宫的收缩把胎儿推向骨盆，其间所受的挤压是他出生前最好的锻炼。同时，宫缩和骨盆的阻力能帮助胎儿排出口、鼻中的黏液，保证呼吸道的畅通，减少吸入性肺炎的发生率。而且在子宫有规律的收缩过程中，胎儿的胸廓可以随着节律压缩与扩张，让宝宝出生后能更快地熟悉呼吸。

对孕妇来说，经过阴道分娩的产妇身体恢复很快，一般分娩完后稍事休息就可下床走动，并发症较少，产后也可立即进食，会阴部仅有的伤口愈合也较快。

★ 自然分娩的不足

自然分娩是需要孕妇有耐力和意志力，如果孕妇因为精力耗尽而无法坚持，也可能给胎儿造成一些危险，例如脐带打结、绕颈等。如果在分娩后护理不当，孕妇还可发生阴道松弛、阴道裂伤或感染的情况。

★ 胎儿娩出的过程

胎儿身体随着产妇的屏气用力旋转360度通过耻骨后，朝向侧面，此时胎儿头部先出来。

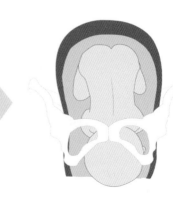

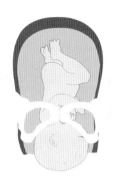

整个头部出来后，为了左右较宽的肩膀也能分娩出来，身体会再度旋转90度而朝向侧面。如果是面朝产妇后背的情况下想要露出身体，肩膀会挂在称为坐骨棘的阴道中的突起上。进入发露状态后，助产医师往往会要求孕妇停止屏气用力，自此只是在阵痛的作用下继续分娩。但如果产妇仍继续屏气用力，产道变窄而会夹住胎儿。另外，为防止会阴断裂，双手要离开握棒，只用身体的力量，进行轻轻地浅浅地短促呼吸。

即使面朝侧面，两肩也是无法一下子出来时，一般都是先一侧后一侧慢慢地露出来。两肩出来后，腹部、双脚也就能一下子顺利地分娩出来了。此时我们能听到宝宝健康的"产声"。

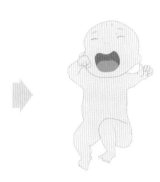

胎儿整个身体分娩出来后，阵痛一下子就消失得无影无踪了。在切断与胎盘连接的脐带后，医生会为宝宝擦洗身体、导出所吸入的羊水和黏液、检查体温、点眼药水、称体重等等。

除了旋转，还有一些变化呢。因为狭窄的产道，形状也比较复杂，因此胎儿为了能快速通过，除了会旋转，胎儿的身体以及产妇的身体也会发生各种各样的变化。

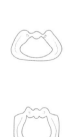
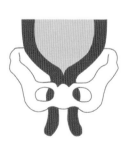
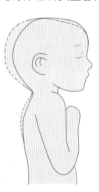
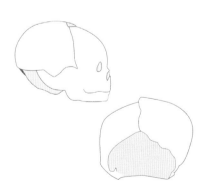

★ 产后的处理要保持安静

胎儿诞生后数分钟，已张开到最大程度的子宫开始收缩，以便能恢复到原来的大小。这之前贴合紧密的子宫壁和胎盘之间也会出现缝隙，胎盘开始慢慢地脱落下来。

胎盘排出后整个分娩即全部结束。之后，需要进行产后的护理，如缝合会阴断裂的伤口等。此时产妇要静养2个小时左右。由于此时容易发生出血和疼痛等问题，医院往往会在分娩室或住院部继续观察产妇的身体状况，诸如检查血压和心跳、有无出血、子宫的恢复情况等。

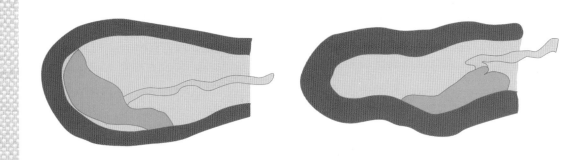

宜了解剖宫产

经腹部切开子宫，将胎儿取出来的分娩方式，称为剖宫产。其实，剖宫产是处理难产的主要手段，但并非是最理想的分娩方式。

★ 谨慎选择剖宫产

近年来剖宫产率一直居高不下，孕妈妈也许决定去赶一下"时髦"。其实，剖宫产是处理难产时的主要手段，但并不是最理想的分娩方式，应谨慎选择。

★ **剖宫产的优势**

现在的剖宫产技术越来越先进，刀口越来越小，并发症也越来越少，所以，当孕妇或胎儿甚至是产力等出现异常、不宜进行自然分娩、会给母子带来危险时，剖宫产也不失为一种很好的选择。

分娩前出现以下情况时可以选择剖宫产	
1	胎儿过大造成头盆不称，产妇的骨盆无法容纳胎头
2	胎儿受到拮抗体的影响
3	超过预产期2周仍未分娩
4	胎位异常，如胎儿臀位、横位
5	胎盘早剥或前置、脐带脱垂
6	孕妇的健康状况不佳，分娩时可能出现危险情况，如骨盆狭窄或畸形，患有严重的妊娠高血压综合征等疾病，无法自然分娩，高龄产妇初产，有过多次流产史或不良产史及其他因素

分娩时出现以下情况时可以选择剖宫产	
1	胎儿的腿先娩出
2	分娩过程中，胎儿出现缺氧，短时间内无法通过阴道顺利分娩
3	分娩停滞：宫缩异常或停止，又无法用宫缩药物排出
4	下降停滞：胎儿的头部或臀部没有进入产道
5	胎儿窘迫：临产时胎心音发生病态改变，或血液化验显示过度酸化，胎儿严重缺氧，无法以自然方法进行快速分娩
6	胎膜破裂延迟：已超过24~48小时，分娩仍未开始

第五章
临产分娩阶段
宜忌

★ **剖宫产的不足**

剖宫产可以避免孕妇自然产的疼痛和劳累，但术后的疼痛绝不亚于自然分娩时的疼痛，而且手术后的恢复比较缓慢，不仅让你在分娩后的几天变成真正的病人，而且由此带来的精神损伤也需要一段时间来恢复。此外，根据产妇的体质，剖宫产术后，有可能出现后遗症。不能否认剖宫产对新生儿也不利。虽然手术分娩可以保护胎儿，但没经过一路"闯关"的历练，宝宝的生存能力也有所削弱。因为而剖宫产的宝宝缺少这种自然压缩能力，出生后容易导致新生儿肺炎，可能会出现呼吸障碍。同时剖宫产的宝宝缺乏产道对感觉器官的挤压刺激，会出现感觉器官失调。如果部分麻醉剂进入他的体内，这种疾患则更容易出现。

★ **剖宫产适合哪种情况**

妊娠后期，胎儿在子宫内呈头低位。

剖宫产手术适用于孕妇不能经阴道分娩，或阴道分娩危及孕妇或胎儿的安全时。剖宫产手术的主要适应证如下：

危及胎儿	
1	血氧含量降低
2	心率过低或过高
3	子宫异常：子宫过小、瘢痕子宫或子宫畸形
4	多胎妊娠
5	子宫颈异常：宫颈口过松，孕妇患活动期生殖器疱疹感染
6	胎盘及脐带异常：前置胎盘、胎盘早剥
7	发育异常

危及孕妇
1	头盆不称（胎儿头过大，不能通过骨盆）
2	产程过长
3	胎位不正：臀位、横位
4	高龄产妇（年龄大于40岁）
5	孕妇处于危急状态（妊娠毒血症、先兆子痫、子痫、高血压）

★ 图解剖宫产手术

切口为横切口，位于下腹部阴毛上方。

硬膜外麻醉（孕妇清醒，胸部以下无痛觉）；切开子宫，吸干羊水，取出婴儿；清除婴儿口腔及鼻腔的液体，夹住脐带并剪断，把婴儿交给儿科医生或护士护理，保障其呼吸顺畅，产妇这时是清醒的，可看见她的婴儿及听到其哭声。

剖宫产手术现已变得相当普及（在美国占所有分娩个案的20%），这是由于诊断手段的提高，令医生可准确判断其病人经阴道分娩是否安全。一些产科医生相信，剖宫产手术是某些分娩个案（如胎儿臀位、孕妇有剖宫产史或高龄产妇）最安全的分娩方式。

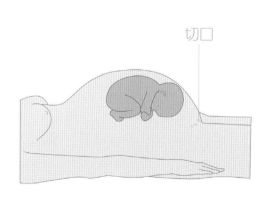

切口

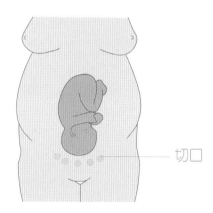

切口

第五章
临产分娩阶段宜忌

宜了解顺产的术后调养

★ 需在产房观察

当胎儿娩出后，妈妈可略休息3～5分钟，再轻微用力，使胎盘、脐带等全部娩出。分娩后仍需要在产房观察。

★ 要好好休息

分娩产后体力消耗较大，准妈妈通常会感到疲倦，会不知不觉地感觉睡意袭来，这时要抓紧时间休息，宝宝出生后30分钟内就要第一次给宝宝喂母乳，同时跟宝宝进行皮肤接触。这有利于刺激乳腺分泌，对妈妈子宫的恢复很有好处。

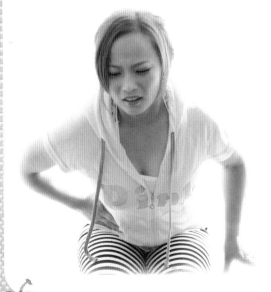

★ 注意观察出血情况

顺产后两小时内在分娩室观察，此期间最易出血，所以要特别注意，分娩后2～24小时要在病房观察，仍有出血可能，妈妈可自己按摩子宫，以减少出血。分娩当天会阴伤口和子宫收缩会引起疼痛，可采取仰卧位休息。

★ 注意饮食

分娩过后会感到饥肠辘辘，身体比较虚弱，应补充一些有营养的食物。

比如吃些既不刺激又容易消化的食物。如红糖小米粥、红枣大米粥、鸡汤馄饨、鸡汤面条、煮鸡蛋、蔬菜汤、豆腐汤等，有利于下奶。还要多吃新鲜蔬菜和水果，不仅增加维生素的摄入，而且对防止便秘也有帮助。剖宫产新妈妈的进食时间定在术后6～8小时，目的是避免准妈妈在麻醉期内，正常的生理反射恢复之前，发生呕吐或吸入性肺炎等。

★ 要及时排便

顺产的准妈妈，分娩后4小时就要排尿，产后6小时要再次排尿，24～48小时排便。顺产8～12小时即可下床活动，如翻身、抬腿、收腹、提肛等。

宜了解分娩的姿势

仰卧

方　式	优　点	缺　点
产妇平躺在床上，两腿张开抬高，目前多采此种分娩姿势；可依产妇需求，调整床头的倾斜高度。在产科历史上，仰卧分娩并不是主要体位。这种姿势虽可以帮助胎儿转换胎位，便于分娩，但不能够充分利用重力作用，使得产妇外阴部容易发生撕裂	对产科处理（如：真空吸引）及新生儿处理方便，适合医务人员的需要	1.仰卧时增大的子宫会压迫到静脉，使得流回心脏的血量减少，可能引发胎儿窘迫和产后出血增多 2.采仰卧分娩使得骨盆的可塑性受到限制，产道较狭窄，增加难产的机会 3.胎儿的重力失去原有的作用，导致产程延长，容易使产妇乏力

侧躺式

方　式	优　点	缺　点
侧向躺着，蜷缩背部，先生可以帮忙把产妇的一只脚抬起。这种姿势所受重力作用虽然不大，但对于产妇来说是一种比较舒服的姿势	能使会阴放松，减少静脉受压，以及防止仰卧可能引发的胎儿窘迫和产后出血增多	若采用此方式分娩，对医护人员（接生者）而言，操作较为不便

站立式

方　式	优　点	缺　点
产妇直立站着，可有人搀扶或手抓握栏杆等	1.直立姿势可以充分利用重力的作用，先露部直接压迫子宫下段的宫颈部，可反射地使子宫收缩强而有力，有效地缩短第二产程 2.胎儿重力与产道方向一致，宫缩能使胎头在产道中旋转的顺利 3.产妇若采蹲式分娩，产道宽度会最大，与仰卧式相较，产道横断面的面积可增加30%	1.这个姿势产妇会比较累，但累的时候可以改变姿势 2.产妇久坐后，会阴部容易发生水肿 3.有急产倾向及进程较快的产妇不应采取站立式分娩

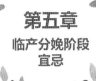

第五章
临产分娩阶段宜忌

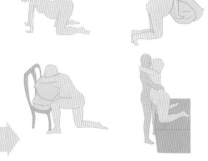

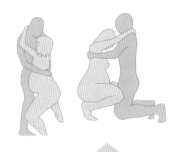

★ **蹲坐式**

采用这种方式的产妇可以凭借任何的支撑，或蹲或坐。

★ **跪姿**

类似前文提及的前倾跪式，也可以改变成许多不同的姿势。

双手伸直，与膝盖放在同一平面上，将身体撑平。

将上半身那一侧的身体垫得较高，可稍微运用到重力作用。

上半身趴在床或椅子上，采高跪姿。

跪在床上，上半身直立与陪产者拥抱。

★ **蹲姿**

可以采用半蹲的姿势，并由陪产者搀扶。

可完全蹲下，但陪产者也须以跪姿协助支撑。

★ **分娩过程随时可改变姿势**

分娩是一件很自然的事情，就像吃饭一样，每个人吃饭的习惯也会不同，同样分娩的状况也因人而异，而分娩姿势理所当然每个人都可以不一样。但是目前因为医疗院所提供的环境，多以仰卧分娩为主，使得许多妈妈并不了解，其实，分娩的每一刻都是可以随时改变姿势的。

★ **姿势任选，用力点相同**

分娩时到底要用哪一个姿势呢？分娩时医生会在旁协助，提供建议，但是哪一个姿势可以较好地舒缓分娩时的疼痛感，只有产妇自己最清楚，除非产妇有特殊并发症，需限制其分娩姿势，否则都会尊重产妇的感受。但是医生提醒妈妈，无论采取哪一种分娩姿势，其用力的方式都是一样的，并不会因为姿势改变而有所不同。

宜了解真假分娩

孕妈妈如果能提前获得生产的相关资讯，包括什么是产兆？什么是危险征兆？何时到医院待产？待产中可能遇到的状况？那么当产兆真正开始时就能从容面对了。

★ 怎样辨别分娩讯号的真伪

随着预产期逼近，孕妈妈的心情充满了两极化的情绪：一方面是期待新生命到来；一方面可能因对生产的过程一无所知而开始担心。

★ 讯号产生生产装备启动

若出现待产讯号，表示可能再过几天就要分娩了，孕妈妈可以开始一些准备工作：

1. 确定生产方式（自然产或剖宫产）、待产医院，及产房联络电话。

2. 先准备好住院相关证件（含身份证、母子保健手册），不要出远门。

3. 事先咨询医院有关住院时应携带的产妇或婴儿用品，并准备好。

4. 随时和丈夫、家人或即将陪产者保持密切联系。

★ 身体待产讯号出现

孕妇怀孕 37 周或之后胎儿即算足月，在接近分娩前一两周，会有一些征兆产生，它意味着可能即将进入待产。

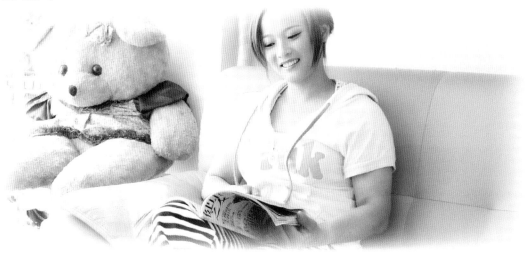

第五章
临产分娩阶段
宜忌

待产征兆	
感觉轻松	此时胎头下降至骨盆腔中，孕妈妈会感觉呼吸较平顺，容易吃得下东西。一般初产妇会在生产前两周开始有这种感觉，经产妇则不一定。不过胎头可能会压迫膀胱，产妇会产生频尿
见红	子宫收缩前或当中，阴道可能会流出一些混有黏液、呈现鲜红色或暗红色的血丝状分泌物，主要是子宫颈在变薄、变软中产生微血管破裂所致。一般出血量不会太多，不需立即住院待产；除非发生阴道大量出血，表示有其他危急事件，像是前置胎盘、胎盘早期剥离等，才需立即就医
假性阵痛	要分娩的前几天，会出现不规则子宫收缩、下腹部疼痛的状况，一开始间隔时间可能是20分钟，之后越来越不规则，孕妈妈此时可以借助走路、休息减轻疼痛。这种疼痛不会造成子宫颈扩张，所以称为假性阵痛，表示它离真正分娩还有一段时间

★ 真正的住院分娩讯号

1. 破水：由阴道涌出一股水，有如小便，无法控制地慢慢流出。可通过石蕊试纸测试或阴道检查确定。一旦破水，准妈妈可以使用干净护垫，并立即就医。

2. 真性阵痛：是一种规则性的子宫收缩，休息或走路都无法减轻疼痛，其疼痛主要集中在背部及下腹部。

3. 便意感：子宫收缩会造成胎头压迫孕妈妈的直肠，而出现强烈便意感，此时应到医院检查，切勿用力上厕所，否则可能将婴儿产到马桶里。

其他危险性症状包括不正常的大量出血、胎动减少或停止、剧烈腹痛、持续头痛、视力模糊、尿量明显减少、脸部及手部水肿，这些情况可能会危急母体及胎儿安全，要立即住院或中止妊娠，不能视为一般症状来处理，以免延误治疗。

★ 早产，危险的分娩讯号

产兆在足月的孕妈妈身上，是正常的现象；若发生在未足月（指小于37周）的孕妇身上，会增加早产机会，导致早产儿产生。所以如果未足月的孕妇，发生早期子宫收缩、阴道出血或破水，需马上就医。

临产分娩阶段之忌

产前忌紧张

紧张可以造成难产。主管人体各器官的是大脑——中枢神经。人，无论是有意识的活动（如行走、进餐等）或无意识的活动（如心跳、胃肠蠕动等）均在神经、内分泌的支配之下进行。

子宫收缩虽不受人的意识左右，但也在神经系统的管辖之中。由于诸多神经、内分泌因素影响，最终，在子宫收缩力与腹压的协同之下，娩出胎儿。

临产时，若产妇神经过度紧张，尤其不吃、不喝、不睡时，必然导致其神经、内分泌功能紊乱。所以失控的子宫收缩也可出现异常，从而造成难产。

正常情况下，子宫底部的肌肉收缩力最强，向下传导，至子宫下段处最弱。故宫口能逐渐开大，胎儿也随之下降。宫缩失调时，则正相反，子宫下段的肌肉收缩力可最强，宫底部肌肉的收缩力最弱。

正常时，子宫肌肉各部位的收缩力，是同步的，即"齐心协力"地在同一时间合成一股向下的力，以扩张宫口，推动胎儿下降。宫缩紊乱时，则子宫肌壁各部位各自为政，收缩的步调不一，杂乱无章，这种不断出现的分散的无效宫缩，不足以扩张宫口及迫使胎儿下降。而且，由于子宫处于无休止的不规则收缩之中，肌壁呈持续性缺血状态，产妇可出现无缓解的腹部坠痛，痛苦异常，而产程却毫无进展。

一般，当4～5分钟出现1次宫缩，或破水时，产妇均已入院待产。理想的待产环境，应是爱人陪伴在身旁，产妇所在的病房和自己家里一样布置得温暖、舒适。这样可减少产妇的心理压力。但我国目前由于条件所限，尚不能实现"家庭化分娩"。产妇一住院就被"隔离"在待产室里。因此，产妇入院后应尽快适应新的环境。

有的产妇尚未正式临产，仅偶然有点腹坠、见红，就瞪大了眼睛，盯着生孩子。这是非常错误的。即便是出现规律宫缩，正式临产后，也应抓紧宫缩的间歇时间休息。即或是在几分钟内打个"盹"，对体力的恢复也是有益的。

在第一产程，宫口开全前，产妇应尽量放松，心情愉快，切不可胡思乱想、恐惧、忧虑，以免影响正常协调的子宫收缩。

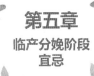

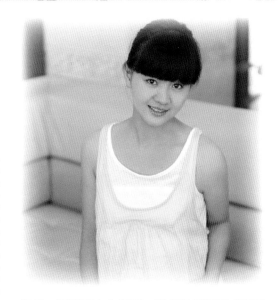

孕妇忌憋尿

膀胱是一个具有相当大伸缩性的"尿囊"。正常情况下，经肾盂、输尿管流至膀胱内的尿液，积存到一定量（400毫升左右），由于尿液产生压力对膀胱壁的刺激，反射性地引起排尿。排尿后，膀胱收缩变小，膀胱壁变厚。

膀胱紧靠在子宫前壁下段，因此，当临产子宫收缩，胎儿下降及娩出时，膀胱均受到牵动与压迫。临产时，若不定期排尿，则充盈的膀胱可阻碍胎儿先露部的下降，使分娩进展缓慢，产程延长。胀满的膀胱挤在硬的耻骨联合与胎头之间，时间越久，后果越严重。膀胱里的尿液越积越多，膀胱越胀越大，最终可使膀胱壁"撑"得像一张纸样薄，组成膀胱壁的肌纤维由于被过度牵拉而麻痹，失去回缩排尿的能力，导致产时、产后"尿潴留"——排不出尿来。

胀大的膀胱不仅影响胎儿娩出，还可影响第三产程中胎盘的剥离与娩出，引起"胎盘滞留"，发生产后大出血。潴留在膀胱里的尿液还可继发感染。尿液在膀胱里存留的时间越长，致病菌在膀胱里生长繁殖的机会越多，引起膀胱炎的概率也越高。膀胱发炎后，出现尿频、尿急、排尿痛的症状，尤其在排尿终了时可有刀割样疼痛。尿中有脓球及致病菌。若治疗不

彻底。炎症可向上蔓延，引起肾盂肾炎或肾盂肾炎，或遗留慢性膀胱炎。膀胱如长时间被挤压在坚硬的耻骨联合与胎头间，轻者充血、水肿，重者因挤压时间过久，膀胱壁可发生缺血性坏死。产后数日，膀胱壁坏死组织脱落。则可在膀胱内腔与阴道间形成相通的瘘管——"尿瘘"。膀胱里的尿液源源不断地通过瘘管经阴道排出。出现漏尿症状的患者异常痛苦。此种情况多发生在第一产程延长的产妇。

因此，临产后，应每2～3小时排尿1次，每次排尿时应尽量尿净。实在不能自解小便的可插尿管导尿，尿管最好长期开放，使膀胱里的尿液不断流出，膀胱保持在空虚状态，以利胎儿下降。或者将潴留在膀胱里的尿管定期开放，每2～3小时排尿1次。同时应尽量到医院分娩，采用新法接生（即接受过培训的医生接产）。

忌会阴撕裂

会阴撕裂是指肛门和外生殖器之间的软组织受到严重创伤，导致会阴局部膨起变薄出现一条可见的裂痕，严重者会撕裂到肛门。

★ 会阴撕裂的原因

1. 分娩：胎头娩出是分娩过程中最重要的一步。当胎头就要通过阴道娩出时，阴道口及周围组织由于胎头持续下降而受到压迫，可见局部膨起变薄甚至发亮，此时，如不注意保护会阴，不但会阴可能撕裂，甚至还会一直撕裂到肛门。

2. 大便干燥：由于上火或天气炎热，大便容易干燥，也会导致会阴撕裂。

3. 性生活：因为患有炎症，阴道容易干涩，性生活时会阴就会容易受伤甚至撕裂。

★ 胎头娩出时如何保护会阴

当胎头即将娩出时，在产程中医护人员必须重视的一件大事，就是保护会阴。如果医护人员认为产妇有发生会阴撕裂的可能，会为产妇施行会阴侧切术。侧切后助产士可帮助胎儿配合子宫的收缩慢慢地分娩出胎儿后，再将切口缝合好。这样做，既可防止产妇会阴撕裂，又可防止胎头长时间受压导致损伤。产妇应与医生和助产士密切配合，其中最重要的是要掌握好呼吸，当子宫开始收缩时，产妇要按以下步骤去做：

	操作方法
1	两腿屈起，分开
2	腰部尽量放松，不要用力
3	四肢放松，双手抓住产床的两侧
4	嘴微微张开，张口呼吸，不需要用力时要做短而浅的呼吸，像长跑后的气喘吁吁，发出"哈、哈"的声音
5	听从助产士的指挥，在宫缩到来时深吸一口气憋住，双手抓住产床的两侧，抵住下颌像排便一样使劲用力

第五章
临产分娩阶段宜忌

忌发生死产

死产产生原因	
胎儿因素	胎儿宫内感染，严重的遗传病，胎儿宫内发育迟缓，多胎，畸胎等
孕妇因素	怀孕期间阴道感染，严重的妊娠并发症，如：妊娠高血压综合征，妊娠糖尿病，过期妊娠等
子宫局部因素	如子宫张力过大或收缩过强，子宫破裂等
胎盘及脐带因素	如前置胎盘，胎盘早期剥离，脐带脱垂，脐带打结，脐带绕紧影响供血，使胎儿因缺氧而死亡

★ **死产的诊断标准**

1. 胎动停止，胎心音消失，子宫不继续增大。

2. 子宫底及腹围缩小，乳房胀感消失，缩小。

3. 胎死时间长者会出现全身疲乏，食欲缺乏，腹部下坠。

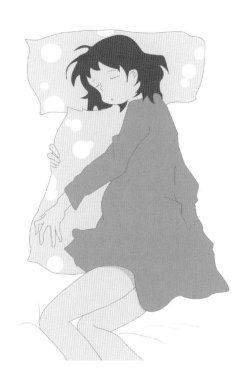

★ **死产的预防**

重视产前检查，对高危妊娠进行系统管理，积极诊断并及时处理产前出血性疾病、过期妊娠，预防控制妊高征对降低死产的发生率有重要意义。对异常胎位的产妇注意产前宣教，以便及时采取有效措施，可避免死产的发生。减少早产的发生是降低死产的重要环节。要预防早产的发生，应早抓，包括计划生育，减少前置胎盘的发生，也是防止早产的重要措施。对怀孕女性做好孕期教育，及时纠正臀位、横位、防止胎膜早破。加强高危妊娠管理，尤其是妊高征的预防处理。

忌脐带缠绕

★ 什么是脐带缠绕

脐带缠绕是指脐带环绕胎儿身体，通常以绕颈最为常见，分娩时，看到脐绕颈一两圈的宝宝并不稀奇。另外，躯干及肢体的缠绕也有可能发生。发生脐带缠绕的胎儿，缠绕多为1～2圈，3圈以上较为少见。另有一种不完全绕颈者，称为脐带搭颈。

★ 脐带缠绕的危险

脐带缠绕，其结果类似于"上吊"，对胎儿的影响与缠绕的周数及松紧度、脐带的长短、羊水量有关。同时还与是否临产有关。临产后，胎头往下分娩，会造成原先缠绕较松的脐带逐渐拉紧。

一般来说，被脐带缠绕一周或脐带搭颈的胎儿，因脐带缠绕及压迫程度较轻，是不会发生临床症状的，这种缠绕危险不大，产妇仍可经阴道将其顺利分娩。即使是脐带绕颈，由于胎头的活动性较小，只要脐带没有被勒紧，通常就不会危害胎儿健康。在怀孕期，如果发现有脐带缠绕现象，只要胎儿继续在活动，孕妇就不需要太担心。

然而，缠绕周数多及压迫程度重的胎儿，因脐带缠绕可导致相对性脐带过短，缠绕得紧，就会影响脐带血流，首先就会影响到胎儿氧和二氧化碳的代谢，使胎儿出现胎心减慢；严重者，可能出现胎儿缺氧，甚至胎儿死亡。

第五章
临产分娩阶段宜忌

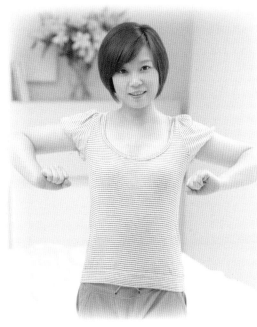

★ 脐带缠绕的预防

脐带缠绕是指脐带环绕胎儿身体，通常以绕颈最为常见，躯干及肢体的缠绕也有可能发生。当发现脐带缠绕时，如果胎儿没有其他异常，孕妇就不必惊慌，因为胎儿一直是在动的，所以才会有脐带绕颈，但是也有可能会通过胎动又绕开的胎儿脐带绕颈，孕妇要注意的就是尽量左侧睡，少坐车，多散步和呼吸新鲜空气，不要吃高糖高热量的食物，做一些轻微的健康操。

脐带绕颈是一种很常见症状，脐带本身有补偿性伸展，如果不是过紧对胎儿影响不大，怀孕后期随着胎儿的活动也可能会有所改善。可以做好B超、胎心监护等方面的检查。如果临产时脐带绕颈不紧，脐带有足够的长度，则不一定需要进行剖宫产，具体的情况就需要根据分娩时的情况综合分析。

	预防脐带缠颈的方法
1	学会数胎动，胎动过多或过少时，应及时去医院检查
2	羊水过多或过少、胎位不正的孕妈妈要做好产前检查
3	通过胎心监测和超声检查等间接方法，判断脐带的情况
4	不要因惧怕脐带意外而要求剖宫产
5	要注意的就是减少震动，保持睡眠左侧位

怀孕分娩育儿 宜忌速查
Huai Yun Yu-Er
Fen Mian Yi Ji Su Cha

高龄产妇忌难产

★ 孕前要进行身体检查

身体检查是夫妻双方都要进行的检查。特别是准备怀孕的女性，除了要进行心、肝、肾等常规检查，还要重点检查生殖系统。如果患有性病，要等待治疗痊愈后方可怀孕。

★ 提前 1 个月口服叶酸

服用叶酸可以避免神经系统发育疾病。如果孕前没有及时吃叶酸，怀孕后要继续补充，直到怀孕 12 周为止。

★ 进行唐氏筛查

怀孕 16 ～ 20 周时，要进行唐氏筛查。这项检查是提取孕妇的血液，检测血液中所含有的各种物质的量和浓度，依次来断定胎儿可能出现的一些病症。孕期保健要格外注意，要保证定期进行产前检查。

★ 要做羊水穿刺

怀孕 20 周后要进行羊水穿刺。研究表明，孕妇年龄愈大，先天愚和畸形儿的发病率愈高。这是因为随着女性年龄增长，卵巢逐渐衰老退变，产生的卵子自然老化，发生染色体畸形的机会就会增多。这项检查可以直接获得染色体的数量，根据检查结果可以知道胎儿是否有异常。

★ 多关注血糖、血压等指标

高龄产妇容易患妊娠并发心脏病、妊娠高血压综合征和妊娠期糖尿病等。由于孕妇体内的血容量比非孕期明显增加，心脏负担加重。原来就患有心脏病的孕妇很可能由于无法耐受而只得提前终止妊娠。

★ 分娩前要重点做好准备

高龄孕妇剖宫产适应证较高，通常有90%的高龄产妇选择剖宫产。高龄孕妇的骨盆比较坚硬，韧带和软产道组织弹性较小，子宫收缩力相应减弱，容易导致产程延长，甚至难产、胎儿产伤和窒息。

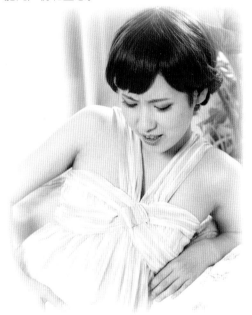

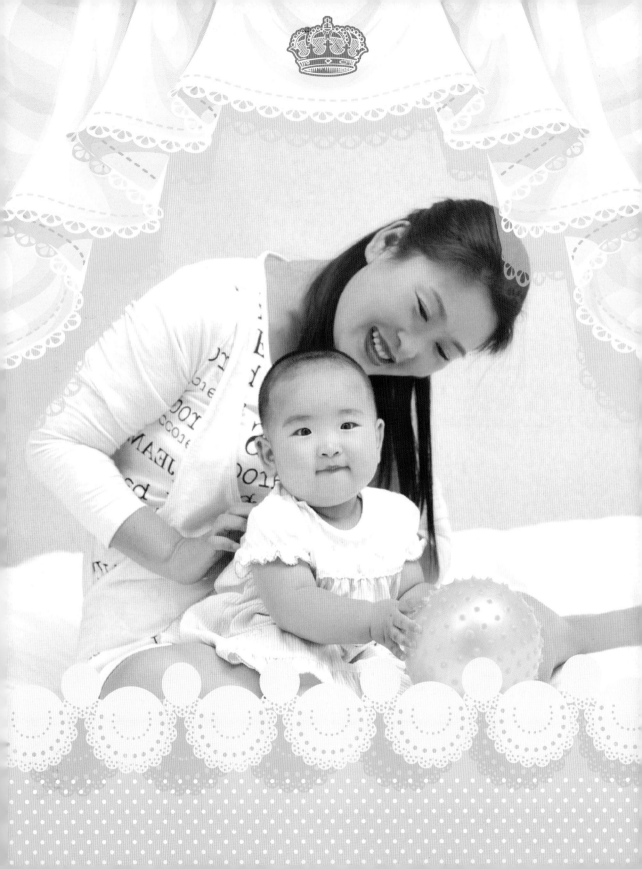

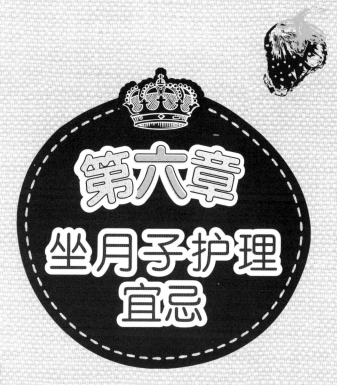

第六章
坐月子护理宜忌

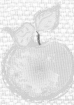

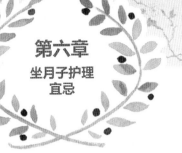

第六章

坐月子护理
宜忌

月子期
护理之宜

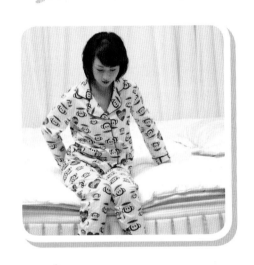

宜知产后为什么要坐月子

当你的孩子呱呱坠地、发出第一声啼哭的时候，你的身份才真正变成了妈妈，也就是从这时候开始，你进入了人生的一个重要阶段——月子期。这期间，不仅要哺育好可爱的孩子，还要调养好自己的身体。女人一生中有三个特别的时期，少女时的初次月经来潮时、刚做母亲的月子时以及年近半百时的更年期，如果善加利用，可以把体型和体质调养成你想要的样子。可见，坐月子是每一位妈妈的必修课，也是你人生健康的新起点。

所以说，月子期过得如何，关系到两代人的身体健康和生命质量。

宜知如何正确坐月子

从胎儿被分娩出到新妈妈身体的各个器官（除了乳腺之外）恢复到分娩前的状态的一段时期，被人们称为"产褥期"。正常情况需要6周的时间，在这6周当中，生殖器官和乳房有很大的变化，正像上面所提到的，全身的各个部位（内脏、神经、肌肉、骨骼等）都有很明显地改变，所以坐月子时期的保健非常重要。

坐月子是女性健康的一个重要转折点，可以说，如果将坐月子作为调养身体的最好时机，就可以彻底地去除身体的一切坏毛病，使身体更加健康，让女性朋友们更加美丽、富有魅力。但是，如果在坐月子中使用错误的方法调养身体，会加快女性身心的老化速度，体形走样、骨质疏松、身体钙质大量地流失，更令人不敢想象的是更年期会提前的到来。

宜知新妈妈身体出现的变化

宝宝出生之后，妈妈身体的各个器官也有了一定的变化，同时会出现一些临床疾病，比如疲劳、出汗增多、阴道排出大量的分泌物，同时伴有便秘、排泄异常等。此时，妈妈要接受自己产后身体的变化。

★ 产后恶露

子宫组织破裂脱落时排出的分泌物被称之为恶露，和日常生活中的月经非常相似，这种现象会在产后持续 2～4 周。因为在产后的一段时间内很容易引起感染，所以一定要留意自己身体出现的各种变化。如果出血量较大，停止后又出血，恶露气味不好、身体发热，这些很可能是阴道感染的迹象，所以要及时向医生、护士或有过分娩经验的人询问。

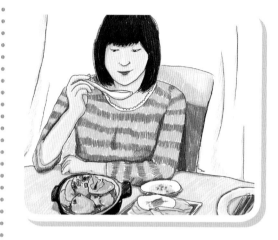

小贴士

产后排泄会出现异常吗？
妈妈产后的排便往往会干燥、不顺畅等，此时妈妈应该尽量多喝些汤、水，会很有好处。

第一天	第七天	第十二天	三周后	五周后
鲜红色	暗红色	黄色	白色	透明
很多	产后专用卫生巾	生理期卫生巾	生理期卫生巾	若还继续，用普通卫生巾即可

★ 腰腿痛

许多新妈妈在分娩后或多或少地都会感到腰腿酸痛。这是由于分娩的时候，新妈妈多采用仰卧位，大部分时间都是躺在产床上，并且不能自由活动，伴随分娩时消耗掉大量的体能和热量，腰部和腿部的酸痛感会加剧。所以新妈妈在产后感到腰腿酸痛一般属于生理性的变化。

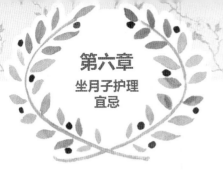

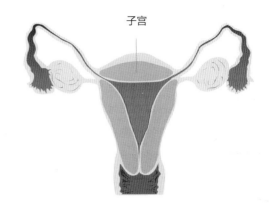

子宫

★ 子宫变化

　　子宫在产后4～6周时恢复到原有的状态。此过程中会出现不规则的收缩和松弛，妈妈会感觉到产后痛。产后扩张的子宫颈部慢慢恢复正常，1～2周后闭合。产后2～3天子宫颈部开始生长黏膜，大约1周的时间，黏膜完全再生。子宫功能开始恢复正常。

★ 乳房变化

　　产后2～3天，妈妈的乳房在雌激素、孕激素、催乳素的刺激下，乳腺导管和乳腺腺泡会进一步发育，双侧乳房会充血而开始发胀、膨大，有胀痛感及触痛。分娩后，由于内分泌激素发生变化，垂体可分泌垂体催乳素，当宝宝吸吮乳头时，可经神经纤维将这种刺激传入中枢神经系统，使垂体催乳素分泌增加，从而使乳汁分泌增多，同时也可刺激垂体后叶释放催产素，使乳腺腺泡周围肌上皮细胞收缩将乳汁排出。初产新妈妈乳房胀痛明显。此时乳母应得到充分的休息和睡眠，避免精神刺激和乳房感染，才有利于乳房分泌乳量的逐渐增多。

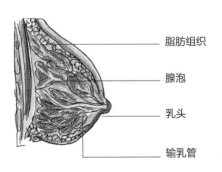

脂肪组织

腺泡

乳头

输乳管

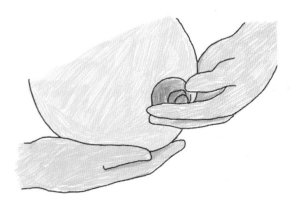

★ 内分泌变化

随着宝宝的娩出，新妈妈身体内分泌的雌激素和孕激素水平下降，阴道皱襞减少。同时，各种腺体的功能，比如外阴腺体的分泌功能和抵抗力也开始减弱。内分泌疾病不仅会表现在女性面部长黄褐斑、乳房肿块和子宫肌瘤，还可能引起免疫系统疾病、骨质疏松症、高脂血症等病症。治疗时应着重从调理气血、化淤散结等方面着手。多吃新鲜蔬菜及高蛋白、低脂肪的食物；还应保持每天都吃一定量的水果，以补充体内水分和营养的代谢。

★ 阴道松弛

产后阴道松弛有很多原因，如分娩过程中引产造成的阴道损伤；多次分娩；产后缺乏运动；产褥期盲目减肥；不注意营养或者过于劳累进而导致盆腔肌肉群恢复不良等。阴道本身有一定的修复功能，产后出现的扩张现象3个月后即可恢复。但经过挤压撕裂，阴道中的肌肉受到损伤，其恢复需要更长的时间。另外，产后需要及时通过一些锻炼来加强弹性的恢复，促进阴道紧实。

★ 尿失禁

尿失禁是产后新妈妈的常见问题。导致尿失禁的原因首先是女性尿道相对比较短，其次是分娩时胎儿通过产道，使得膀胱、子宫等组织的肌膜受伤、弹性受损、尿道松弛而失去应

有的控制功能。为了避免出现尿失禁的现象，新妈妈应避免过早劳动，注意预防便秘，还要有意识地经常做提肛运动，慢慢恢复盆底肌肉的收缩力，一段时间后尿失禁便会自行缓解消失。如果情况仍未好转，要及时去医院就诊。

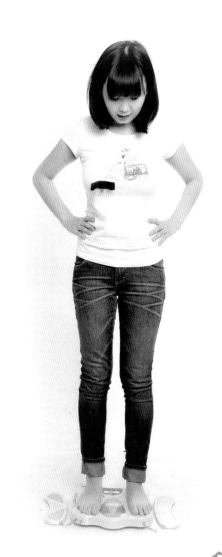

★ 出汗

其实，女性在产后，除了感到异常疲乏，还常有多汗现象，这完全是一种生理现象，和女性特有的新陈代谢活动有密切关系，并非"虚"。

众所周知，女性怀孕之后，为了满足胎儿生长及发育的需求，母体的循环血量较怀孕前增加了1/3左右。同时，激素水平的升高、物质及能量代谢的增快，使大量的水分和钠盐滞留下来，以适应妊娠后的母体状态。但是，分娩之后，如同一个包袱落地，新妈妈的负担大为减轻。因而代谢水平和内分泌活动显著降低，肌体不再需要过多的循环血量，潴留的钠盐和水分就成多余的了，必须及时排出体外，这样才能减轻心脏的负担，有利于机体全面恢复。

因此，在产褥期，新妈妈不仅尿多，而且管理汗腺的交感神经兴奋占优势，汗腺的分泌活动也增加，从而使新妈妈在产后出汗较多。由此可见，产后多汗是肌体在产后进行自我调整的表现，所以不需要任何特殊治疗，只是新妈妈应注意避免出汗后伤风受凉。

人体排泄水和盐分主要通过 3 个途径	
1	经肾脏的过滤作用，形成尿液排出体外
2	经肺的呼吸活动，从呼出的气体中以水蒸气的形式带走一部分
3	通过汗腺由皮肤表面，以汗液的方式排出

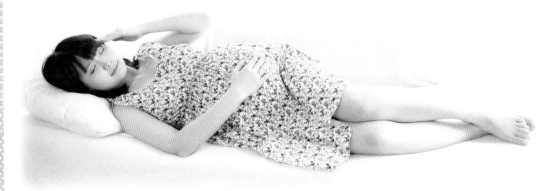

宜知东西方坐月子的差别

在英国、美国很多接待女性分娩的医院，在产妇生产之后的 3 个小时，护士就会抱着婴儿来让妈妈哺乳。同时，依照每个妈妈不同的饮食习惯，护士也会送来冰块、冰激凌、果汁等饮品，而中国产妇却只能喝小米粥和红糖水。

如果是顺产，欧美产妇会在 24 小时离开医院，如果是剖宫产会稍微延迟一些时候回家。而一回到家中，她们走亲访友，不需要特别的护理。而在我国，有的家庭是请妈妈或者是婆婆照顾，有的家庭是请保姆或者是去"月子中心"。

不管东方人还是西方人，女性怀孕期身体的调节和变化是相同的，分娩后都必须休养。只不过，西方人平日饮食注重高蛋白、高脂肪的肉类，平时运动多，身体强壮。但是实际上，科学成果已经显示，很多西方女性步入中年之后，各种妇科疾病的患病概率明显比我国女性多得多，尤其是乳腺癌的比例。所有这些都证明了，女人产后恢复期的调解与保养虽然在大多数人的意识上没有更年期来得多，但是它的重要性却已经很明显了，坐月子的确可以波及一个女人后半生的身心健康与寿命的长短。要想成就健康的身体，成就美满的家庭，成就高质量的人生，月子期在每个女人的生命中都是非常重要的环节。

宜知采用哪种坐月子方式好

★ 由家人照顾

这是中国最传统的坐月子方式，面对刚出世的孩子，初为父母的夫妻俩难免会手足无措，不知道该如何照顾好婴儿以及如何恢复产后的身体，这时家里有经验的老人非常的重要。因此，由妈妈或婆婆照顾月子，是大部分新妈妈的选择。

由家人照顾月子的优劣

优点	由家人照顾坐月子是最好的，其中最佳拍档是夫妻俩加上丈母娘。产妇在经历分娩后整个内分泌处于一个大调整的阶段，这时保持心情愉快对于产妇身体恢复和婴儿健康成长都非常重要
缺点	有些老人的思想非常传统，总认为坐月子有很多禁忌，因此伺候月子的方法不太科学。而长辈对禁忌的坚持，加上对于带孩子的观念不同，往往会在两代人之间造成矛盾和摩擦
费用	除了日常开支，基本上不需要什么费用

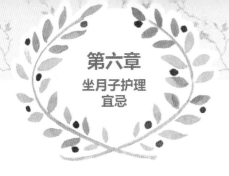

★ 请月嫂照顾

现在，越来越多的年轻父母选择花钱请个月嫂来照顾月子里的产妇。对新妈妈来说，月嫂可以为自己和宝宝提供 24 小时专业月子护理，解决了新妈妈的后顾之忧，让宝宝在月子里健康成长，而且养成良好的生活习惯，产妇也得到了充分的休息和心灵沟通，避免出现产后抑郁症。

请月嫂照顾月子的优劣	
优点	相比于家人照顾，月嫂的服务更专业。年轻的父母身边有一个专业人员为你提供指导，并分担护理工作，不仅可以帮助父母更快进入角色，而且对产妇身体恢复和婴儿健康成长都很有帮助
缺点	价格有点贵
费用	月嫂费用从 1 000 多元到 4 000 元不等，一般以28天为单位收费，级别越高收费越高

★ 去月子中心

一些白领在医院分娩后，选择直接住进月子中心，让月子中心的医护人员来打理。

去月子中心的优劣	
优点	在月子中心，产妇有更多时间练习体形恢复体操，而且在饮食、生理、精神等各方面都得到专业的护理，能够在最短的时间里恢复最佳状态，及时投入工作
缺点	在月子中心，很多产妇会完全把婴儿交给护士照顾，这样容易忽略自己和孩子的情感交流
费用	一个月的费用平均在8 000～10 000元，有些VIP病房的收费更在30 000元以上，价格比较昂贵

宜知分娩后的护理

★ 产后要好好休息

分娩之后看到自己的宝宝，不少新妈妈都会心花怒放，感到非常满足，紧接着由于分娩的疲倦，会不知不觉地睡意袭来，这时，你可闭目养神或打个盹儿，不要睡着了，因为要给宝宝喂第一次奶，医护人员还要做产后处理，顺产的新妈妈还要吃点儿东西。

★ 积极预防产后出血

产后一小时左右你会出很多血，这是子宫里未排净的余血、黏液和其他组织。血量会逐渐减少，刚开始是暗红色的，然后会变成粉红色，最后会变成褐色。产后出血会持续6周左右。一旦阴道有较多出血，应通知医生，查明原因，及时处理。

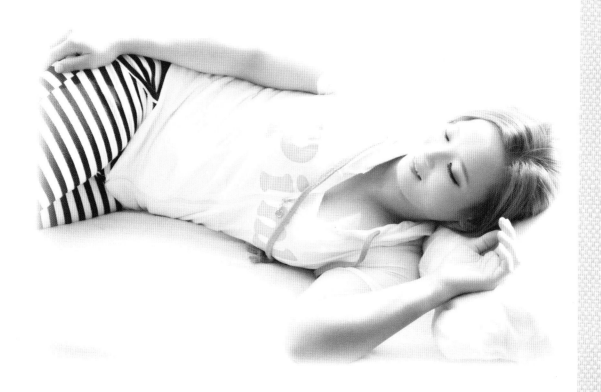

第六章
坐月子护理宜忌

★ 尽早让婴儿吸吮乳头

分娩后半小时就可以让婴儿吸吮乳头，这样可尽早建立催乳和排乳反射，促进乳汁分泌。同时，还有利于子宫收缩。哺乳时间以 5 ～ 10 分钟为宜。产后第一天可以每 1 ～ 3 小时哺乳一次，哺乳的时间和频率与婴儿的需求以及新妈妈感到奶胀的情况有关。产后第一天，新妈妈身体虚弱、伤口疼痛，可选用侧卧位哺乳。每次哺乳后应将新生儿抱起轻拍几下，以防吐奶。

★ 尽早排尿

医生会鼓励新妈妈在产后 4 小时开始排尿。自然分娩的新妈妈，在分娩后 4 小时即可排尿。少数新妈妈排尿困难，发生尿潴留，其原因可能与膀胱长期受压及会阴部疼痛反射有关，所以要尽量鼓励新妈妈在产后起床小便。

正常情况下，新妈妈在分娩后 2 ～ 4 小时会排尿。由于利尿剂作用，在产后 12 ～ 24 小时排尿会大为增加。如果 4 小时后仍没有排尿，就必须请医护人员协助解决，因为尿液滞留会提高泌尿道感染的机会，而且胀满的膀胱也可能使子宫移位，影响子宫收缩，甚至造成产后出血。产后排尿不顺的原因主要有两种：一是因为膀胱、尿道因分娩而受伤、水肿，新妈妈无法感觉膀胱满了；另一个原因则是会阴伤口疼痛及腹内压减少，造成产后小便困难或有解不干净的感觉。

★ 便秘

产后最初几天，新妈妈几乎都有便秘的困扰。这是由于肠道和腹部肌肉松弛的缘故。所以，顺产的新妈妈从分娩当天就可多补充液体和吃些青菜水果来加以改善。

★ 注意会阴卫生

分娩时体力消耗大，产后疲乏，抵抗能力差，恶露多，若不注意会阴卫生，就易发生感染，引起生殖道和盆腔炎症，影响生殖器官康复会殃及新生儿，所以要及时更换无菌卫生纸或卫生巾，及时清洗会阴部，并注意科学清洗。产后 24 小时内，若有发热、会阴部或肛门下坠不适感及疼痛时，应请医生诊治，以防感染、血肿。

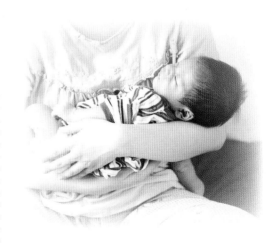

★ 尽早开始活动

正常分娩后，经过适当休息后就可以下床活动了；即使是剖宫产的新妈妈，在手术后一天甚至是当天，也可以下床活动，不会影响伤口的愈合。除非有明确的医学原因必需卧床外，孕妇也需要运动。

分娩时新妈妈付出很多体力，感到十分疲劳，的确需要很好休息，但长期卧床休息，不活动也有许多坏处。因此一般情况下，新妈妈无特殊情况，阴道分娩或剖宫产后 24 小时，都可起床下地活动了。

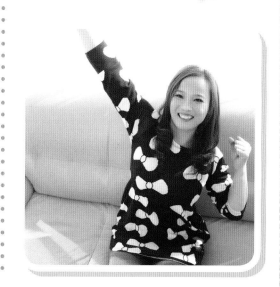

	尽早下床活动的好处
1	促进子宫内积血排出，减少感染的发生
2	产后血流缓慢容易造成血栓形成，早下地活动可以促进血液循环，组织代谢，防止血栓形成，这对有心脏病及剖宫产的新妈妈尤为重要
3	早下地活动，可促进肠蠕动，排气早，防止肠粘连，这对剖宫产的新妈妈是很重要的；早下床活动有利于防止便秘，尿潴留的发生。有利于体力恢复，增加食欲，促进母乳产生及产后的营养吸收。产后所谓"坐月子"，并不是指要卧床休息1个月，而是要适当地休息加活动，才能更好地恢复

起床以后的活动量应当慢慢增加。起床的第一天，早晚各在床边坐半小时，第二天可以在房里走走，以后再逐渐增加活动范围与时间。一周后可适当地做些轻微的手、腿、腰部的摆动练习，并逐渐过渡到做床上操、塑形体操、或广播体操。而俯卧撑、仰卧起坐等锻炼方法，对于减少腹部、腰部、臀部的脂肪积累具有明显的效果。值得一提的是，要注意避免一开始就锻炼时间过长，活动强度过大，以免适得其反，影响新妈妈身体康复。另外，产褥期间不宜站立过久，尽量少做蹲位练习动作，以防止子宫脱垂等疾病的发生。

★ 可以在床上坐起吃饭

很多新妈妈在产后第一天基本上是躺着度过的，这样可不好。

其实，顺产新妈妈可以在产后6～8小时坐起来；剖宫产的新妈妈在术后24小时可以坐起。要多坐少睡，不能总躺在床上。躺在床上不仅不利于体力的恢复，还容易降低排尿的敏感度，还有可能阻碍尿液的排出，引起尿潴留，并可能导致血栓形成。

因此，如分娩顺利，产后可根据体力恢复情况下床，适当活动。产后24小时可以随意活动，但要避免长时间站立、久蹲或做重活，以防子宫脱垂。

★ 尽量母婴同室

母婴同室是让母亲与婴儿一天24小时在一起，是建立母婴关系、培养母婴感情的良好开端。新生儿在母亲床旁的小床里，母与子的相互接触，为日后生活奠定了扎实的基础。

母婴同室的含义是要把正常分娩的新生儿，出生后尽快地送到母亲的床边，实行昼夜24小时的同室，并按需要哺喂母乳。这样做的好处很多。

有利于早开奶

哺乳的平衡取决于母子关系，亦即是母亲的心愿以及婴儿的吸吮，双方互相作出反应才能维持。此外婴儿的哭声可以激发母亲垂体催乳素的分泌，促使母亲乳房的充盈和泌乳，显然母子间协调是必要的。据说新生儿早在6天内就能识别自己母亲的母奶。母婴同室使母乳喂养的成功率较高，有利于孩子的生长发育。

有利于母子感情交流

出生后母婴同室可避免人为的隔阂，母婴生活在一起显得非常亲切，表现在出神地面对面相视和拥抱，或经常轻轻呼唤激起婴儿的合拍动作，这是母子密切关系的伊始。他们不是靠语言的沟通，而是靠视、触、听、嗅，甚至味觉等方面的传递，以达到心灵上的沟通和感应。如果婴儿哭了，母亲轻轻地对他说话，婴儿也常常停下来不哭了；如果有时抚摸他、拥抱他，婴儿很快就会辨别母亲的触摸和气味。母亲能听出婴儿不同的哭声：是饥饿还是不舒服，或是疲倦。婴儿也常给母亲发出信号，饿了、渴了就要哭，吃奶以后打个饱嗝等，母亲应以最大的努力满足婴儿的各种需要。

保证新生儿得到营养丰富的初乳

按过去旧习惯新妈妈不觉得奶胀就不哺喂，或把初乳挤掉，这都是不正确的。母婴同室有条件随时哺喂，宝贵的初乳就不会丢弃了。

解决母亲乳房胀痛的难题

母婴分室时新妈妈经常出现乳房胀痛，早期乳汁充盈阶段还可能出现高热等不适，为此要人工或电动按摩吸乳，增大护理的工作量。母婴同室后可随时哺乳，从根本上解决了乳房胀痛的问题。

有利于新生儿身心健康

母婴同室又可使母亲对孩子的变化作出立即的反应，如孩子饿了、尿布湿了等等，母亲随时可根据孩子的需要立即喂奶，换尿布。由于勤哺乳，下奶快，孩子就吃得够，这样孩子的体重增加就会快。孩子生活在舒适的条件下，当然哭闹也会减少。孩子有任何一点异常都能及时被发现，及时处理。另外新生儿有视听及一定的感知能力，母亲与新生儿频繁地接触、说话、逗引等都有助于新生儿早期智力开发。

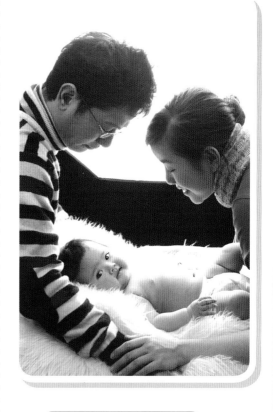

减少婴儿室疾病流行

医护人员经常深入病房进行健康教育和护理指导，不仅能密切医护人员与产妇的关系，还可以减少婴儿室的医源性感染。有关母婴同室的资料表明，新生儿的发病率明显下降，只要在母婴室注意通风换气和适当使用空气消毒剂，接触新生儿前注意洗手等，就可以预防许多疾病的发生。

让爸爸有参与感

在母婴同室时，爸爸可以和妈妈一起学习照顾宝宝，分享新生儿诞生的喜悦，不再觉得照顾宝宝只是妈妈的责任，还可以增进夫妻和亲子关系，拉近与宝宝的距离，回家之后也不会手忙脚乱。

母婴同室的新妈妈和婴儿出院后能很快适应家庭生活，消除和减少许多后顾之忧，深受丈夫和家人的欢迎，为每个家庭带来了幸福和欢乐。

第六章
坐月子护理宜忌

★ 阴部疼痛

这是一般产妇都会遇到的痛触。从阴道一直到直肠部位都会有痛感。因为胎儿在娩出时这些部位都要扩张，然后再逐渐恢复到原状。由此，这些部位的肌肉或许会肿胀，就会让你感到疼痛。再有就是，如果在分娩时进行了侧切缝合，在产后更会感到疼，在最初几天甚至行动都很不方便。如果使用了真空吸引术和产钳，那么肌肉肯定会受到更多的伤害，也就会更疼了。

在产后立即冷敷，对会阴处的恢复很有帮助。另外，坐浴对缓解这类疼痛也很有效，在家里就可进行坐浴治疗。现在市面上有些产品含有植物成分，专门用于坐浴，治疗和缓解这类疼痛的功效都很不错。产后你还可试试使用一种专门可冷却的卫生护垫，这也会让疼痛部位觉得舒服些。如果疼痛真的难忍，必须用药止痛，一定要先问问医生。

★ 伤口护理

自然分娩后，当你愉快地迎接新生命到来，并予以无微不至的照顾时，也别忘了多照顾自己，一定要养成勤泡温水的习惯，一天最好泡4次，一次15分钟，如此可帮助缝线的吸收，也可促进血液循环，使得伤口尽快愈合而避免感染。要注意的是，泡温水时最好不要加入清洁液，因为它会使得伤口过分干燥而有脱皮现象，伤口反而会更加疼痛，一般在伤口没有感染的情况下，使用清水即可。

此外，最好养成每天检视伤口的习惯，一直到产后两周为止，可以自己用镜子检视或请先生帮忙观察。如果伤口有红肿、裂开、流血水、流脓，或伴有发热现象，最好尽快就医。另外，分娩后会阴伤口疼痛是正常的现象，依个人体质而有程度上的差异，一般在产后一两周内疼痛会逐渐减轻，但是若伤口疼痛有越来越严重的现象，则要就医检查有无伤口感染情况。

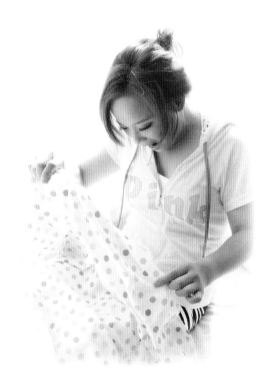

宜知简单的恢复动作

健康的新妈妈，在产后 6～8 小时即可坐起用餐，24 小时可下床活动，有感染或难产的新妈妈，可推迟 2～3 天以后再下床活动。下床后开始做产后保健操。产后第一天的保健操包括以下几节：

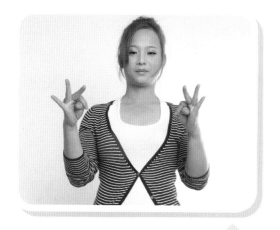

★ **手指屈伸运动**

从大拇指开始，依次握起，再从小拇指依次展开。两手展开、握起，展开、握起，握起时要用力，反复进行。

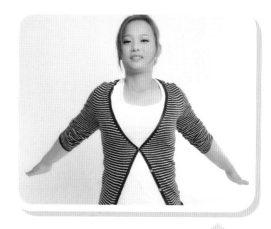

★ **深呼吸**

用鼻子缓缓地深吸一口气，动作要轻缓，再从口慢慢地吐出来。

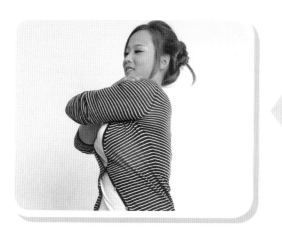

★ **转肩运动**

屈臂，手指触肩，肘部向外侧翻转。返回后，再向相反方向转动。

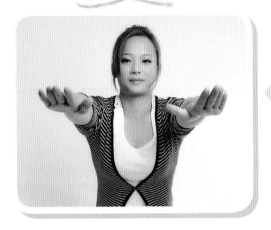

第六章
坐月子护理宜忌

★ 背、腕伸展运动

两手在前，握住，向前水平伸展。

手仍向前伸展，背部用力后拽。两肘紧贴耳朵，两手掌压紧。坚持5秒，放松。

两手在前相握，手掌相外，同样向前伸展，握拳。坚持5秒，放松。

★ 脚部运动

脚掌相对，脚尖向内侧弯曲，再向外翻。

两脚并拢，脚尖前伸。紧绷大腿肌肉，向后弯脚踝。呼吸2次后，撤回用在脚上的力。

两脚并拢，右脚尖前伸，左脚踝后弯，左右交替。

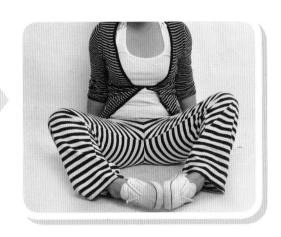

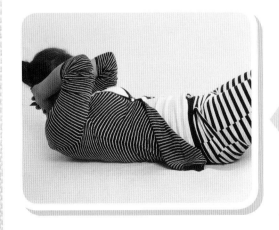

★ 颈部运动

仰卧，两手放于脑后，肩着地，只是颈部向前弯曲，复原。颈部向右转（肩着地），犹如向旁边看，然后向左转。

宜知剖宫产后的护理

★ 睡姿

6 小时前

产妇分娩后回到病房，需要头偏向一侧、去枕平卧 6 个小时。原因在于大多数剖宫产选用硬脊膜外腔麻醉，头偏向一侧可以预防呕吐物的误吸，去枕平卧则可以预防头痛。

6 小时后

6 个小时以后，可以垫上枕头了，并应该鼓励进行翻身，以变换不同的体位。采取半卧位的姿势较平卧更有好处，这样可以减轻身体移动时对伤口的震动和牵拉，产妇会觉得舒服一些。同时，半卧位还可使宫血流向后穹窿，以防止宫血渗入到腹腔内。对产妇而言，半卧位的程度，一般使身体和床成 20 ～ 30 度为宜，方法可用摇床，或者垫上被褥即可。

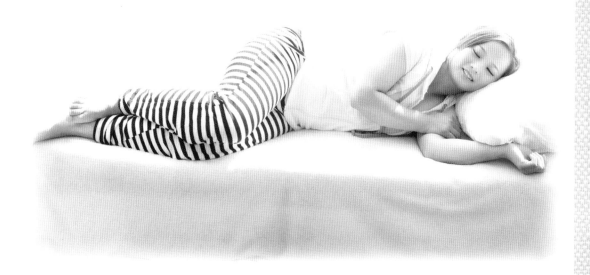

第六章
坐月子护理宜忌

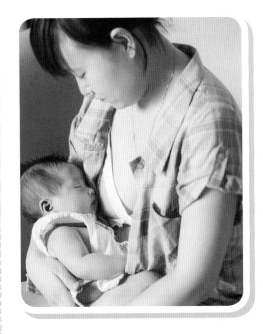

★ 腹部放置沙袋

有时护士会在产妇的腹部放置一个沙袋，这样做是为了减少腹部伤口的渗血。护士会按规定每隔一段时间为产妇测量血压查看面色测量脉搏和体温，每隔一段时间观察小便的颜色、尿量的多少、尿管是不是通畅等等，并将这些情况记录下来。

★ 坚持补液

防止血液浓缩、血栓形成：孕妇在产期内消耗多、进食少、血液浓缩，加之孕期血液呈高凝状，故容易形成血栓，诱发肺栓塞，导致猝死。故术后三天内应该输液，补足水分。

★ 及时哺乳

宝宝饿了，护士会把他抱给产妇，产妇一定要将这最珍贵的初乳喂给宝宝。这是值得回味的经历。宝宝的吸吮还可以促进孕妈妈子宫收缩，减少子宫出血，使伤口尽快复原。

★ 禁食

在术后6小时内应当禁食。这是因为手术容易使肠子受刺激而使肠道功能受到抑制，肠蠕动减慢，肠腔内有积气，因此，术后会有腹胀感。为了减轻肠内胀气，暂时不要进食。剖宫产6小时后可以饮用一些排气类的汤，如萝卜汤等，以增强肠蠕动，促进排气，减少腹胀，同时也可以补充体内的水分。但是，一些容易发酵产气多的食物，如糖类、黄豆、豆浆、淀粉类食物，应该少吃或不吃，以防腹胀严重。术后6小时可进食些炖蛋、蛋花汤、藕粉等流质食物。术后第二天才可以正常地吃粥、鲫鱼汤等半流质食物。

★ 注意阴道出血

剖宫产子宫出血较多，家属应经常看一下阴道出血量，如果超过了月经量，应通知医生，及时采取止血措施。

★ 防腹部伤口裂开

咳嗽、恶心呕吐时应压住伤口两侧，防止缝线断裂。注意体温：停用抗生素后可能出现低热，这常是生殖器官炎症的早期表现。如超过 38℃，则不宜出院。

★ 感觉恶心

手术后，你可能会觉得头重脚轻，可能还会感到恶心。恶心有时会持续 48 小时，不过，医生会给你服用一些药物来减轻不适。很多产妇还会觉得全身瘙痒，特别是那些通过硬膜外或腰麻用过麻醉剂的产妇。如果你也出现这种情况，要告诉医生，医生可以给你服用一些药来缓解不适。

★ 伤口疼痛

你也许会觉得切口部位麻木和酸痛，而且伤口会轻微鼓起、肿胀，颜色也比正常的肤色深。医生会每天来看你，了解你的恢复的情况，检查伤口是否在正常的愈合。最初，在打喷嚏、咳嗽，或者做其他会对腹部造成一定压力的动作时，你都会感到疼痛，但你会感觉一天比一天好。

★ 尽早活动

这是防止肠粘连、防止血栓形成、防止猝死的重要措施。麻醉消失后，上下肢肌肉可做些收放动作，术后 6 小时就可起床活动。这样可促进血液流动和肠胃活动，可防止血栓和肠

粘连。此时特别需要注意保暖以及各种管道的畅通情况；勤换卫生巾，保持清洁；腹部的沙袋需放置 8 小时；12 小时后，新妈妈在家人或护士的帮助下可以改变体位，翻翻身、动动腿。术后恢复知觉后，就应该进行肢体活动，24 小时后应该练习翻身、坐起，并下床慢慢活动，条件允许还应该下地走一走。运动能够促进血液循环，使伤口愈合更加迅速，并能增强胃肠蠕动，尽早排气。

剖宫产与自然产的生理变化大致相同，但是因为有伤口的缘故，会有更多的不便，产妇除了排尿、排气与伤口等需要特别地照顾，其他的生理护理都与自然产相同。

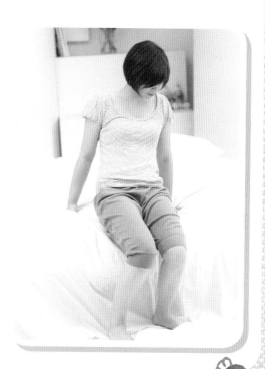

第六章
坐月子护理宜忌

★ 产后排尿

产后数天产妇的尿量会增加，尿管通常需留置1～2天，或等到点滴拔除后1～2小时移除尿管，拔除尿管后，新妈妈一般可在4～8小时内自己解小便。但是由于腹部伤口疼痛，而不敢用力，容易造成排便困难。

★ 预防伤口感染

剖宫产的伤口约在下腹10厘米左右，愈合约需一周。肥胖的产妇由于皮下脂肪较厚，容易发生伤口感染。剖宫产伤口的照顾必须遵循两个原则：一是保持干爽；二是在手术隔天视情况换药，但是不可天天换，以免伤口刚愈合又撕裂。由于伤口会疼痛，产妇要特别注意翻身的技巧。

★ 大量饮水

产后的3～5天内，产妇的身体还是很虚弱。伤口仍然疼痛，年轻的产妇会有便秘和肿胀的感觉，这是麻醉所引起的，因此大量饮水是非常必要的。最好饮用热茶和不低于室内温度的水，这样能促进肠子的蠕动。

★ 及时排便

产后第五六天，剖宫产的新妈妈应该可以开始正常大便了。

剖宫产后，由于疼痛致使腹部不敢用力，大小便不能及时排泄，容易造成尿潴留和大便秘结。因此更应该按正常的作息，养成良好的习惯及时大小便。

★ 请家人帮忙

剖宫产的产妇一般是5～7天出院。在出院之前，产妇需要找好能够帮助她共同分担家务劳动、做饭和带孩子的帮手。最好是丈夫能够休假，或者孩子的爷爷、奶奶、外公和外婆能够提供帮助。现在很多月嫂公司的服务也很规范，而且月嫂都是经过专业培训的，也是不错的选择。因为，剖宫产分娩的妈妈比自然分娩的产妇需要更多地"做妈妈了的感觉"，因此她们常常抱着孩子不放手，所以其他的工作应该有人为她分担。

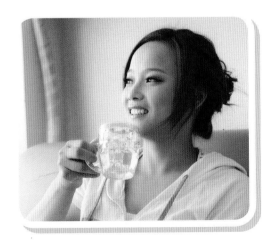

★ 产后恶露

如果产后恶露仍淋漓不净，属于恶露不净，肯定有病理因素存在。常见的原因有子宫腔感染，子宫腔内有妊娠产物，如胎盘、蜕膜、胎膜等组织遗留，子宫复旧不良，最严重的并发症是绒毛膜癌。这些都是不可忽视的病理现象。因而，如遇到产后恶露持续不净，应及时去医院检查治疗。

如果在一个月后，恶露不净，同时伴有臭秽气味或腐臭气味，或伴有腹痛、发热，也可能是子宫、附件（输卵管、卵巢）、阴道有感染；如果恶露量逐日增多，颜色逐日变红变深，或出现淤块，或有子宫出血、阴道创伤，或有感染发生等情况，都属于异常现象，应及时引起注意，并到医院检查治疗。

★ 伤口护理

在手术刀口结疤2～3周后，剖宫产瘢痕才开始增生，增生期要持续3～6个月，纤维组织增生才逐渐停止，瘢痕也逐渐变平变软，颜色呈暗褐色。

护理时要特别注意	
1	伤口要勤换药，保持伤口和周围清洁干爽
2	保护好手术后刀口的刀痂，过早揭痂会把尚停留在修复阶段的表皮细胞带走，甚至撕脱真皮组织，刺激伤口出现刺痒
3	休息时最好采取侧卧微屈体位，以减少腹壁张力
4	可在医生指导下，涂抹一些外用药，如曲安西龙、地塞米松等
5	随时保持瘢痕处清洁，及时擦去汗液，不要用热水烫洗
6	拆线后，要避免剧烈运动、身体过度伸展或侧屈
7	适当改善饮食，多吃水果、鸡蛋、瘦肉等富含维生素C、维生素E，以及富含氨基酸的食物。切忌吃辣椒、葱、蒜等刺激性食物

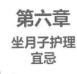

★ 剖宫产后预防瘢痕的绝招

现在有不少的孕妈妈都选择剖宫产，但留在肚皮上的瘢痕却成为困扰新妈妈的一大难题。产妇要做到的就是不要进补过量和体重增加过度，会造成瘢痕附近皮肤张力增大，瘢痕消除起来就会更难。

要想去除瘢痕，同样可选择美白滋润产品。如果瘢痕很难消除，则可以求助于医疗手段，用激光去除。

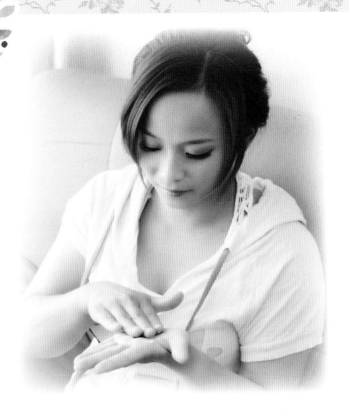

★ 剖宫产后还能生孩子吗

剖宫产后最好两年以后再考虑怀孕，怀孕后要注意按时做好产前检查，注意休息及合理营养膳食！再次怀孕时要根据胎儿大小、羊水多少等情况及时住院观察，防止宫内压力过高导致子宫破裂。有过剖宫产的孕妇再次妊娠，选择分娩方式时，建议考虑以下几点：

1	前次剖宫产指征是否存在。若产妇上次因骨盆狭小而行的手术，则不必考虑经阴道分娩；如因胎儿子宫内窒息而行的手术，且这次妊娠并不存在，可试行顺产
2	和医生交流一下前次剖宫产的类型。若产妇上次行的是宫体剖宫产者（手术切口在子宫体部）最好不试顺产
3	若有过二次剖宫产且此次仍需行剖宫产
4	若此次妊娠仍有剖宫产指征者，如并发前置胎盘、胎儿过大，应继续进行剖宫产术

宜创造产后良好的休养环境

室内环境安宁、整洁、舒适，有利于产妇休养。若杂乱无章，最大限度的阳光照射，均对产妇休养不利。

★ 要清洁卫生

俗话说："干干净净，没灾没病"，这话是很有道理的，此为产妇防病保健的重要方法。产妇在月子里几乎整天都在居室内度过，故室内环境一定要打扫得非常干净。在产妇出院之前，家里最好用3%的来苏水湿擦或喷洒地板、家具及2米以下的墙壁，2小时后通风。卧具、家具也要消毒，阳光直射5小时可以达到消毒的目的。除此以外，保持卫生间的清洁卫生更不可忽视，要随时清除便池的污垢，排出臭气，以免污染室内空气。在产妇室内宜放些卫生香，这样可调节室内空气，消毒抑菌。当卫生香点燃后，紫烟缭绕，芬芳飘逸，清洁空气，香雅提神，非常有益于室内的环境卫生。一般一间屋内每次点燃1支卫生香即可，可防化学香精的烟雾引起中毒。

★ 要温度适宜

冬天温度18℃～25℃，相对湿度30%～50%；夏天温度23℃～28℃，湿度30%～60%。产妇不宜住在漏、湿的寝室里，因为产妇的体质和抵抗力都较低下，所以居室更需要保温、舒适，卧室通风，要根据四季气候和产妇的体质而定。

产妇居室采光要明暗适中，随时调节，要选择阳光辐射和朝向好的房间做寝室用，这样，夏季可以避免过热，冬天又能得到最大限度的阳光照射，使居室温暖。

★ 要保持室内空气清新

空气清新有益于产妇精神愉快，有利于休息，不能为了庆贺而设宴摆酒，使室内烟雾弥漫，酒气熏人，空气污浊。但也要注意避风寒湿邪，因为产妇的身体比较虚弱，抗风寒能力较差，尤其是妊娠时骶髂韧带松弛，骶髂关节损伤，一旦受风、受寒、受湿，易患疾病。平时并非紧闭门窗，特别是在盛夏季节，紧闭门窗往往会导致产妇中暑。其实，无论什么季节，产妇居住的房间都应保持空气流通和干燥，只是产妇不能直接吹风而已。有些人以为产妇怕风，风就是"产后风"（指产褥热）的祸首，因而将门窗紧闭，床头挂帘，产妇则裹头扎腿，严防风袭。其实，产褥热的原因乃是藏在产妇生殖器官里的致病菌，多源于消毒不严格的产前检查，或产妇不注意产褥卫生等。如果室内卫生环境差，空气混浊、憋闷，很容易使产妇及婴儿患呼吸道感染。

第六章
坐月子护理宜忌

月子里宜勤绑腹带

坐月子期间必须特别注意防止"内脏下垂"，因内脏下垂可能为所有"妇科病"及"未老先衰"的根源，并会因此而产生小肚子，故在坐月子期间需勤绑腹带以收缩腹部并防止内脏下垂，如果原本即为"内脏下垂"体型者，亦可趁坐月子期间勤绑腹带来改善。

★ 绑腹带时注意事项

腹带为一条很长的白纱带，长 950 厘米、宽 14 厘米，准备两条以便替换。因产后需热补，容易流汗，如果汗湿时应将腹带拆开，并将腹部擦干，再撒些不带凉性的痱子粉后重新绑紧。如果汗湿较严重时，则需更换干净的腹带。如果使用一般一片粘的束腹或束裤，不仅没有防止内脏下垂的效果，反而有可能压迫内脏令气血不通畅，使内脏变形或产生胀气而造成呼吸困难或下腹部突出的体型，请特别注意。

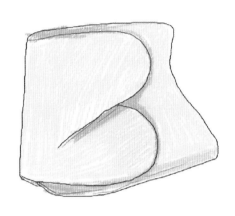

名称	绑腹带的注意事项
尺寸	腹带一般为透气的白纱布，长950厘米、宽14厘米
用量	因为不穿衣裤（先绑好腹带后再将内裤穿上），平贴皮肤，容易汗湿，需准备两条来替换
功能	防止内脏下垂，可收缩腹部
开始绑的时间	顺产：产后第二天；剖宫产：第六天（5天内用束腹）
每日拆绑时间	三餐饭前须拆下，重新绑紧再吃饭；擦澡前拆下，擦澡后再绑上；产后两周24小时绑着，松了就重绑；第三周后可白天绑，晚上拆下
清洗方式	用冷洗精清洗，再用清水过净后晾干即可，勿用洗衣机，因易皱

★ 腹带的绑法及拆法

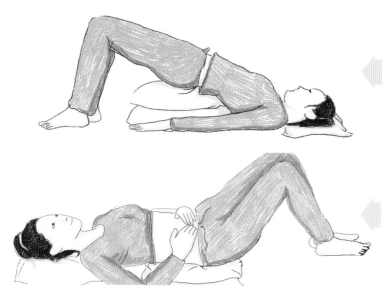

1. 仰卧、平躺，把双膝竖起，脚底平放床上，膝盖以上的大腿部分尽量与腹部成直角；臀部抬高，并于臀部下垫两个垫子。

2. 双手放在下腹部，手心向前，将内脏往心脏的方向按摩。

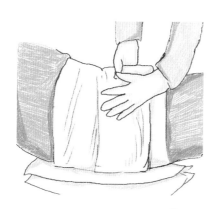

3. 分两段式绑，从耻骨绑至肚脐，共绑 12 圈，前 7 圈重叠缠绕，每绕 1 圈半要"斜折"一次后 5 圈每圈往上挪高 2 厘米，螺旋状地往上绑，最后盖过肚脐后用安全别针固定并将带头塞入即可，每次需绑足 12 圈，若腹围较大者需用 3 条腹带接成两条来使用。

4. 太瘦、髋骨突出，腹带无法贴住肚皮者，需先垫上毛巾后再绑腹带，拆下时需一边拆、一边卷回实心圆筒状备用。

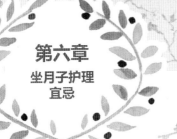

宜知内衣的选择

在分娩之后，怀孕前纤瘦的身材已变成浓浓的"妈妈味道"，再加上怀孕期间体重上升的幅度大，如果想早日恢复往昔苗条的身材，必须要好好努力一番才行。另外，身体内脏经过分娩时剧烈的挤压，也必须好好休养，才能恢复原状。产后坐月子期间，身材还是大一号，可继续穿着准妈妈内裤，或暂时穿着纸裤；而要哺乳的新妈妈，则须事先购买哺乳胸罩，方便哺喂母乳。

再者，坐月子期间可以开始穿戴束腹带、腰夹以帮助恢复腹部肌肉及子宫收缩，束腹裤、提臀裤、调整型塑身内衣可以在坐月子后期穿着，可以帮助新妈妈尽快恢复窈窕多姿的身形。

★ 哺乳胸罩

专为哺喂母乳的新妈妈所设计，减少喂母乳时必须穿脱的麻烦。目前有前开式设计（无钢丝）、全开式设计（软钢丝）、露出乳头及乳晕部分（软钢丝）。选购原则如下：

1. 选择适合的尺寸：注意尺寸和穿戴的方式，如果穿着不适合者，可能会有乳房下垂的情形发生。

2. 建议选购数量：购买 2～3 件，以便换洗。

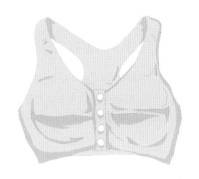

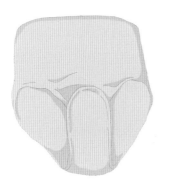

★ 妈妈内裤

主要是在坐月子期间使用，可选择使用纸裤或依旧穿着准妈妈内裤来度过这段产后"尴尬期"。选购原则如下：

1. 方便使用：纸裤用完即丢，是很方便的选择。

2. 建议选购数量：可先购买 1 包试用，如果恶露变少，可换穿一般内裤。

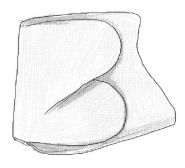

★ 束腹带

分娩之后使用，能加强产后腹部肌肉的恢复、子宫收缩及帮助剖宫产妈妈止痛、止血及固定伤口。腹带裙亦有相同的功效。最好选择舒适的材质，每天使用束腹带的时间很长，要注意材质舒适感。

★ 束腹裤

兼具束腹和内裤的双重功能，防止臀部下垂，加强腹部肌肉恢复，美化大腿。束腹裤有长短之分。剖宫产的妈妈因肚子有伤口，坐月子期间不适合使用。选购原则如下：

1. 大小适中的尺寸：穿束腹裤要依据当时身材来选择，束腹的程度应采取渐进式，千万不要一开始就穿着太紧的尺寸，以免造成压迫，导致血液循环不良。

2. 依个人需求选购：长束腹裤修饰面积大，包括：腹部、臀部、大腿；短束腹裤主要在修饰腹部、臀部。依照个人的接受程度及需求而选择类型。

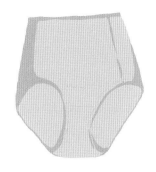

★ 提臀裤

分娩后，新妈妈臀部肌肉会明显下垂，提臀裤具有强力的塑形功能，将臀部赘肉提高、缩紧，才能恢复完美的身体曲线。选择松紧适中的设计，最好选择开高衩、松紧适中的设计，且必须能包覆整个臀部，才是最佳的提臀裤。

小贴士

新妈妈需要穿内衣吗？

在新妈妈哺乳的时候，由于生理原因，胸部变得肿胀，如果这个时候不穿内衣，那么胸部的脂肪会流到其他的地方，等到胸部恢复后也不可能再回到原来的胸型了。

第六章
坐月子护理宜忌

月子期
护理之忌

忌不避风

妊娠和分娩对女性来说是一个巨大的体力消耗过程，产后虚弱，免疫力低，稍有不慎就会被传染上疾病。闭门不出，减少与公共场所的灰尘、细菌、病毒等接触的机会，有利于预防疾病。但避风也要适当，只是新妈妈居室不能有过堂风，适当的空气流通，对保持空气新鲜还是必要的。

忌不避客

新妈妈身体虚弱，加之夜间要频繁哺乳，照顾宝宝，需要抓紧时间适当多休息；宝宝神经功能也未发育完全，稍有响动就容易受到惊吓，所以月子里尽量谢客，减少打扰、噪声和传播疾病的机会，对母婴都是一种关心和爱护。

忌性生活

有一些女性坐月子时，常由妈妈或婆婆陪床睡觉，其意在使其丈夫夜间回避。这样不仅可以对母婴进行较好的照顾，而且对那些缺乏卫生知识和经验的新妈妈很有必要。

洗发后忌马上扎头发

有的新妈妈洗澡后，头发还没有干就把湿发扎成了辫子，并且马上睡觉。这样很容易使湿邪侵袭体内，日后引起头痛、颈痛。

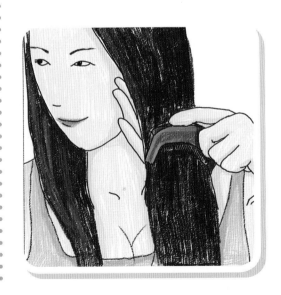

忌坐月子期间哭

这个说法是有道理的。女性产后雌激素水平急剧下降，伤口还未愈合，又可能有哺喂母乳遭遇挫折、身材改变、不知如何照顾新生儿等问题，容易感到抑郁，甚至哭泣。

中医认为肝开窍于目，为精血所养，产后本已气血耗损，如果再哭泣则更伤于精血，可能会造成眼睛的伤害。因此，希望新妈妈尽量不要哭泣，看电视时也不要选那种容易被感动的节目，要好好地休养。丈夫及家人也要多多给予支持，帮助新妈妈渡过这个难关。

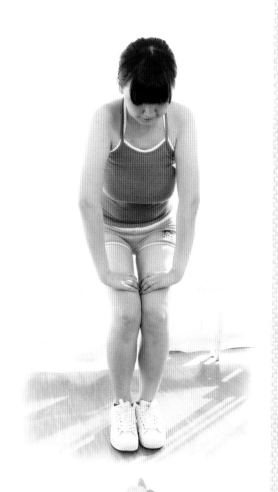

月子后忌久站、久蹲

有些新妈妈以为，只要出了月子就表明身体恢复得差不多了。于是，一出了月子就不在意久站、久蹲或剧烈运动了。其实，盆腔里的生殖器官在这时并没有完全复位，功能也没有完全恢复。如果不注意防护，仍然会影响生殖器官复位。

坐月子期间忌长久看书或上网

产后过早或长时间看书、上网，会使新妈妈，特别是孕期并发妊娠高血压综合征者眼睛劳累，日后再长久看书或上网容易发生眼痛。所以，在月子里不宜多看书或上网，应待身体康复后量力而行。

第六章
坐月子护理宜忌

夏天坐月子忌"捂"

夏天气候潮湿炎热，务必保证室内凉爽通风，光线充足，窗明几净。以室内无穿堂风为好。若产妇感到烦躁闷热，也可用扇子，以感到有微风去热即可，切不可用电扇或空调直吹。

若产妇感到闷热难忍，可将电扇置于窗口，开慢速度，以产妇不觉有风吹感为宜。当产妇熟睡时，应将电扇关掉。许多产妇为了避风，盛暑之季，仍将门窗紧闭，导致产后受热，出现尿黄、便结、热疮、痱子满身，甚至出现高热、烦闷等中暑现象。

夏天的衣着被褥皆不可过厚，以穿着棉布单衣、单裤、单袜避风即可。头部无需遮围，被褥须用毛巾制品，可吸汗去暑湿，以不寒不热为好。若汗湿衣衫，应及时更换，以防受湿。

夏天坐月子洗澡忌贪凉

有些在夏天坐月子的产妇，为了身体舒爽会用不太热的水冲凉。这种一时贪凉的举止，往往会带来许多后患。产后触冷会使气血凝滞，以至于恶露不能顺畅排出，导致日后身痛或月经不调。洗澡的水应该与体温接近，37℃左右为宜。

产妇忌睡弹簧床

现在好多家庭都已添置了弹簧床，弹簧床又称席梦思床，松软而又有弹性，睡在床上的确很舒服。但是，这种弹簧床对产妇却并不是十分适宜的。尤其是那些特别松软的弹簧床，对产妇更会产生不利影响。曾经有过报道，一些产妇因产后睡太软的弹簧床，引起骶髂关节错缝、耻骨联合分离，造成骨盆损伤。这些产妇本来属于足月顺产，分娩时并没有造成骨性产道损伤，而且产后住在医院几天里身体皆正常，但出院后，在家里睡了几天席梦思床就出了问题。最后分析，损伤的原因是因为睡在弹簧床上，翻身坐起时造成了骨盆损伤。

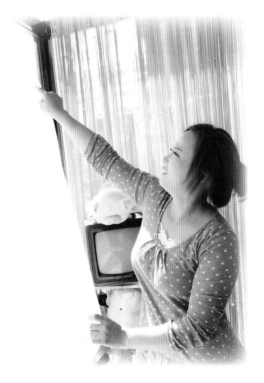

忌过早穿塑身内衣

穿着紧身的塑身内衣会影响身体的卫生，不利于产后恢复，特别是剖宫产者。专家建议：最好在产后1个月开始穿着，不过，哺乳的产妇还是应坚持使用哺乳文胸。

胸罩的选择应选择前开式的，这样在看病时、喂奶时都比较方便。也可以选择有伸缩性的布料，从下向上戴的，以及肩带式或比较肥大的乳罩。

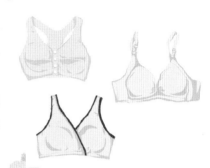

忌过早做剧烈运动

产后及早运动，对促进体力恢复和器官复位有很好的促进作用，但一定要根据自身情况适量运动。有些产妇急于恢复身材，月子里便开始进行大运动量或较剧烈的锻炼。这样，会影响尚未康复的器官恢复，还会影响剖宫产刀口或侧切伤口的愈合。

产妇忌用普通卫生巾

对于产妇来说，分娩后发生的生理变化要比经期更加复杂，在选择产后使用的卫生巾上，千万不能掉以轻心，不能随便使用普通卫生巾。原因如下：

分娩后，产妇外阴部位通常留有伤口，普通卫生巾是为普通女性设计，使用一般合成纤维制成，由于含化学成分，杂质多，容易起绒毛，摩擦系数大，易脱落和产生静电，极易对产妇敏感的伤口产生刺激，加大产妇的疼痛。

此外，普通卫生巾使用化纤制成，含黏合剂、荧光增白剂等化学成分，非常不适合产妇高度敏感的皮肤，容易产生刺激，引起产妇感染；普通卫生巾吸水性一般，容易侧漏、回流，无法应对产后大量恶露；使用过程中，卫生巾表面潮湿、闷热，不仅使产妇产生湿湿黏黏不舒服的感觉，产妇排出的恶露还含有适宜细菌迅速滋生的营养物质，对于产妇伤口的愈合极为不利。很多卫生巾为提高防水性能，加大制品的压层厚度，但是防水性能过高，透气、透湿性则很差，很容易导致对皮肤的刺激，引起痱子和红痒等问题，非常不适合产后妇女使用。特别值得注意的是，很多品牌的卫生巾并不专门消毒，无法达到完全无菌状态的卫生标准。对于处于敏感时期的产妇来说，显然存在安全隐患。

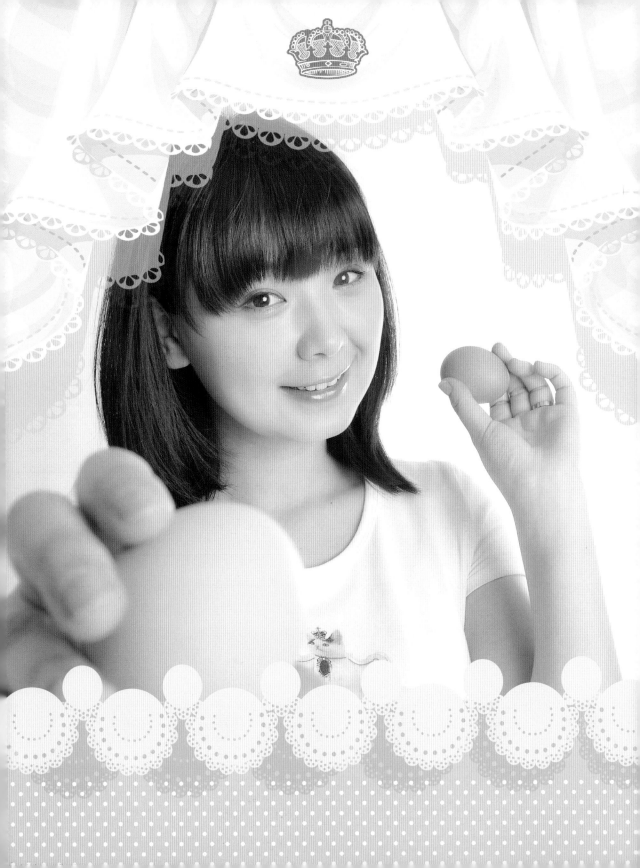

第七章
月子期饮食
营养宜忌

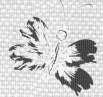

月子期
饮食营养之宜

宜知产后第一周开胃

不论是自然分娩还是剖宫产，产妇在最初几日里会感觉身体虚弱、没有食欲。如果这时强行吃下油腻的"补食"只会让胃口更加减退。在产后的第一周里，可以吃些清淡的荤食，如肉片、肉末。瘦牛肉、鸡肉、鱼等，配上新鲜蔬菜一起炒，口味清爽营养均衡。橙子、柚子、猕猴桃等水果也有开胃的作用。饮食上应适当增加水分，应多和宝宝接触，这会有利于母乳的分泌。产后应注意营养的补充，但补充过度也对身体无益。

宜知产后第二周补血

不知不觉到了分娩后的第二周，产妇的伤口基本上愈合了。经过上一周的精心调理，胃口恢复得差不多了。这时可以开始尽量多食补血食物，调理气血。苹果、梨、香蕉能减轻便秘症状又富含铁质，动物内脏更富含多种维生素，是完美的维生素补剂和补血剂。

药膳不能仅凭一知半解，自行配制，应在专业人士的指导下进行滋补。

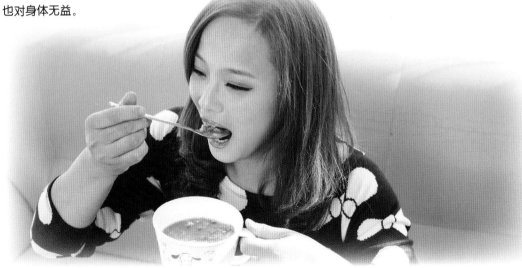

宜知分娩半月后催奶

宝宝长到半个月以后，胃容量增长了不少，胃口也在逐渐增大，并且哺乳量与哺乳时间逐渐建立起规律。哺乳节律开始日益与宝宝的需求合拍，反而觉得奶不涨了。其实，如果宝宝尿量、体重增长都正常，两餐奶之间很安静，就说明母乳是充足的。免不了有些产妇会担心母乳是否够吃，这时完全可以开始吃催奶食物了。

催奶不应该只考虑量，质也非常重要。传统认为产妇应该多喝蛋白质含量高的汤，最近的研究发现，被大家认为最有营养，煲了足足8小时才成的广东靓汤，汤里的营养仅仅是汤料的20%左右。所以科学的观点是汤汁要吃，料更不能舍弃。

营养其实在汤料里，所以煲汤不用一大锅，煲的时间也不要太长，不然营养成分会流失。

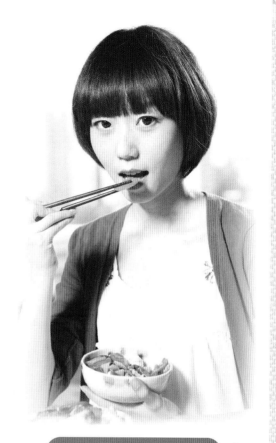

宜知进行阶段性食补的原因

月子期间的饮食最好配合生理机能，采用阶段性食补为宜。比如第一周是产妇排恶露的黄金时期，产前的水肿以及身体多余的水分，也会在此时排出。因此，第一周暂时不要吃得太补，以免恶露排不干净。第二周恶露逐渐减少，颜色和第一周相比不那么鲜红。到了第三周恶露已排尽，该是补气血的时候，也就是进补的最佳时机。

宜知营养均衡最重要

产妇可以通过多吃肉类和鸡蛋来保证每天摄入100克左右的蛋白质，鸡蛋每天吃2～3个就可以了，最好不要油炸。可以喝红糖水来补铁，但时间不宜太长，一般应在10天以内。还要注意营养均衡，吃一些蔬菜和水果，但忌吃刺激性的蔬菜及生冷水果。

第七章
月子期饮食营养宜忌

★ 蛋白质——营养支柱

新妈妈由于分娩时劳累和进食较少，相当一段时间仍表现为体质虚弱。为了使新妈妈尽快恢复健康状态，就需要补充大量的蛋白质。如果储量不足或储量降低会影响泌乳。储存的蛋白质仅为乳腺增殖及早期泌乳用，如果产后1个月内只摄入平常饮食的量，母体会出现负氮平衡，故应补充蛋白质以促进泌乳。轻体力劳动新妈妈每日供应90克，重体力劳动新妈妈应供应115克。其中半数以上应为动物性优质蛋白质。

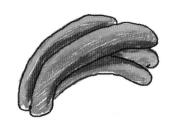 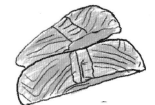 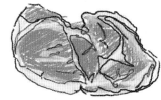

小贴士

新妈妈不吃蔬菜、水果可以吗？

多种维生素是新妈妈组织修复和分泌乳汁必不可少的原料之一。因此，产后不吃蔬菜和水果的习俗是错误的，毫无科学根据的，而是应当适当多吃些新鲜蔬菜和水果。

★ 铁——补血战士

因为新妈妈在分娩时失血过多，产后补血是十分必要的。铁是血液中血红蛋白的主要成分，因此需要补充大量的铁。

怀孕·分娩育儿宜忌速查

★ 钙——强身医生

很多新妈妈有因缺钙造成的抽筋、牙齿松动等情况，因此还要适当补充钙。新妈妈在月子期每天需要的热量为 12 552 千焦，其中应包括蛋白质 100 ～ 200 克和钙质 1 200 毫克、铁 15 毫克。如果新妈妈每日能吃主食 500 克，肉类或鱼类 150 ～ 200 克，鸡蛋 3 ～ 6 个，豆制品 100 克，豆浆或牛奶 250 ～ 500 克，新鲜蔬菜 500 克，每顿饭后吃 1 个水果（苹果、橘子、香蕉都可以），基本上就可满足哺乳期的营养需要。

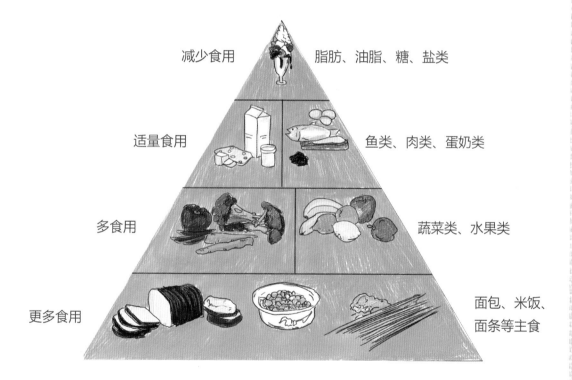

减少食用 —— 脂肪、油脂、糖、盐类

适量食用 —— 鱼类、肉类、蛋奶类

多食用 —— 蔬菜类、水果类

更多食用 —— 面包、米饭、面条等主食

小贴士

坐月子吃什么鱼好？

鱼类含丰富蛋白质，能促进子宫收缩。鲤鱼有利于消肿，利尿解毒。能治疗水肿胀满，肝硬化腹水，女性血崩，产后无乳等症状。

★ B 族维生素——代谢助手

五谷和鱼、肉、豆、蛋、乳类食物含有较丰富的 B 族维生素。B 族维生素可以帮助身体的能量代谢，也具有增强神经系统功能和加速血液循环的功效，对于产后器官功能恢复很有帮助。

营养素	食 物
蛋白质	瘦肉、鱼、蛋、乳、鸡、鸭等含有大量的动物蛋白质，花生、豆类和豆类制品等含有植物蛋白质
脂肪	肉类和动物油含有动物脂肪，豆类、花生仁、核桃仁、葵花子、菜籽和芝麻中含有植物脂肪
糖类	所有谷物、白薯、土豆、栗子、莲子、藕、菱角，蜂蜜和食糖等
矿物质	油菜、菠菜、芹菜、雪里红、莴苣和小白菜中含有铁和钙较多，猪肝、猪肾、鱼和豆芽菜中含磷较高，海带、虾、鱼和紫菜等含碘量较高
维生素A	鱼肝油、蛋、肝、乳都含有较多维生素A；菠菜、荠菜、胡萝卜、韭菜、苋菜和莴苣叶中含胡萝卜素量较多
B族维生素	小米、玉米、糙米、标准面粉，豆类、肝和蛋中都含有大量的B族维生素，青菜和水果中也富含B族维生素
维生素C	各种新鲜蔬菜、柑橘、橙子、草莓、柠檬、葡萄、红果中都含有维生素C，尤其鲜枣中含量高。维生素C经烹煮而易破坏，所以烹煮过后的食物中维生素C含量非常低
维生素D	鱼肝油、蛋类和乳类镁在未加糖的可可粉、干燥水果、坚果中含量较多
铁	可从动物性食品中摄取铁。肉类和其他内脏器官、海鲜、蔬菜、坚果、面粉和大豆

宜知分娩当天应多吃清淡汤食

即使是平时身体素质很好的女性，在分娩后也消耗了大量精力和体力，所以应及时调理饮食，加强营养。加强营养的原则是选择富有营养、易消化的食物。稍事休息即可进第一餐，主要以易消化的流食或半流食为主，比如红糖水、牛奶、藕粉、鸡蛋羹、小米粥等。如果肠胃消化情况较好，从第二餐可开始普通饮食，如吃煮鸡蛋、细挂面汤、排骨汤，多吃些新鲜水果和蔬菜。

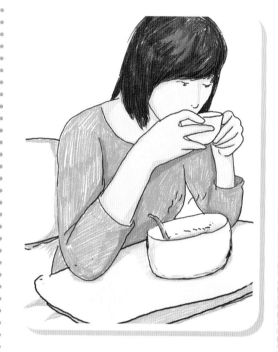

★ 剖宫产怎么吃

剖宫产6小时后可以饮用一些排气类的汤，如萝卜汤等，以增强肠蠕动，促进排气，减少肚胀，同时也可以补充体内的水分。但是，一些容易发酵产气多的食物，如糖类、黄豆、豆浆、淀粉类食物，应该少吃或不吃，以防腹胀更加严重。术后6小时可进食一些炖蛋、蛋花汤、藕粉等流质食物。术后第二天才可以正常地吃粥、鲫鱼汤等半流质食物。

★ 顺产怎么吃

自然分娩的妈妈第一餐同剖宫产并无太大区别，主要是进食适量，比较热、易消化的半流质食物，如红糖水、藕粉、鸡蛋羹、蛋花汤、卧鸡蛋等。第二餐可以用正常膳食。有些新妈妈在分娩的第一天感到疲劳无力或肠胃功能较

差，可食用比较清淡、稀软、易消化的食物，如糕点、面片、挂面、馄饨、粥，或卧鸡蛋及煮烂的肉菜，然后再用正常膳食。

做会阴切开术的妈妈术后1周内最好喝些无渣饮食，即含膳食纤维较少的食物。比如牛奶，以防形成硬便而不利伤口愈合。

🍬 小贴士

剖宫产的饮食禁忌？

禁食蛋类及牛奶，以避免胀气；避免食用咖啡、茶、辣椒、酒等刺激性食物；避免吃深色素的食物，以免疤痕颜色加深。

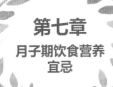

第七章
月子期饮食营养宜忌

★ 清淡易于消化

产后 1 ~ 2 天，由于劳累，新妈妈的消化能力减弱，应该吃些容易消化、富有营养又不油腻的食物，如牛奶、豆浆、藕粉、面片、大米或小米等谷类煮成的粥、挂面或馄饨等。以后随着消化功能的恢复，可进普通饮食，但在产后的 3 ~ 4 天里，不要喝太多的汤，以免乳房淤胀过度。待泌乳后才可以多喝汤，如鸡汤、排骨汤、猪蹄汤、鲫鱼汤、元肉红枣汤、肉骨汤煮黄豆等，这些汤类既可促进乳汁分泌，又含有丰富的蛋白质、矿物质和维生素等营养素。

★ 蔬菜、水果不可少

不少老人认为，蔬菜、水果水气大，新妈妈不能吃。其实蔬菜、水果如果摄入不足，易导致便秘，医学上称为产褥期便秘症。蔬菜和水果富含人体"三宝"，即维生素、矿物元素和膳食纤维，可促进肠胃道功能的恢复，增进食欲，促进糖分、蛋白质的吸收利用，特别是可以预防便秘，帮助达到营养均衡的目的。从可进食正常餐开始，每日半个水果，数日后逐渐增加至 1 ~ 2 个水果。蔬菜开始每餐 50 克左右，逐渐增加至每餐 200 克左右。

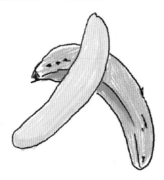
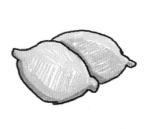
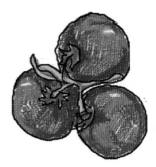

★ 摄取优质蛋白质

月子里要多吃一些优质的动物蛋白质，如鸡、鱼、瘦肉、动物肝脏等，适量的牛奶、豆类也是新妈妈必不可少的补养佳品。但蛋白质不宜过量，一般每天摄取 90 克左右蛋白质即可。否则会加重肝肾负担，还易造成肥胖。

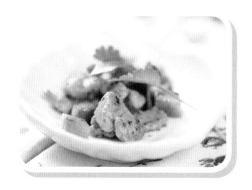

★ 补充足量的热量

产褥期的新妈妈所需要的热量较高，每日需 3 000 千焦左右。刚出生的宝宝所需的热能也需乳汁供给。一般来讲，每合成 1 升乳汁需要 3 765 千焦的热能。因此，哺乳的新妈妈应该每日增加 33.49 千焦的热能，其中最好有 4.19 千焦来自蛋白质。食物中的蛋白质、脂肪和糖类是人体热能的主要来源，应适量补充。

★ 食物多样化

食物应保持多种多样，粗粮和细粮都要吃，不能只吃精米精面，还要搭配杂粮，如小米、燕麦、玉米粉、糙米、标准粉、红豆、绿豆等。而且要选用品种、形态、颜色、口感多样的食物，变换烹调方法，这样既可保证各种营养的摄取，还可使蛋白质起到互补的作用，提高食物的营养价值，对新妈妈恢复身体很有益处。

★ 多吃含钙丰富的食物

哺乳的新妈妈对钙的需求量很大，需要特别注意补充，每日除喝牛奶补充钙质以外，还需要多喝排骨汤，保证每日连续补充钙质。

★ 适当补充维生素

维生素 A 和维生素 D 在我们习惯饮食中的含量非常低，难以达到需求。新妈妈多去户外晒太阳可补充维生素 D，还应在医生的指导下适量补充维生素 A 和维生素 D 制剂。为避免 B 族维生素缺乏，也要多吃一些瘦肉、粗粮及肝、奶、蛋、蘑菇、紫菜等食物。

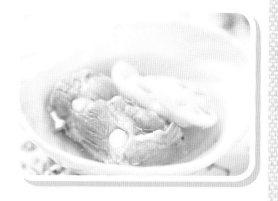

小贴士

产后能吃动物肝脏吗？

可可以吃。经常食用动物肝能补充维生素 B_2，这对补充机体重要的辅酶有重要作用。肝中还具有一般肉类食品不含的维生素 C 和微量元素硒，能增强人体的免疫反应，抗氧化。

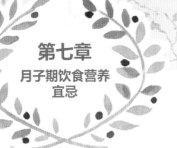

第七章
月子期饮食营养宜忌

宜知产后饮食中补血的五大宝

许多新妈妈分娩后，出现气血亏损，体质虚弱，面色苍白的症状，有的甚至出现贫血和轻度贫血。因此，新妈妈产后的膳食调理就要有侧重了。除了吃一些鸡肉、猪肉、牛肉、鸡蛋外，在1～3个月内多吃补血的食物，如猪血、黑木耳、大枣、鱼等，这些食物可是新妈妈饮食中五大宝。

★ 天然维生素丸——红枣

红枣能补益脾胃和补中益气。多吃红枣能显著改善肠胃功能，达到增强食欲的功效。此外，红枣还能补气血，对于气血亏损的新妈妈特别有帮助。

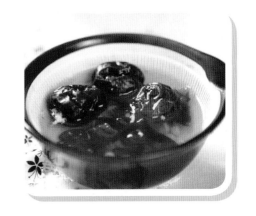

现代药理研究证明：红枣中含有大量的环磷酸腺苷，能调节人体的新陈代谢，使新细胞迅速生成，死细胞很快被消除，并能增强骨髓造血功能，增强血液中红细胞的含量。

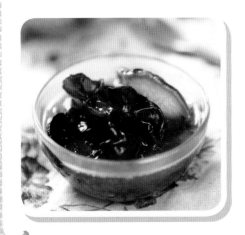

★ 荤素皆宜——黑木耳

黑木耳是一种滋补健身的营养佳品。由于黑木耳营养丰富、滋味鲜美、片大肉厚，故被人誉为"素中之荤"。其中蛋白质、维生素和铁的含量分别比白木耳高出一倍、两倍甚至五倍。在蛋白质中含有多种氨基酸，尤以赖氨酸和亮氨酸的含量最为丰富。黑木耳不仅清脆鲜美，滑嫩爽喉，而且有增加食欲和滋补强身的作用。黑木耳具有一定吸附能力，对人体有清涤肠胃和消化纤维素的作用。

★ 养血之王——猪血

猪血，一种价廉而营养极为丰富的食品，其低脂高蛋白，且含有铁、铜等人体必需的元素和磷脂、维生素，特别是猪血含铁丰富。每百克猪血中含铁量 45 毫克，堪称"养血之王"。因此，女性分娩后膳食中要常有猪血，既防治缺铁性贫血，又增补营养，对身体大有益处。

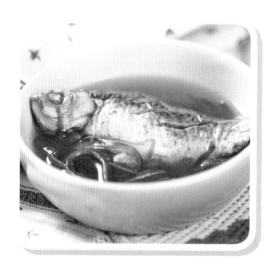

★ 完全蛋白质——鱼类

鱼类营养丰富，味道鲜美，蛋白质含量高。鲫鱼和鲤鱼清炖是很好的催奶食品。哺乳期间的新妈妈多吃鱼和鱼头有益于宝宝大脑发育，儿童多吃鱼和鱼头会更聪明。鱼肉味道鲜美，不论是食肉还是作汤，都清鲜可口，引人食欲，是日常饮食中人们比较喜爱的食物。鱼类种类繁多，大体上分为海水鱼和淡水鱼两大类。但不论是海水鱼还是淡水鱼，其所含的营养成分大致是相同的，所不同的只不过是各种营养成分的多少而已。

★ 食疗的营养库——猪肝

猪肝味甘性温，有补肝、养血、益目三大功效，其蛋白质含量远比瘦肉高，所含的碳水化合物为糊精，容易被人体消化和吸收，还含有各种维生素和无机盐，常吃可以"以脏补脏"，补肝血，养肝阴。猪肝含铁丰富，单位含量是猪肉的 20 倍，并且是吸收率最高的食物，而铁是血红蛋白的主要成分，也是人体合成红血球的重要原料。对产后贫血、缺铁性贫血的人群，猪肝是补铁的最佳来源。另外，猪肝含有维生素 B2，是治疗恶性贫血疾病的首选。

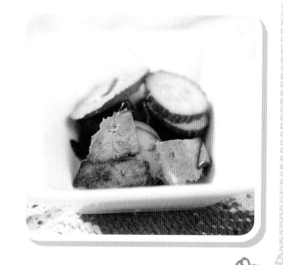

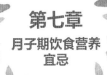

第七章
月子期饮食营养宜忌

宜知四季进补有所不同

★ 春——蔬菜为主

春季很多蔬菜都陆续上市了，新妈妈可以适当吃些新鲜的蔬菜。静养很重要，产后1～3天要吃些清淡、易消化、营养丰富的食物。

新妈妈由于分娩时身体能量消耗大，产后需要卧床休息，还要给宝宝哺乳，油炸、油腻及辛辣食物容易加剧便秘，也会影响下奶，而奶水也会刺激宝宝诱发湿疹、腹泻等疾病。新妈妈喝红糖水、母鸡汤、鱼汤、小米粥的习俗都是好的，如果再配以适量的新鲜蔬菜、水果，就更有益于新妈妈身体恢复和哺乳。

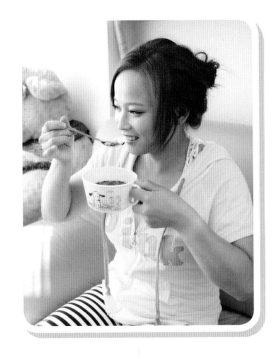

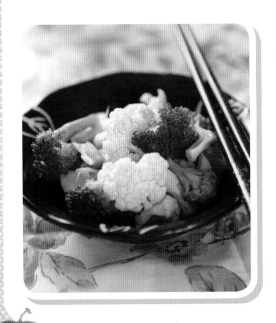

★ 夏——慎食生冷

分娩后，新妈妈身体比较虚弱，尤其是脾胃。进食生冷食物会影响脾胃的恢复。夏季应该多喝一些温开水，以补充水分。千万不要因为天气炎热或怕出汗而喝冰水或是大量饮用冷饮。也可以将水果榨汁，温热饮用。如果产后出现排便困难，可以将香蕉加热食用，以润肠通便。但脾胃虚寒的新妈妈，即使在夏季也不宜吃西瓜，以免损伤脾胃。

★ 秋——煲汤佳季

秋天除了进补一些鱼汤、鸡汤、猪蹄汤，还应当加入一些滋阴的食物，以对抗秋燥对妈妈的不利，如百合、银耳、山药、梨、葡萄、荸荠、糯米、甘蔗、豆浆、芝麻、莲藕、菠菜、猪肺、鳖、橄榄等，这些食物具有润肺生津，养阴清燥的作用，应少食葱、姜、辣椒等辛辣食物。

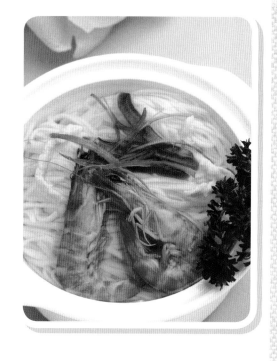

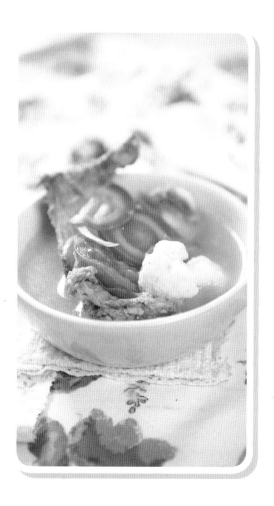

★ 冬——荤素相间

寒性食物容易刺激胃血管，使血流不畅，而血量减少将严重影响其他脏腑的循环，有损身体健康。因此，冬季应以温暖食物为主。原则上应做到食用当季果蔬，荤素搭配以素为主。冬季忌食寒性食物。冬季是自然界万物闭藏的季节，人类的阳气也会潜藏于冬季，脾胃功能相对虚弱，如果再食寒、冷、凉的食物，易损伤脾胃阳气。因此，冬季应忌食寒性食物，如荸荠、番茄、生萝卜、生黄瓜、西瓜、鸭肉等。同时，不要吃得过饱，以免引起气行不畅，更不要饮酒来抵御严寒。

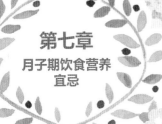

月子期
饮食营养之忌

忌月子期饮食五个误区

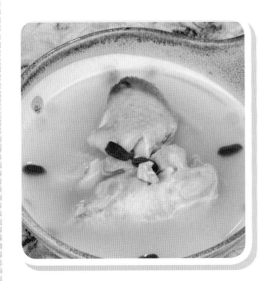

★ 误区 1：吃母鸡不吃公鸡

传统的风俗习惯中，母鸡被认为是坐月子的最佳食品，不但能增强体质，而且促进乳汁分泌。但科学证明，产后吃炖母鸡不但不能增乳，反而会出现回奶现象。新妈妈产后血液中的激素浓度大大降低，导致催乳素发挥催乳作用，促使乳汁分泌。但是新妈妈产后食用炖老母鸡，由于母鸡的卵巢和蛋衣中含有一定量的雌激素，大量食用会使血液中雌激素浓度增加，催乳素的效能因此减弱，进而导致乳汁不足，甚至完全回奶。公鸡体内所含的少量雄激素有对抗雌激素的作用，会促使乳汁分泌，这对宝宝的身体健康起着潜在的促进作用。

★ 误区 2：菜越淡越好

也许老一辈早就告诫妈妈，分娩后不宜多吃盐，特别是在产后的前几天，饭菜内一点盐都不能放。其实这样做只会适得其反，新妈妈吃无盐饭菜会使食欲不佳，不利于康复，因此饭菜里放适量盐对新妈妈来说是有益处的。新妈妈在分娩前几天，身体要出很多汗，乳腺分泌也很旺盛，体内容易缺水、缺盐，从而影响乳汁分泌。新妈妈的食物中应该适量放一些盐，可以避免月子里出汗过多造成身体脱水，影响身体恢复和乳汁分泌。

★ 误区 3：过多忌口

一些地方对新妈妈的忌口讲究过多，如忌鱼虾、牛、羊肉或不准吃大米，只能喝小米粥等，这些都是不可取的。有些地区的新妈妈在坐月子期间认为蔬菜、水果"寒气大"而忌食，怕吃了会伤身，结果新妈妈在分娩后容易发生大便秘结。其实，新妈妈产后需要各种营养，主、副食都应兼备且多样化，仅吃一两样不能满足妈妈的需要，也不利于乳汁的分泌。因此，新妈妈在适当运动、多饮汤水的同时，更应吃一些富含纤维的蔬菜水果，既利于乳汁分泌，又有润肠作用。

★ 误区 4：汤比肉营养高

产后应该适当多喝些鸡汤、鱼汤、排骨汤、豆腐汤等，有利于泌乳，但同时也要吃肉。因为肉比汤的营养更丰富。但高脂肪的浓汤容易产生油腻感，影响食欲，并会导致产后发胖，还容易引起宝宝腹泻，因此新妈妈不宜多饮浓汤。

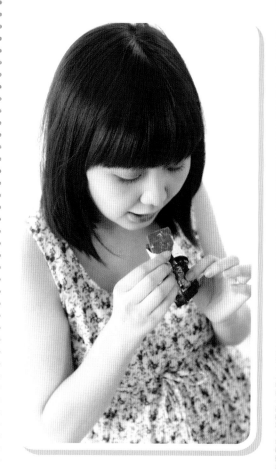

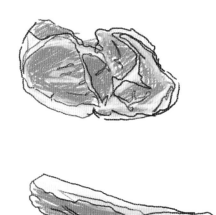

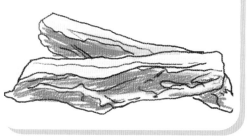

★ 误区 5：经常吃巧克力

巧克力中所含的可可碱会进入母乳，并通过哺乳进入宝宝的体内，从而损害宝宝的神经系统和心脏，并导致消化不良、睡眠不稳、哭闹不停等。另外，常吃巧克力会影响新妈妈的食欲，造成身体所需的营养供给不足。这样，不仅影响新妈妈的身体康复，还会影响宝宝的成长发育。

忌滋补过量

新妈妈在分娩后，适当进行营养滋补，既可以补充营养，有利身体的恢复，同时可以确保奶水充足。但是，如果滋补过量是有害无益的。新妈妈为了补充营养和促进乳汁分泌，都特别重视产后的滋补，常是天天不离鸡，餐餐有鱼肉。其实这样不但浪费钱财，还可引发麻烦。滋补过量容易导致过胖。产后新妈妈过胖会使体内糖和脂肪代谢失调，引起各种疾病。此外，新妈妈营养太丰富，必然使奶水中的脂肪含量增多，如果宝宝胃肠能够吸收，也会造成宝宝肥胖，并易患扁平足等疾病；若宝宝消化能力较差，不能充分吸收，就会出现腹泻，而长期慢性腹泻，又会造成营养不良。

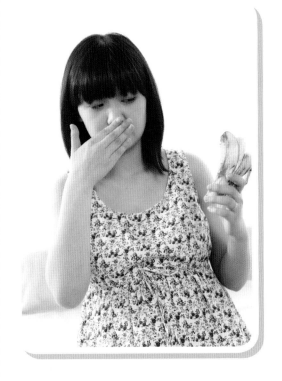

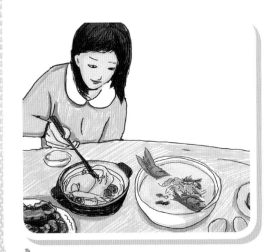

忌过早节食

通常新妈妈分娩后体重会增加，许多人为了恢复产前的苗条身材，产后便马上开始节食，这样做不但有损身体健康，而且哺乳的新妈妈更不可取。新妈妈产后所增的体重，主要为水分和脂肪。如果是给宝宝哺乳，势必要消耗体内的大量水分和脂肪，这些脂肪根本不够。新妈妈不仅不能节食，还要多吃营养丰富的食物，每天必须保证摄入足够的热量。

忌久喝红糖水

产后适量喝红糖水，对新妈妈和宝宝都有好处。新妈妈分娩时，精力和体力消耗非常大，加之又失血，产后还要给宝宝哺乳，因此需要碳水化合物和大量的铁质。红糖不但能补血，又能提供热量，是新妈妈的补益佳品。

许多妈妈以为喝得越多越好，所以饮用很长时间，甚至长达 1 个月。但是久喝红糖水对新妈妈子宫复原不利。在产后 10 天，恶露逐渐减少，子宫收缩也恢复正常，但若喝红糖水时间过长，会使恶露血量增多，造成新妈妈继续失血，因此引起贫血。新妈妈产后喝红糖水的时间，应以 7 ～ 10 天为宜。

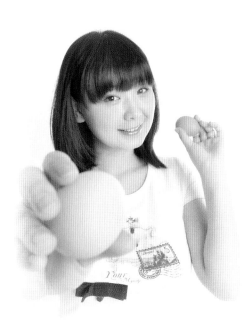

忌多喝浓汤

新妈妈产后多喝高脂肪浓汤，不但影响食欲，还使人身体发胖，体态变形，并且使乳汁中的脂肪含量过高，使新生儿不能耐受和吸收，从而引起腹泻。新妈妈适宜喝脂肪适量的清汤，如蛋花汤、鲜鱼汤等。

忌多吃鸡蛋

有的新妈妈为了加强营养，分娩后和坐月子期间，常以多吃鸡蛋来滋补身体的亏损，甚至把鸡蛋当成主食来吃。吃鸡蛋并非越多越好，医学研究表明，分娩后数小时内，最好不要吃鸡蛋。因为在分娩过程中，体力消耗大，出汗多，体液不足，消化能力也随之下降。若分娩后立即吃鸡蛋，就难以消化，从而增加肠胃负担。

在整个产褥期间，根据对新妈妈、新妈妈的营养标准规定，每天需要蛋白质 100 克左右，因此，每天吃鸡蛋 3 ～ 4 个就足够了。研究还表明，新妈妈或普通人，每天吃十几个鸡蛋与每天吃 3 个鸡蛋，身体所吸收的营养是一样的，吃多了并没有好处，甚至容易引起胃病。

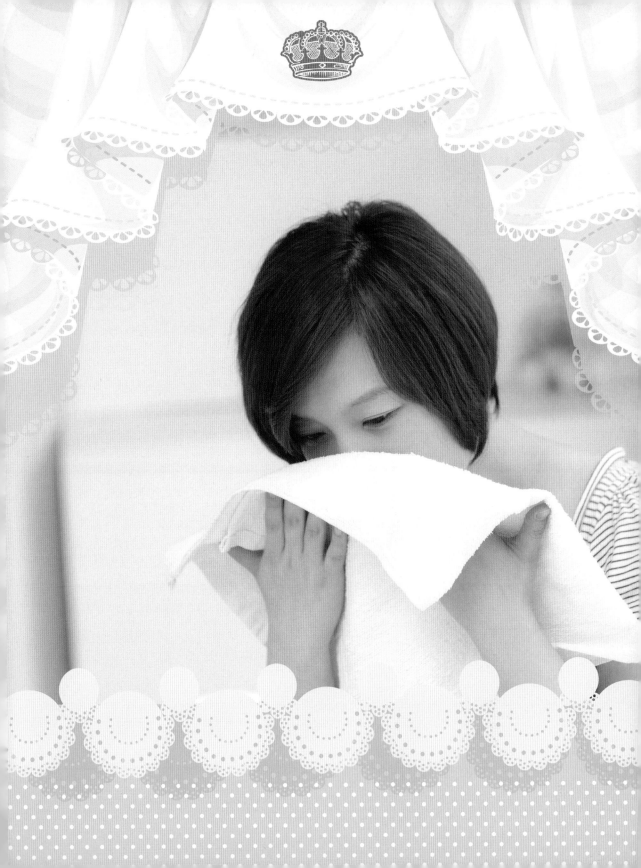

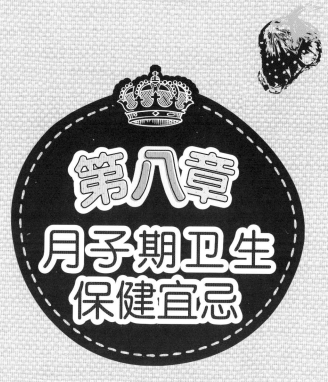

第八章
月子期卫生保健宜忌

月子期
卫生保健之宜

宜远离尿潴留

尿潴留是在月子里常见的不适病症，不仅可能影响子宫收缩，导致阴道出血量增多，也是造成产后泌尿系统感染的重要因素，给妈妈带来生理和心理上的诸多困扰。

★ 多坐少睡

新妈妈不要经常躺在床上，因为躺在床上容易降低排尿的敏感度，这就有可能阻碍尿液的排出。顺产的妈妈，可于产后6～8小时坐起来，适度下床走动；剖宫产的妈妈术后24小时也可以坐起来。

★ 水蒸气熏疗

在盆里放上热水，水温控制在50℃左右，然后直接坐在热水里浸泡，每次5～10分钟。也可以用开水熏下身，让水蒸气熏到会阴部，注意保持身体不接触水，以免烫伤。

★ 按摩刺激

在排尿前可采用按摩法刺激排尿，缓解尿潴留。将手置于下腹部膀胱处，向左右轻轻按摩10～20次；排尿后，再用手掌自膀胱底部向下缓慢推移按压，以减少膀胱余尿。

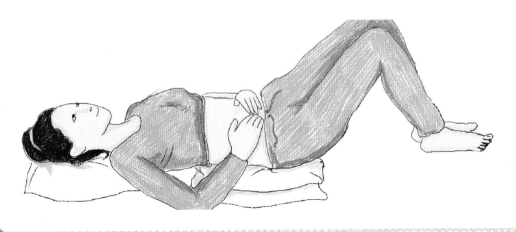

宜学会观察恶露

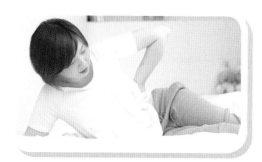

新妈妈分娩后，随着子宫内膜（特别是胎盘附着地方的内膜）脱落，子宫分泌的黏液等也随之从阴道内流出，这就是恶露。正常的恶露有些血腥味，但是不臭，总量在 500～1 000 毫升。

一般情况下，恶露大约在产后 3 周就停止了。恶露是产后身体恢复的直接表现，新妈妈应经常观察恶露情况是否正常，尤其要注意恶露的质与量、颜色与气味的变化，以此可估计子宫恢复的快慢及有无异常。

★ 恶露正常的变化

产后第一周，恶露量较多，颜色鲜红，含有大量的血液、小血块和坏死的蜕膜组织，称为红色恶露。

1 周以后至半个月内，恶露中的血液量减少，较多的是坏死的蜕膜、宫颈黏液、阴道分泌物及细菌，使得恶露变为浅红色的浆液，此时的恶露称为浆性恶露。

半个月以后至 3 周以内，恶露中不再含有血液了，但含大量白细胞，退化的蜕膜，表皮细胞及细菌，使得恶露变得黏稠，色泽较白，所以称为白色恶露。白色恶露可能会持续 2～3 周。

★ 恶露异常现象

如果产后两周恶露仍然为血性，且量多，伴有恶臭味，有时排出血块式的东西，或者胎膜样物，子宫复旧很差。这说明子宫内可能残留有胎盘或胎膜，随时有可能发生大出血，应立即去医院诊治。

产后发生产褥感染时，会引起子宫内膜炎或子宫肌炎。这时，新妈妈伴有发热，下腹疼痛，恶露增多并有异味，颜色也不是正常的血性或浆液性，而呈浑浊、污秽的土褐色等症状，要及早与医生联系并解决。也可以用开水熏下身，让水蒸气熏到会阴部，注意保持身体不接触水，以免烫伤。

小贴士

产后恶露多久能消失？

产后恶露一般持续 2～4 周，产后恶露多久能消失要因人而异。如果超过正常时间，应及时到医院检查一下，查看是否感染。

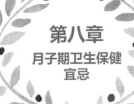

第八章
月子期卫生保健宜忌

宜预防产后腰痛

分娩后内分泌系统尚未得到调整，腹部肌肉也由于分娩而变得较为松弛，骨盆韧带也处于松弛状态。此外，产后照料宝宝要经常弯腰，或遇恶露排出不畅引起血淤盆腔。因此，产后腰痛是很多新妈妈经常遇到的烦恼。

★ 避免经常弯腰

把经常换洗的衣物放在卧室内，并将妈妈和宝宝经常换洗的衣物放在衣橱适宜高度的抽屉里，以新妈妈站在衣橱前伸手可及为度。月子里的新妈妈在清理房间地板时应选用长柄扫帚、拖把和簸箕，以腰不会很快产生酸痛感为宜，每次清理时间不要过长。

★ 避免久蹲久站

新妈妈在自行给宝宝洗澡时，可把宝宝的洗澡浴盆放在高度适宜的茶几上或换尿布的台子上，旁边放上一把小凳子。这样就可使新妈妈舒服地采取坐姿给宝宝洗澡，避免久蹲久站。无法避免久站时，交替性让一条腿的膝盖略微弯曲，使腰部得到休息。

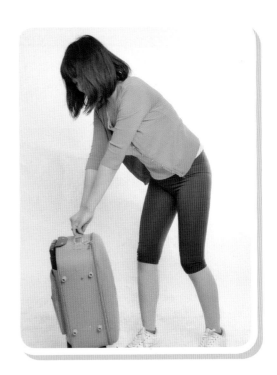

小贴士

产后如何保护腰？
产后保持充分睡眠，经常更换卧床姿势，避免提过重或举过高的物体。如果感到腰部不适，可按摩、热敷疼痛处或洗热水澡，促进血液循环；平时注意腰部保暖。

★ 不宜拿重物

避免提过重或举过高的物体。抬重东西时，注意动作不要过猛。举起宝宝或举其他东西时，尽量利用手臂和腿的力量，腰部少用力。取或拿东西时要靠近物体，避免姿势不当闪伤腰肌。

★ 保持正确睡眠姿势

新妈妈在月子里要保持充分睡眠，经常更换卧床姿势，睡觉时采取仰卧姿势或侧睡，床垫不宜太软，而且平时注意腰部保暖，特别是天气变化时及时增减衣物，避免受冷风吹袭，受凉会更加疼痛。

★ 注意饮食

饮食上多吃牛奶、米糠、麸皮、胡萝卜等富含维生素 C、维生素 D 和 B 族维生素的食物，增加素食在饮食中的比例，避免骨质疏松而引起腰痛。不要吸烟和喝碳酸饮料，以免引起腰椎骨质疏松，导致慢性腰痛。

小贴士

产后腰痛是否是缺钙的表现？

如果哺乳的新妈妈体内钙质不足，新妈妈体内的血钙就会降低，导致骨头里的钙质会游离出来，容易发生骨质疏松，出现腰酸腿痛的症状。

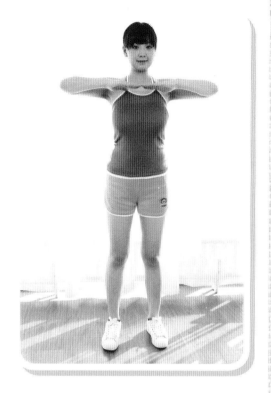

★ 放松精神

紧张情绪会使血中激素增多，促发腰椎间盘肿大而致腰痛，愉快心情有助于防止腰痛发生，因此，产后保持轻松愉快的心境十分重要。

★ 适当运动

每天起床后做 2～3 分钟的腰部运动，平时多去散步，都能防止和减轻腰痛。从产后两周开始，在医生的指导下做加强腰肌和腹肌的运动，增强腰椎的稳定性。如果感到腰部不适，可按摩、热敷疼痛处，以促进血液循环，改善腰部不适感。

宜知盆腔静脉曲张的防治

所谓盆腔静脉曲张，是指盆腔内长期淤血、血管壁弹性消失、血流不畅、静脉曲张弯曲的一种病变。造成盆腔淤血的原因很多，最主要的是由于妊娠期子宫扩大，压迫盆腔血管，血液回流受阻，产后调养失宜，盆腔血管复原不良。

由于盆腔静脉淤血，血流循环不畅，可引起下腹疼痛、坠胀、恶露多、月经多。长期淤血又造成子宫颈肥大、腺体增生、阴道壁充血而白带增多。还有会因盆腔静脉曲张影响膀胱而出现痔疮，同样可引起腰酸及腰骶部坠痛。

防治该病的方法，可根据上述发病原因，除去外界和人为因素，做好产后静养，加强腹肌、盆底肌肉和下肢肌肉的锻炼。

	防治盆腔静脉曲张的方法
1	产后注意卧床休息，随时变换体位
2	保持排便通畅
3	经医生确诊为盆腔淤血者，可按摩下腹部，用手常在下腹部做正反方向圆形按摩；每天在尾骶部上下来回按摩1~2次，每次10~15下
4	用活血化淤、芳香理气药热熨，可选用川芎、乳香、广香、小茴香、路路通、红花等各15克，炒热盛入布袋中，熨下腹部、腰脊和尾骶

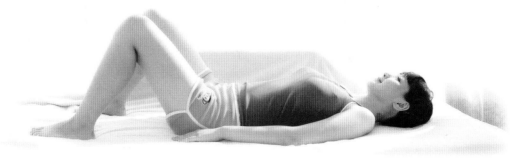

宜知产后疼痛的预防

★ 关节疼痛

有些新妈妈分娩后常感腕部、手指关节及足跟部疼痛。这是因为体内内分泌改变，使手部肌肉及肌腱的力量、弹性出现程度不同的下降，关节囊及关节附近韧带减弱，削弱了松弛度与功能所致。

足跟痛多是由于产后活动减少，致使足跟部的脂肪垫因失用性退化而变得薄弱，从而对体重支持和运动时震动的缓冲作用降低，脂肪垫因而发生充血、水肿等特异性炎症而造成。

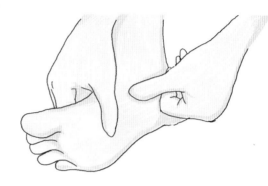

针对这种症状的防范对策是：注意休息，避免过早、过多地干重活，特别是不要经常用冷水洗浴或浸泡手足，避免手足部因受凉而发生肌肉和关节疼痛。

★ 腕部疼痛

因为内分泌的影响，新妈妈在分娩时皮肤毛孔及关节大开，又因产后气血两虚，如果受风寒侵袭，则使风寒滞留于肌肉和关节中。如果是不停地给宝宝换尿布、哺乳、抱宝宝，在疼痛时未能及时治疗，使得肌肉关节损伤加重，引起肌腱和神经发炎。

	解决产后腕部疼痛的方法
1	产后照料宝宝时避免受凉，更不要过早动用冷水
2	若腕部出现疼痛，不要使用手腕和拇指，也不要让它们用力
3	妈妈本人不要用力揉动或推拿患处，应尽早请医生诊治
4	少吃酸味食物、香蕉、鸡肉、啤酒等

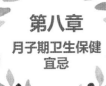

第八章
月子期卫生保健宜忌

解决产后尾骨疼痛的方法

1	一般1~2个月会自然痊愈。临近产期时，如果发现宝宝超过4千克或骨盆狭窄的妈妈，应该手术助产或剖宫产
2	疼痛的时候，在患处做热敷，以放松局部肌肉
3	躺或坐时，避免疼痛处接触硬物，最好铺上用柔软的垫子或橡皮圈垫
4	满月后仍不见好转应去看医生

★ 尾骨疼痛

产后脊柱最下端处产生疼痛，这是因为分娩时骨盆偏于狭窄而胎头较大，在穿过产道时把尾骨挤破了，肌肉也因此而损伤。最明显地表现在仰卧、坐立或如厕用力时会有疼痛感，特别是坐在较硬的东西上可加重疼痛。

★ 阴道疼痛

许多新妈妈在分娩时没有做会阴切开术，阴道和会阴部也没有破裂，但产后感到阴道部位很疼痛，特别是笑或大声说话时。其实，一个几千克重的宝宝从狭窄的阴道被娩出，总会使阴道组织因扩张和伸展过度淤血和损伤。但是，随着时间的推移，这种疼痛会慢慢减轻。

解决产后阴道疼痛的方法

1	疼痛部位洗温水浴
2	用纱布包裹碎冰对不适处进行冰敷
3	疼痛剧烈时，可在医生的指导下使用作用温和的止痛药
4	避免做对不适处产生压力的姿势，睡眠宜取侧卧位
5	不要长久站立或坐。坐位时应该垫个软枕头，或者坐在中间有凹陷的橡胶坐垫上，以缓解不适处的紧张感
6	做促使阴部组织恢复的运动，方法为收紧阴部及肛门附近的肌肉，并尽可能持久一些，每次以8~10秒钟为宜，然后慢慢放松肌肉。持续放松几秒钟，接着重复做此动作，每天至少做25次。这一运动可在任何体位中做，以加快血液循环，使损伤的组织尽快康复

★ 肌肉关节疼痛

新妈妈分娩时因长久猛烈用力，造成肌肉组织关节韧带过劳，再加之失血，因此气血两虚，毛孔张开，容易使风寒侵入肌体而引起肌肉疼痛，特别是两腿间的肌肉疼痛更厉害。

	解决产后肌肉关节疼痛的方法
1	产后注意保暖，尤其是在寒冷时。避免接触冷水，以免关节受凉而疼痛
2	洗热水澡来缓解肌肉的不舒适感
3	在疼痛处擦些红花油，以促进局部血液循环，把引起疼痛的代谢废物尽快排出
4	服用生化汤也能够改善疼痛
5	如果疼痛的同时伴随关节酸楚红肿，一遇风时更为加剧，甚至影响行动，此时单凭补血益气的膳食已不能够改善症状，应该立即看医生，以免对新妈妈身体造成更大的伤害

宜谨防产后感冒

产后由于新妈妈气血两虚，抵抗力下降，加上出汗较多，全身毛孔经常张开着，又长时间在温室里，一旦身体突然经受急剧的温差变化，便会很容易患上感冒。

★ 保持良好的居室环境

新妈妈的居室温度最好保持在20℃～24℃。室内的空气湿度应保持在55%～65%，并坚持每天开窗通风，这样才能减少空气中病原微生物的滋生，防止感冒病毒感染。通风时应先将新妈妈和宝宝暂移到其他房间，避免对流风直吹而着凉。

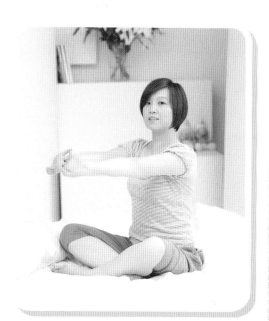

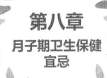

第八章
月子期卫生保健宜忌

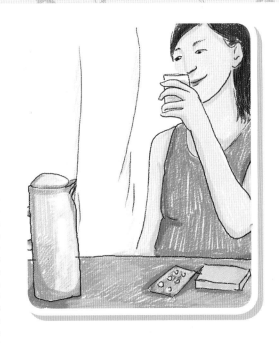

★ 减少病毒感染

在月子里，新妈妈应尽量少会客，以减少感染感冒病毒的机会。在病毒滋生的春季，房间里还应及时用食醋熏蒸法进行空气消毒，以每立方米食醋5～10毫升的比例，加水将食醋稀释2～3倍，关紧门窗，加热使食醋在空气中逐渐蒸发掉，有消毒防病的作用。如果家中有人患了感冒，应立即采取隔离措施。

★ 饮食均衡

饮食要营养均衡。多吃含维生素多的蔬菜、水果和高蛋白食物，增强机体免疫力。还应多饮水，多排尿，及时排除体内毒素，有助于抵抗感冒病毒的侵袭，饮食要清淡、易消化，不吃辛辣、刺激、油腻食物。

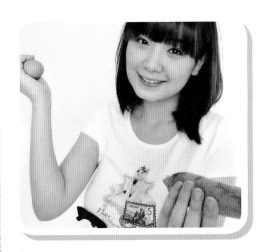

★ 适当服药

新妈妈患病毒性感冒时，可服用一些中成药，如感冒清热冲剂、双黄连口服液、双花口服液等；如果是细菌性感染，则可服用不会影响乳汁质量的青霉素类或头孢类抗生素，如青霉素 V 钾片、先锋六号等。如果出现高热不退、咳嗽加重、呼吸困难等症状，应尽早去医院治疗。

🌸 小贴士

常见的产后发热原因有哪些？

可能患了乳腺炎，也有可能是产褥感染，表现为小肚子痛，恶露量多、颜色不好、有臭味。感冒有时也会发热，此外，泌尿系统感染也容易导致发热，需要区别对待。

宜知产褥感染的预防

产褥感染俗称"产后风"，但并不是产后吹风所致的。月子中的新妈妈体力比平时差，子宫口松，又有流血，故阴道本来有的细菌或外来的细菌容易在血中滋生，并感染到子宫和输卵管，会阻碍子宫的血液循环，出现淤血，降低生殖器官及泌尿系统的功能，影响下肢的血液循环。如果治疗不当，晚期大部分转为严重的风湿病、类风湿病症，是新妈妈在产褥期易患的比较严重的疾病。

★ 保持清洁

由于新妈妈产后多汗、有恶露、哺乳等原因，应多洗澡，勤换衣，至少每周洗澡1次，每日清洗外阴，特别是外阴有未愈伤口或恶露多更要注意清洁，每次排便后也要清洗。平时出汗应及时擦干，内衣湿了要及时更换。

★ 小心寒气

新妈妈在产褥期要避免受寒，不能吹冷风或喝凉水、吃冷饮。不能吃刺激性的食物。不能长时间做家务，更不能使用凉水洗尿布、洗手。

★ 不要过度活动关节

分娩后关节内滑囊的滑液分泌不良，稍微劳累就会出现手腕发麻等症状。这是由于产后新妈妈血液损失过多，或者营养不良、血液循环不畅引起的。不要急于做家务，用手洗衣服最易伤及手部关节，更不要长时间站立或蹲着做家务。

★ 饮食调养

预防产褥感染的食物有鲤鱼、猪蹄、南瓜等。鲤鱼内含有易于消化吸收的优质蛋白质，其中含有的钙质和B族维生素有助于碳水化合物的消化。而且还可预防贫血及帮助排出子宫内淤血，促进乳汁分泌。

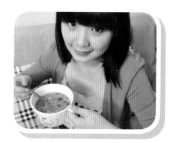

★ 多晒太阳

天较暖而阳光好时，新妈妈可将宝宝穿暖包好，在避风的地方与其一同晒晒太阳，预防骨质疏松和关节疼痛的出现。

小贴士

什么是产褥期？

产褥期是指女性分娩后到女性机体和生殖器基本复原的一段时间，一般需要6～8周。民间俗称"坐月子"。

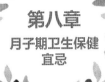

第八章
月子期卫生保健宜忌

宜远离产后抑郁

★ 产后抑郁的自测

一些工作的新妈妈生完宝宝后会患上产后抑郁症。如果新妈妈心情沉重抑郁，对任何事都缺乏兴趣，请从以下8个方面做自测：

	产后抑郁自测法
1	心烦气躁，坐立难安
2	食欲缺乏，日渐消瘦
3	容易感伤落泪或时常放声大哭
4	缺乏自信，觉得自己是个没用的人
5	犹豫不决，即使是小事都无法下决断
6	时常感到疲惫不堪，做任何事都提不起一点劲来
7	晚上睡不着，即使没有特别的事情，也会一大早就醒来
8	对将来不抱任何希望，经常因绝望而感到痛不欲生

很多新妈妈都经历过产后的情绪波动，只是程度不同。以两周左右的情绪作为参考，如果符合以上5项，就尽早看医生。

★ 导致产后抑郁的原因

内分泌变化的影响

妊娠后期，准妈妈体内雌激素、黄体酮、皮质激素、甲状腺素不同程度的增高，准妈妈会产生幸福愉悦的感觉，但是宝宝出生后，这些激素迅速下降，造成内分泌发生变化，从而产生抑郁症状。

新妈妈或宝宝生病

经研究表明，疾病导致的极度紧张也会诱发抑郁症。早产、产褥期的疾病或并发症给妈妈带来极大压力，容易诱发产后抑郁。准妈妈一方面担心早产宝宝今后的健康问题，另一方面自己心理上也没有完全做好做妈妈的准备。年轻妈妈的情绪充满着沮丧和焦虑，妈妈睡眠很差，清晨又感到疲乏无力。宝宝成了妈妈牵肠挂肚的无尽头的根源，哪怕是宝宝极轻微的不适都会引起新妈妈最严重的恐惧。经常感到不能胜任妈妈这一角色，缺乏安全感，指责自己的种种不是，经常失去控制而哭泣不止。新妈妈常常产生消极情绪，这反过来又加剧了自己的内疚感。

★ 克服产后抑郁的方法

及时谈心

爸爸要关心妈妈的情绪变化，让新妈妈把自己的感觉和感受向丈夫倾诉，这样会使她的情绪得到释怀，缓解心理压力。爸爸不妨经常鼓励妻子，帮助她制订详细的身体恢复计划，树立妈妈的自信。

做好帮手

爸爸要主动承担家事或育儿责任，充分保证新妈妈的休息。让她在宝宝睡觉的时候，尽量休息或小睡一会儿，让她感觉到舒心。

调动她的兴趣

让她找点儿感兴趣的事情做，比如多看些育儿书籍，有关宝宝的生活趣事等等，转移她的注意力，缓解育儿压力。也可以在家里营造一个浪漫情调，使她的身心尽量得到放松。

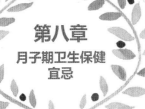

第八章

月子期卫生保健宜忌

宜知小心急性乳腺炎

★ 症状表现

有乳头创伤或乳头发育不良史，开始有发冷，而后高热、寒战、头痛、乳房胀痛或搏动性疼痛等全身中毒症。早期乳房肿胀面积增大，局部硬结，进而红、肿、热、有压痛及搏动性疼痛；形成脓肿则有波动感，感染表浅者可自行破溃；患侧腋窝淋巴肿大、压痛。

脓肿的临床表现与其位置的深浅有关，位置浅时，早期有局部红肿、隆起，而深部脓肿早期时局部表现常不明显，以局部疼痛和全身性症状为主。

脓肿可以单个或多个；可以先后或同时形成；有时自行破溃或经乳头排出，亦可以侵入乳腺后间隙中的疏松组织，形成乳腺后脓肿。

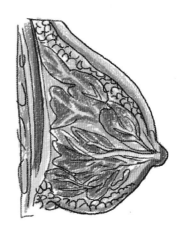

小贴士

患乳腺炎时饮食应注意什么？

饮食宜清淡而富于营养，如鲜藕、丝瓜、牛奶、鲫鱼汤等；忌辛辣、刺激、油腻的食物。油腻的食物会使乳汁变得过于浓稠，造成乳腺导管的堵塞进而诱发急性乳腺炎。

★ 产生原因

乳汁淤积

新妈妈发生高热，乳房疼痛的症状加剧，乳房因奶水排不出去而充盈，表面皮肤变得十分光亮，无法忍受宝宝的吸吮，不得不暂停。

细菌入侵

乳头破损使细菌沿淋巴管入侵是感染的主要途径。胎儿口含乳头睡着或胎儿患口腔炎也利于细菌直接侵入乳管，致病菌以金黄色葡萄球菌为主。

★ **预防措施**

避免这些症状应采取的预防措施
1   在妊娠期及哺乳期要保持两侧乳头的清洁，如果有乳头内缩者，应将乳头轻轻挤出后清洗干净，每次哺乳前妈妈要先洗手，擦净乳头，哺乳后用清洁纱布覆盖乳头，并用胸罩托起乳房
2   在哺乳前后可用3%硼酸水洗净乳头，养成定时哺乳的习惯，每次哺乳时应将乳汁吸净，不能吸净时可用吸乳器吸出。及时清除乳头表面上的乳痂，以免奶水排出不畅，使奶水淤滞在乳房
3   如果乳头已有破损或皲裂时，应暂停哺乳，用吸乳器吸出乳汁，待伤口愈合后再行哺乳
4   尽量不要让宝宝含着乳头睡觉，这样容易使宝宝咬乳头造成破损，诱发乳头感染
5   乳房出现淤积的奶块时，可以先做热敷，并轻轻地用手向乳头方向揉动，促使奶块化开，并将奶水挤出或用吸奶器吸出

★ **应对方法**

乳腺炎发病的基础就是因为乳汁没有及时从乳腺中排除，造成乳汁淤积。所以在感到乳房疼痛、肿胀甚至局部皮肤发红时，不要停止母乳喂养，而要勤给宝宝喂奶，否则可使乳腺炎继续加重。但在乳腺局部出现化脓时，不要让宝宝吃患病侧乳房，可以吃健康一侧的乳房。只有当病情严重，并在乳腺上发生乳瘘时，才有必要暂时停止母乳喂养，但这种情况是极少发生的。

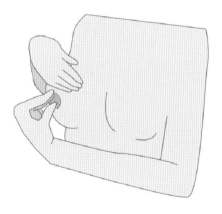

为防治严重感染及败血症，根据细菌培养及药敏选用抗生素，必要时静脉滴注抗生素。脓肿已形成应及时切开引流，切口一般以乳头、乳晕为中心呈放射形，乳晕下浅脓肿可沿乳晕做弧形切口，如脓肿位于乳房后，应在乳房下部皮肤做弧形切口。

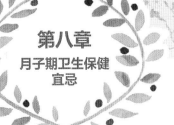

第八章
月子期卫生保健宜忌

宜知不要忽视卵巢疾病

★ 症状表现

小腹疼痛、腹胀、月经失常、盆腔疼痛、尿急是卵巢肿瘤的早期表现。当囊肿影响到雌激素产生时，可能会出现阴道不规则出血等症状。

卵巢癌的发病因素不清，但环境和内分泌影响在卵巢癌致病因素中最受重视。

卵巢绝对是女人不能忽视的器官，它被称为女性的青春之源。卵巢的疾病会导致卵巢功能衰退，造成内分泌的失调、女性身体的早衰，而严重的卵巢癌症更是威胁到女性生命。

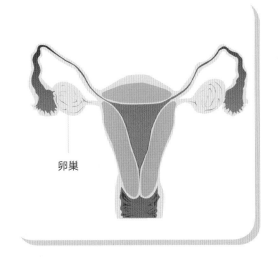

卵巢

★ 应对方法

卵巢疾病要尽量早期发现，早期处理。卵巢囊肿物直径大于6厘米时，要做手术给予切除，因为良性肿物也有恶变的可能。而实性肿物不论大小都应该尽快手术。对小的卵巢囊肿一般采用药物保守治疗，而较大的囊肿则多采用腹腔镜微创技术治疗。由于手术在可视状况下进行，盆腔视野清晰，不易损伤周围器官；同时手术在完全封闭的腹腔内进行，避免了器官暴露及手套、纱布等异物对组织的刺激和损伤，减少了术后腹腔器官之间的粘连。

名称	呵护卵巢的营养元素
钙元素	每天摄取高钙食品可降低卵巢癌的患病率
维生素C和维生素E	最好是将富含这两类维生素的果蔬和保健品结合起来食用，效果会更好
胡萝卜素	每周吃5次胡萝卜，每次1~3根，患卵巢疾病的概率会降低50%

宜重视盆腔腹膜炎

★ 症状表现

由于急性盆腔腹膜炎很少原发，故发病前多有急性盆腔器官炎症的病史。患者高热、打寒战，体温可达 40℃以上。有剧烈痉挛样下腹部疼痛，为持续性，常有恶心、呕吐，活动时加剧；排尿、排便时疼痛，时有腹泻或便秘。患者喜取双腿屈曲卧式，以减轻腹壁紧张疼痛。

★ 产生原因

发生输卵管急性炎症时，管腔中脓液通过伞端溢出，或输卵管周围炎直接蔓延使盆腔腹膜发生炎性病变。整个盆腔腹膜充血，大量浆液性渗出液含纤维蛋白。变为慢性后，子宫、附件及肠管广泛粘连成团，大网膜从骨盆入口上面像房顶样与其他脏器粘连，形成一包裹性炎性肿块。盆腔腹膜的吸收能力低于上腹部，并可限制毒素的吸收，有时还有多发性小脓肿遗留，有的可完全吸收。

★ 应对方法

一般疗法

患者应卧床休息，取半卧位，以有利于渗出液或脓液积聚于盆腔陷凹处，而使炎症局限。应给予充分的营养及液体输入、纠正电解质紊乱及酸碱失衡。发热时可物理降温。腹胀严重者，可予以肠胃减压。减少不必要的妇科检查，避免炎症扩散。

抗生素疗法

患者均应做宫颈分泌物或后穹隆穿刺液的细菌培养，或做血培养及药敏试验，并以此为依据选择有效的抗生素。病原菌不清时，可用庆大霉素加甲硝唑，其对大肠杆菌及厌氧菌均有效。

小贴士

如何保养卵巢？

保持良好的睡眠；坚持喝牛奶，多吃鱼虾及新鲜的水果和蔬菜；减少人工流产；科学减肥，不要过度节食。

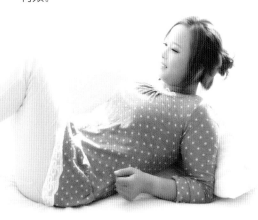

第八章
月子期卫生保健宜忌

宜谨防附件炎

★ 症状表现

附件炎是指输卵管和卵巢的炎症。但输卵管炎、卵巢炎常常合并有宫旁结缔组织炎、盆腔腹膜炎，且在诊断时也不易区分，这样，盆腔腹膜炎、宫旁结缔组织炎，就也被划入附件炎范围了。

一般来讲，附件炎是致病微生物侵入生殖器官后引起输卵管、卵巢感染的常见疾病。分为急性和慢性两种。急性附件炎症状明显，如发热、打寒战、下腹剧痛等。慢性附件炎有程度不同的腹痛，或小腹坠胀和牵扯感，时轻时重，伴有白带增多、腰痛、月经失调等症状。

小贴士

附件炎会导致不孕吗？

附件炎是造成女性不孕是常见的疾病，主要是指女性生殖器官的炎症，包括女性外阴炎、阴道炎、宫颈炎、盆腔炎。

★ 产生原因

分娩或流产后由于免疫力下降，病原体经生殖道上行感染并扩散到输卵管、卵巢，继而整个盆腔，引起炎症。在宫内节育器广泛应用的同时，患者不注意个人卫生或手术操作不严格而引发。未经严格消毒而进行的宫腔操作，如吸宫术、子宫输卵管碘油造影、子宫颈管治疗，以及消毒不严格的产科手术感染等。

★ 应对方法

急、慢性附件炎在治疗效果不是很好的情况下就要考虑进行手术治疗。

慢性附件炎可以适当使用中药治疗。慢性附件炎治疗，比较好的中药我们首推妇乐冲剂。也可以考虑用一些理疗。理疗有多种，比如激光、微波、离子透入等进行治疗。

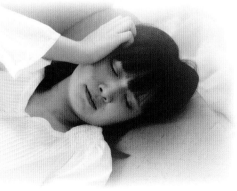

宜知盆腔结缔组织炎的预防

★ 症状表现

盆腔结缔组织炎又称盆腔蜂窝组织炎，是指盆腔腹膜以外的结缔组织的炎症。此病有急、慢性之分。急性盆腔结缔组织炎的主要临床表现为高热，打寒战，恶心、呕吐、腹痛，时有腹泻或便秘等；急性盆腔结缔组织炎的女性发病前可能有手术分娩、人工流产史等。一般是在被感染后的1周至半个月时间内出现症状：开始有发热、畏寒、下腹部疼痛呈持续性，疼痛剧烈，触压时痛感会更强烈，还伴有腰部酸痛、下坠。慢性盆腔结缔组织炎的主要临床表现为低热、下腹疼痛、腰骶酸痛、带下增多等。

★ 产生原因

盆腔结缔组织炎的发生是经行、产后的感染，细菌进入淋巴、血管而致病，也有继发于急性输卵管炎、卵巢炎或盆腔腹膜炎之后。

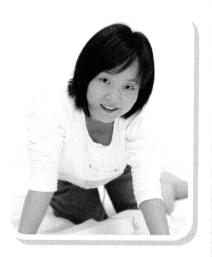

★ 应对方法

西医对盆腔结缔组织炎的治疗多采用磺胺及抗生素治疗，如宫旁结缔组织形成脓肿者应行穿刺，或切开引流，是目前比较先进的治疗盆腔结缔组织炎方法。

护理盆腔四要点
1 每天摄取高钙食品可降低卵巢癌的患病率
2 要注意在月经期和妇科手术后1个月禁止性生活。并且禁止游泳、浴缸泡澡
3 防止各种途径的感染，保持阴部内外清洁、干爽。每天睡前用清水洗外阴，有专用盆或淋浴清洗。即便洗手后也不要用手伸进阴道内清洗。注意不要用热水和香皂等清洗外阴
4 妈妈如发热，千万要注意别受风，即便天气再炎热，也要保持身体干燥、清爽，不能吹空调

月子期
卫生保健之忌

忌生殖器官感染

★ 产后生殖器官感染的原因

生殖道感染是指因多种致病微生物的侵入，引起生殖道感染或经生殖道感染一大类疾病的总称。女性在妊娠和产后，体力下降，身体虚弱；子宫腔内原胎盘的附着部位遗留下一个很大的创面；子宫颈、阴道和会阴部也可能存有不同程度的损伤，因此容易导致感染。

常见生殖感染疾病	
滴虫性阴道炎	白带发生改变及外阴和阴道口瘙痒，白带增多呈稀薄泡沫状
真菌性阴道炎	白带增多及外阴、阴道瘙痒，可伴有外阴、阴道灼痛，小便时尤为明显。时有尿频、尿痛、性生活痛
急性宫颈炎	白带多，呈脓性，有时带血丝，伴下腹坠胀，腰骶部疼痛
慢性宫颈炎	白带多，黏稠浓厚，有时呈黄脓性，有时有接触性出血，当炎症扩散到盆腔时，可有腰骶疼痛，盆腔部下坠痛等

★ 预防方法

(饮食)

改变饮食可增强免疫力，避免常常感染真菌，如少吃淀粉类、糖类以及刺激性的食物（酒、辛辣物、油炸类），多吃蔬菜水果类，水分要充足。

清洁

产妇在"坐月子"期间，身体分泌出的多种分泌物，会滋生细菌，这就要及时清洗来保证产妇和宝宝的健康。每天用清水清洗外阴，必须用肥皂时，选用刺激性较小的婴儿浴皂，以减少对皮肤的刺激。不与他人共用浴盆、浴巾，洗下身和洗脚的盆、毛巾要分开，尽可能洗淋浴；避免共用不洁的马桶；内裤要勤换洗，在阳光下晒干；使用清洁的月经卫生用品。如非必要不要冲洗阴道，维护女性生殖器官的天然防线，不破坏阴道内的生态平衡，不让外界的病原体进入阴道。

锻炼

有研究发现，每周运动 6 个小时可使生殖道感染的风险降低 27%。

晒太阳

充分的日光浴可以提高女性的免疫能力。有资料显示，在日光充裕的季节，女性生殖道感染的概率明显低于其他季节。

勤上厕所

由于女性尿道比男性尿道短，又接近肛门，大肠杆菌容易侵入，所以女性阴道感染的概率很高，勤排尿可以减少尿道中的细菌含量。大便后用手纸由前向后揩拭干净，并最好养成用温水清洗或冲洗肛门的习惯。若不揩净，肛门口留有粪渍，污染了内裤，粪渍内含有的肠道细菌会趁机拐入阴道，引起炎症。

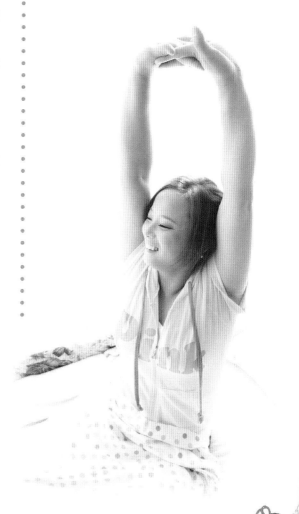

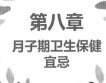

第八章
月子期卫生保健宜忌

忌产后肛裂

★ 肛裂的主要症状

疼痛

肛裂可因排粪引起周期性疼痛，这是肛裂的主要症状。当有便意时，肛门舒张，疼痛开始。排便时，粪便冲击裂口，立即感到肛门内灼痛和刀割样疼痛，称为排便痛。排便后数分钟疼痛减轻或停止，这个时期为疼痛间歇期。然后因肛门括约肌痉挛收缩，病人又感觉剧烈疼痛。疼痛的程度随着肛裂的大小和深浅的不同而有轻重。这一期间的疼痛，常持续半小时至数小时，常坐卧不安，十分痛苦。当括约肌因痉挛而疲倦时，疼痛才逐渐停止。这是疼痛的一个周期，以后又因排便或喷嚏、咳嗽、排尿等，引起周期性疼痛反复发作。

便秘

多因患者恐惧排便时的剧痛，有意推迟排便时间和次数，使粪便在直肠内停留时间延长，水分被完全吸收，大便变得干硬，而此时排便，则会使裂口创伤加重，裂口加深，疼痛加重。如此往复，形成恶性循环。为此许多产妇服用缓泻剂，致肛管缺乏正常粪便的扩张，肛管狭窄，并形成药物依赖性顽固性便秘。

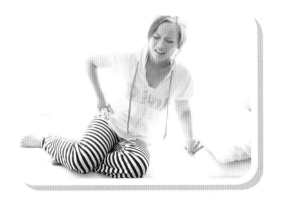

便血

排便时常在粪便表面或便纸上见有少量新鲜血迹，或滴鲜血。大出血少见。

肛门瘙痒

由于裂口溃疡面或皮下瘘管的分泌物，或肛门腺体流出的分泌物，刺激肛缘皮肤引起肛门湿疹和肛门搔痒。自觉肛门常潮湿不爽，并可使皮肤伴有表浅裂口或皮损。

全身症状

剧烈的疼痛可加重精神负担，并影响休息，引起神经衰弱。有的人会因恐惧排便，有意减少进食量，久而久之，可引起轻度贫血和营养不良。还可出现月经不调，腰、骶部疼痛。肛裂感染期可有发热、肿痛和流脓血等。

★ 产后肛裂如何保健

一直以来，饮水疗法是防止便秘最有效而廉价的方法。按成年人的生理需要，每天摄入的液体量应达到 2 000 ～ 3 000 毫升，在秋季气候干燥时显得格外重要。饮用的可以是白开水、淡盐水、蜂蜜冲水和饭前饭后的汤水。不宜过多饮用浓茶或含咖啡因的饮料。因茶叶中的鞣酸可以收敛大便，而咖啡因则有利尿、加速水分丢失的作用。

扩肛保健法

用右手指涂上适量具有润滑作用的痔疮膏或抗生素膏，先在肛周轻轻按揉 1 分钟左右，然后将示指缓缓伸入肛门内约 2 个指节，将伸入肛内的示指向前后左右四个方向扩肛，持续 3 分钟，对有裂口及内括约肌疤痕纤维处要适当加压用力，有利于内括约肌松懈。扩肛后，再在肛管口涂适量痔疮药膏。

发生便秘，可服蜂蜜、麻仁丸以利润肠通便，每次排便前在肛门内挤入开塞露再排便。适当吃梨、慈姑、香蕉以增强肠道水分。肛裂者可在便后用温水坐浴 15 ～ 20 分钟，在肛裂处涂九华膏等收敛消炎药。排便时注意用力不要过猛、手纸应柔软，以免擦伤肛门皮肤。必要时可手术治疗。

便后坐浴

排便后最好用温水坐浴 15 ～ 20 分钟，一般无需加任何药物。如有肛裂感迹象，则可加入适量的洁尔阴痔痛一洗消或高锰酸钾。

肛裂经久不愈或疼痛难以忍受时，可到医院用 0.5% 普鲁卡因溶液 10 毫升在肛门基底作封闭注射，镇痛效果较好。也可在局麻下行肛裂切除术。

调节饮食结构

产妇在食鸡、鱼、肉、蛋等高蛋白质食物基础上，合理搭配一些含纤维素较多的食物，如粗粮、新鲜蔬菜。适当选食"土豆""红薯"等，也有利于大便通畅。多喝些水，吃植物油，能直接润肠，后者在肠道中分解的脂肪酸也有刺激肠蠕动作用，利于排便。少吃辛辣刺激食物。

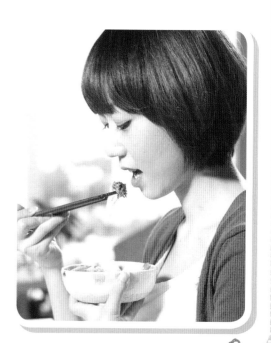

忌子宫脱垂

★ 产后发生子宫脱垂的原因

1. 分娩时软产道过度伸展，支持子宫正常位置的韧带、筋膜、肌肉发生损伤和撕裂；宫口未开全即向下屏气用力；难产、急产、滞产等导致盆底组织损伤；如肛提肌及会阴体裂伤，裂伤后还未能及时缝合，产后保健又不理想，就成为子宫脱垂的常见原因。

2. 分娩时未能很好保护会阴，产后又未能及时修复，导致子宫的支持组织松弛或撕裂，从而为子宫脱垂创造了条件。

3. 产妇原来体质就虚弱，产后由于经常咳嗽、便秘，腹压增加而引起。

★ 产后发生子宫脱垂的预防和治疗

如果属于早期脱垂或症状较轻者，可取平卧位或稍坐一会儿，即可使会阴部恢复常态；也可使用运动疗法，如缩肛运动，一缩一放地进行，每次 10 ～ 15 分钟，每天 2 次。可采用针灸、中药外用和内服、子宫托等综合治疗。

严重的子宫脱垂应作保守性手术，使子宫恢复正常前位以利受孕。例如阴道前后壁修补术加主韧带缩短术及子宫颈部分切除术。但术后一旦受孕，应进行剖宫产术分娩，以免产后再次造成子宫脱垂症。除此之外，产后 24 小时，应开始做俯卧体操，每天 2 ～ 3 次，每次 15 分钟，这样可使子宫位置尽快复原到正前倾位。

忌产后血晕

★ 产后血晕的原因

产妇分娩以后，头晕眼花，难以起坐，昏倒榻下，或心中郁闷，恶心呕吐，心烦不安，甚则口噤神昏，不省人事，都是产后血晕的症状。

本病的发生是由于产后失血过多，心神失养所致。此外，产后恶露不下，淤血上攻扰乱心神亦可致头晕。

★ 治疗方法

在治疗上，中医认为若属于血虚气脱型，证见产后失血过多、质稀、晕眩、心悸、烦闷不适、昏迷、手凉肢冷、冷汗淋漓、面色苍白、舌淡无苔、脉微欲绝，治宜益气固脱，用独参汤，即人参 15～30 克煎汤，温服，1 日 2 次。

若产后血晕属血淤气闭型，证见产后恶露不下或量少，小腹阵痛拒按，心下气满，神昏口噤，牙关紧闭，双手握拳，面色紫暗，舌暗苔少，脉涩，治宜行血逐淤，可用夺命散，药用没药 3 克、血竭 3 克，煎汤温服，1 日 2 次。

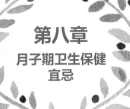

第八章
月子期卫生保健宜忌

忌产后风湿病

★ 产后风湿病的原因

女性在产褥期间，由于风寒湿邪，出现肢体关节酸楚、疼痛、麻木，重者称为产后风湿，又称产后风。产后风往往有不同的原因，而且有时同样的症状也可由不同的原因引起。它的临床反应症状：除了怕冷、怕风、活动关节疼痛之外，还伴有麻木、抽搐、胀痛等因素。

	风湿寒邪侵入的途径
1	产后大汗淋漓，而未保暖，感受了风寒之邪
2	产妇所住房屋潮湿阴冷
3	产妇淋雨受湿
4	产妇过早劳累或使用冷水洗衣
5	产妇过早进行性生活

尽管"产后风"不是产后通风所致，但的确有许多产妇在分娩后，特别是冬季会出现怕"风"、怕"冷"的情况，这是因为分娩后大量血液从子宫进入体循环，加之妊娠期间许多组织间液也被吸收进入血液循环中，因此产妇体内血容量升高，产后24小时内增加尤其明显，致使心脏的负担加重，这种状态一般要到产后3周或更长时间才可逐步恢复到孕前水平，所以在此期间产妇体内水分必须很快排出。主要有三条途径：一是排尿，产后尿多是常见现象；二是通过呼吸，把水分以蒸汽方式呼出体外；还有皮肤大量出汗。因此产妇的汗毛孔总是处于开张状态，遇风就会觉得全身湿冷。

部分病人发展为类风湿，长期风湿侵入人体，占位机体，影响血脉流通，导致体内器官血脉失去营养、变形，有些机体肌肉组织萎缩，重者直接侵入到五脏六腑，引起脏腑疾病，导致脏腑功能衰退，气血运行无力，四肢供营不足，筋骨干燥，形成严重的类风湿。而致产后风难治的一个主要原因，如风入肾脏可导致肾功能下降。

★ 产后风湿病的预防和治疗

避免受凉

产妇在产褥期要避免受寒，不能吹冷风或是喝凉水，饮食方面也不能吃凉或刺激性的食物。平时要特别注意避免身体劳累或精神刺激。不仅是正常分娩的产妇，剖宫产、自然流产后的产妇，也有患产后风的可能性，因此一定要注意。

注意增加营养

应吃容易消化，富含蛋白质、糖类及维生素 C 的饮食。重症病例可额外供给 B 族维生素及维生素 C。有充血性心力衰竭者可适当地限制盐及水分的摄入。为防止胃部膨胀压迫心脏而增加心脏负荷，可采取少食多餐的方法。应用肾上腺皮质激素的患者亦应适当限盐。冷饮、冷水浴暂时跟你无缘。尤其是汽水，不但伤脾胃，它的高糖分更会带走骨中的钙质，令矿物质失平衡。

红外线照射或超短波治疗

亦可根据疼痛部位的大小，将食盐放入锅中炒热，用布包好敷于疼痛处，每天 1 次，每次 20 ～ 30 分钟。此外，用电针治疗效果也较好。

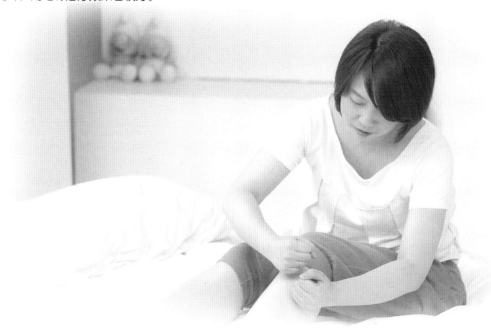

忌产后痔疮

★ 产后痔疮的原因

产后易患痔疮的原因，是妇女产后由于子宫收缩，直肠承受胎儿的压迫突然消失，使肠腔舒张扩大，粪便在直肠滞留的时间较长，容易形成便秘。加之在分娩过程中扯破会阴，造成肛门水肿疼痛等。因此，妇女产后注意肛门保健和防止便秘是防止痔疮发生的关键。

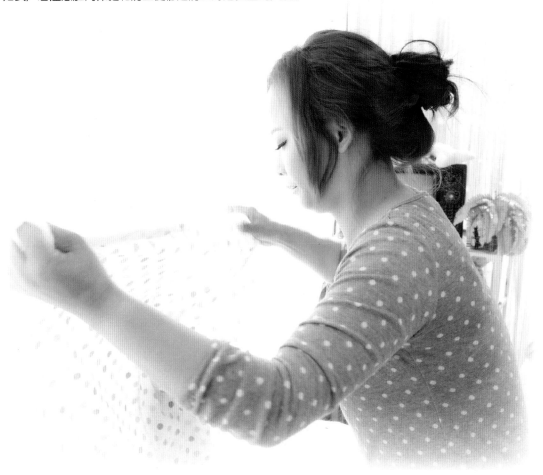

★ 产后痔疮的预防方法

勤喝水、早活动

由于产后失血，肠道津液水分不足，以致造成便秘，而勤喝水、早活动，可增加肠道水分，增强肠道蠕动，预防便秘。

多食粗纤维食物

一些妇女产后怕受寒，不论吃什么都加胡椒，这样很容易发生痔疮。同样，过多吃鸡蛋等精细食物，可引起大便干结，使粪便在肠道中停留时间较长，不但能引起痔疮，而且对人体健康亦不利。因此，产妇的食物一定要搭配芹菜、白菜等纤维素较多的食品，这样消化后的残渣较多，大便时易排出。

勤换内裤、勤洗浴

不但保持了肛门清洁，避免恶露刺激，还能促进血液循环，消除水肿，预防外痔。

早排便、早用开塞露

产后应尽快恢复产前的排便习惯。一般3日内一定要排一次大便，以防便秘；产后妇女，不论大便是否干燥，第一次排便一定要用开塞露润滑粪便，以免撕伤肛管皮肤而发生肛裂。

应用药物坐浴或软膏治疗

有痔的产妇，产后应用药物坐浴或软膏治疗。痔翻出过大，在痔的表面涂些油膏，用手指将充血水肿部分慢慢推送肛门内，待水肿消退后，病情就会减轻，大约1个月，红肿和疼痛都会消失。

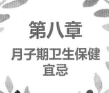

第八章
月子期卫生保健
宜忌

忌产褥期发热

★ 产后发热的原因

产妇在刚生过孩子的 24 小时内，可以发热到 38℃，但这以后，任何时候的体温都应该是正常的。如有发热，必须查清原因，适当处置。乳胀可能发热，但随着乳汁排出，体温将会下降。如果乳汁排出后仍不退热，就可能是别的原因。

发热的最常见的原因是产褥感染。因为产妇体力比平时差，又有流血，子宫口松，阴道内本来有的细菌或外来的细菌容易在有血时孳生，并容易上行到子宫和输卵管。这时恶露有味，腹部有压痛，如果治疗不及时，可能转为慢性盆腔炎，长期不愈。毒性大的细菌，还可能引起危险的腹膜炎或败血症。发热的另一个常见的原因是乳腺炎，可以发热到 39℃以上，乳房有红肿热痛的硬块。开始可行热敷，用中药和抗生素。如已化脓，就要行手术治疗。乳腺炎往往使乳汁排出不畅，在乳腺内郁积成块，再加上乳头有裂口，细菌袭入惹起的祸患。

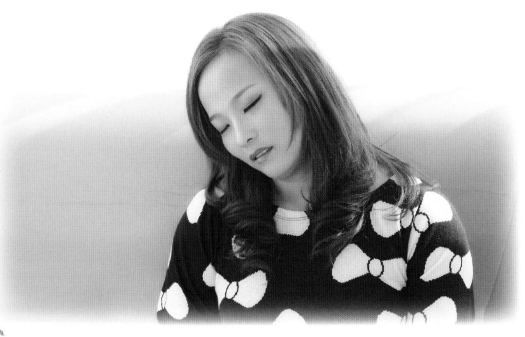

★ 产褥期发热的预防

产褥期间出现发热，首先要看发热出现的时间。如果从产后 24 小时起，到 10 天之内的发热，应多考虑为产褥感染。此外，还可能有此期间发生的其他一些疾病，较常见的如乳腺炎、泌尿系统感染、上呼吸道感染、产褥中暑等。所以产后一旦发热，就应积极查找发热的原因，并针对病因治疗。

★ 产后多汗要注意风寒

怀孕以后，体内血容量增加，大量的水分容易在孕妇体内积聚。但分娩以后，产妇的新陈代谢活动和内分泌活动显著降低，机体也再不需要如此多的循环血量了，积聚的水分就显得多余，必须排出体外，才能减轻心脏负担，有利于产后机体的全面康复。

人体排泄水分的途径有 3 条：一条是经泌尿系统从尿液中排出；一条是通过呼吸，从呼出的气体中以水蒸气的形式带走水分；第三条途径是通过皮肤以出汗的方式排出体外。所以，产妇在产期不仅尿量增多，而且，支配汗腺活动的交感神经兴奋性也占优势，汗腺的分泌活动增强，这就使得产妇无论是在冬天还是在春秋季节，皆是全身汗涔涔的。这是机体在产后进行自我调节的结果，并非是身体虚弱，也不是什么病态，属于生理现象，不是病，常在数日内自行好转，不必担心。

但需注意的是，在出汗时，由于毛孔张开，易受风寒，所以要防止受风、着凉，且在出汗时，要随时把汗擦干，汗液浸湿的衣服要及时更换，注意保持皮肤清洁。倘若出汗过多，长久不消失，多是产妇体虚的表现，那就要积极治疗。

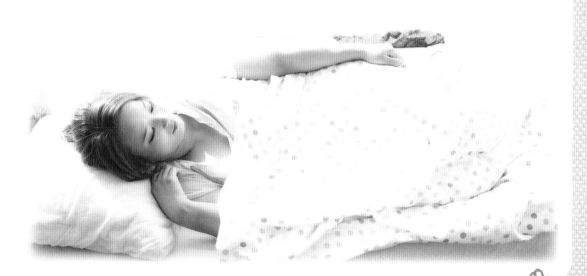

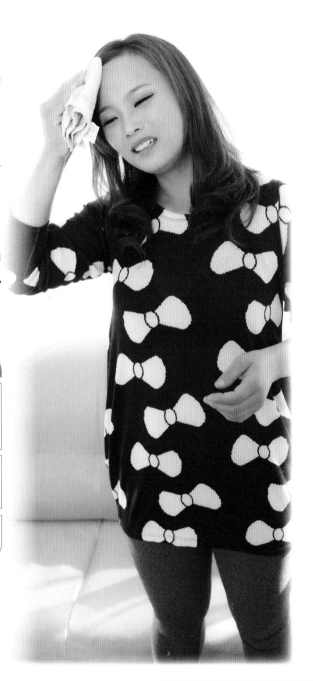

第八章
月子期卫生保健宜忌

忌产后中暑

★ 产后中暑的原因

产褥期产妇一般体质较为虚弱，中枢体温调节功能发生障碍，在高温、高湿、通风不良的情况下，往往容易导致产后中暑。产后中暑后，患者体温升高、脉搏和呼吸加快，面红不出汗，皮肤干热，全身起痱子或出汗而体温下降。由于夏天人体水分大量地蒸发，产妇平时还要多喝些盐开水，以补充体内流失的水分。

怎样预防中暑	
1	由于产妇产后对温度的调节能力较低，产妇的房间要保持适当的温度，做到经常开窗透气，穿舒适的短衣短裤即可
2	产后的产妇新陈代谢比较旺盛，喜出汗，所以要多饮水，勤换衣裤，避免潮湿致病
3	如果产妇感到头晕、恶心、胸闷、大汗、思饮等症状，一定要警惕是不是中暑的先兆，并加以处理

★ 急救措施

如果发现产妇中暑，首先要镇定，先要把产妇转移到通风、清凉的地方休息，并迅速解开衣物。喂产妇喝些冷开水，或者藿香正气水等，一般在短时间内都会好转。如果无好转，产妇进入高热，昏迷状态，呼之不应。应立即送往就近的医院进行抢救，在去往医院途中，可用湿毛巾擦浴前胸、后背以降温。

1. 如发现产妇有中暑的症状，应立即离开高温环境，到通风较好的凉爽处休息。

2. 解开衣服，多饮些淡盐水或服十滴水、仁丹、解暑片、藿香正气水等，短时间内即可好转。

3. 出现高热、昏迷、抽搐者，应让患者侧卧、头向后仰，保证呼吸道畅通。在呼叫救护车或通知急救中心的同时，可用湿毛巾或用 30% ～ 50% 的酒精擦浴前胸、后背等处。

注意事项	
1	一般产妇感觉口渴、多汗、恶心、头晕、心慌、胸闷等不适时，就应考虑为中暑的先兆
2	产妇对高温的适应能力较低，所以产妇的居室一定要打开窗户，使空气流通，保持适当的温度。但不要让产妇直接吹风，被褥不宜过厚，可以用凉席，穿薄一些的夏季衣裤，多饮水等
3	产后其皮肤排泄功能较为旺盛，出汗较多，可以经常用温水擦浴，勤换衣服，能避免产后中暑

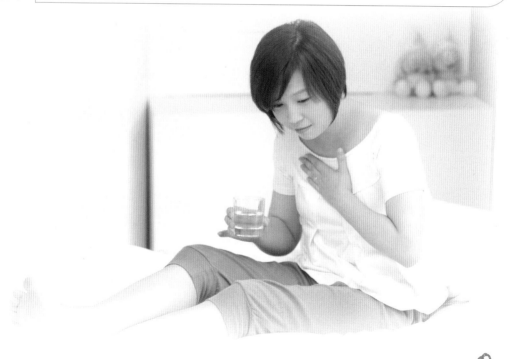

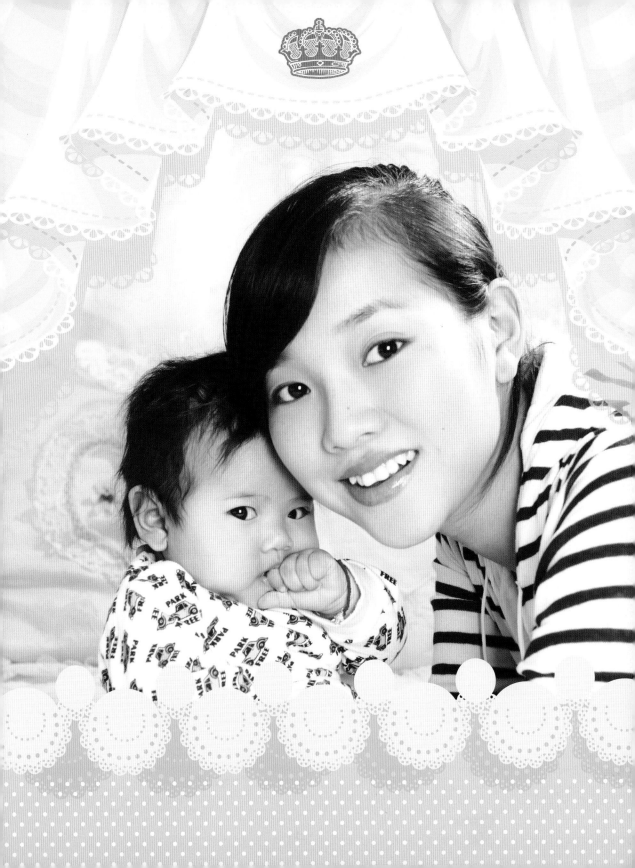

第九章
宝宝养育
阶段宜忌

宝宝养育阶段之宜

宜知母乳喂养好处多

母乳是妈妈专为宝宝生产的最好的绿色食品，比起配方奶，母乳有着明显的免疫优势，可增强宝宝的免疫力，是妈妈迎接宝宝的最好礼物。

优点	母乳喂养的好处
丰富的微量元素	母乳中的钙、磷比例合适，容易被吸收。对防治宝宝佝偻病有一定作用。母乳中锌的吸收率可达59.2%，而牛乳仅为42%。母乳中铁的吸收率为45%~75%，是各种食物中吸收最好的。此外，母乳中还有丰富的铜，对保护宝宝娇嫩心血管有很大作用
优质乳白蛋白质	母乳营养成分好，含有宝宝成长发育所必需的各种营养要素。哺乳中的蛋白质和脂肪质量好，利用率高，易于吸收消化。优质乳白蛋白质还能阻止那些需铁的有害细菌的生长
喂养快捷卫生	母乳的温度适宜，清洁卫生，无菌，并可随时供给宝宝，不受时间、地点的限制，经济、便利
大量的免疫因子	母乳中含有抗感染的活性白细胞、免疫抗体和其他大量免疫因子，尤其是初乳含有大量免疫球蛋白。可以保护宝宝免受细菌感染，不易发生肺炎等疾病，这是配方奶所不能企及的
促进大脑发育	母乳中含有对脑发育有特别作用的牛磺酸，其含量是牛奶中的10~30倍；母乳中所含丰富的乳糖对宝宝脑发育也有促进作用。同时母乳喂养过程也是对宝宝大脑的良性刺激，可以提高宝宝的智商

宜知母乳喂养有技巧

★ 喂奶的姿势

喂奶的姿势有很多种，关键是要正确地掌握方法，不管是坐着喂、躺着喂、抱在怀里喂等等，都是可以的。具体方法如下：

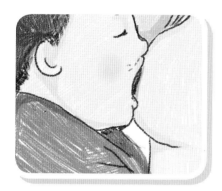

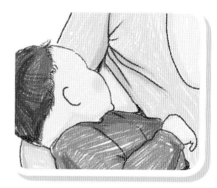

1. 宝宝含在嘴里的乳晕，应该是下嘴唇包得多，上嘴唇包的少，乳头指向宝宝的上颚。

2. 哺乳时将宝宝的胸腹部紧贴自己的胸腹部，头与双肩朝向乳房，让宝宝的小嘴处于乳头相同水平方向。

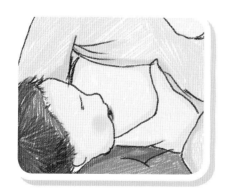

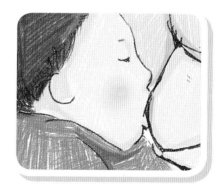

3. 将拇指和四指分别放于乳房的上、下方，托起整个乳房呈锥形，先用乳头试探宝宝的口唇，当他张大嘴、舌头向外伸展的一瞬间，将乳房进一步贴近。

4. 在哺乳时必须保持宝宝头和颈略微伸展，以免鼻部压入弹性乳房而影响呼吸，但也要防止头部与颈部过度伸展造成吞咽困难。

第九章
宝宝养育阶段宜忌

★ **宝宝吃奶的量如何掌握**

正常新生儿全日哺乳量见下表，因具体情况的不同，可略有出入。

时间／量	新生儿哺乳表								
出生后时间（天）	1	2	3	4	5	6	7	14	30
全日哺乳量（毫升）	0	90	190	310	350	390	470	500	560

如果宝宝饿了，就随时让他吃，不要硬性规定时间。但怎么知道宝宝是否吃饱了呢？可以从以下几点来观察：

如何判断宝宝吃饱	
1	宝宝吃饱后，能够安静入睡或玩耍；如果宝宝尚未吃饱，则不到下次吃奶时间就哭闹
2	哺乳已超过30分钟，但是宝宝仍然在频繁吸吮，或无其他原因宝宝不能安睡，经常啼哭
3	在哺乳后用奶头触动宝宝嘴角时，宝宝追寻奶头索食，吃时又更快更多，说明新妈妈奶量不足
4	吃饱的宝宝每天排便在2~3次，排出的粪便呈金黄色稠状。由于饥饿，可造成宝宝肠蠕动加快，排便次数增多，且便质不正常
5	长时间乳量不足，可能影响宝宝发育，出现体重不增加或增加不明显的状况
6	每日排尿不足6次

★ 怎么判断乳房中的奶吃干净了

许多书上和医生都会告诉新妈妈：要让宝宝把一边乳房的奶水吃净了，再给宝宝吃另一边乳房的奶水。但是怎么判断宝宝是否把乳房中的奶吃干净了。如果自己不太清楚宝宝到底吃净了没有，有一个判断的方法是用手挤一点奶水出来。如果奶水只能挤出一点来，甚至挤不出来，那么的确是吃净了。

新妈妈奶量还不稳定的时候，如果每次喂奶，两边都喂了，而且两边都软了，宝宝还想吃，那么就应该回到第一次给宝宝喂奶的乳房，继续给宝宝吃。这样喂一次可能每一边要吃两次宝宝才吃饱。用这种方法有两个好处，一是不用让宝宝长时间吮吸一边的乳房；二是很快奶量就能跟上去。在以后喂奶时就可以让宝宝吮吸一侧乳房，而且他每次吃一边的乳水就能吃饱了。

★ 怎么判断奶水是否充足

(观察宝宝状态)

如果宝宝吃饱了，会主动吐出妈妈的奶头，然后安静地入睡3～4小时，宝宝每天的排便次数在2～3次，排出的粪便呈金黄色，稠粥样。如果宝宝睡了1小时就醒来哭闹，吃奶后又入睡，反复多次，排便量少，甚至便秘，就说明宝宝没吃饱。

(给宝宝称体重)

宝宝出生后1周至10天内，尚处于生理性体重减轻阶段，10天以后起每周为宝宝称体重一次，将增加的体重除于7，如果得到的数值在20以下，就说明母乳不足。

(由哺乳时间长短判断)

如果哺乳时间超过20分钟，甚至超过30分钟，宝宝吃奶时总是吃吃停停，而且吃到最后还不肯放乳头，可断定奶水不足。

小贴士

宝宝在哺乳时睡着了仍需继续哺乳吗？
宝宝吃饱睡着后妈妈要及时抽出乳头，不要让他总含着，以免影响宝宝口腔和妈妈乳头的卫生，还易引起宝宝依恋乳头的不良习惯。

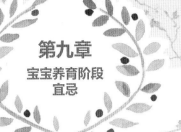

第九章
宝宝养育阶段
宜忌

正确的挤奶姿势是将拇指放置在乳晕上方，其余 4 个手指放在乳晕下方，夹住后再轻轻推揉，推揉一段时间后，再用拇指在上，其余 4 指在下的姿势勒紧乳房向前挤奶。这是人工挤奶方法。如果借助器械进行吸奶，就得注意个人和器械卫生。每次挤奶完毕后不仅要及时进行清洗，还要注意进行消毒。

★ 吸奶器挤乳法

放松乳房

在开始吸奶前要对乳房进行适当地按摩和热敷，从而促使乳腺扩张，为乳汁的顺利吸出做好准备。

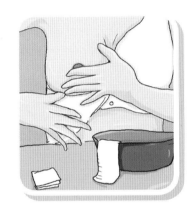

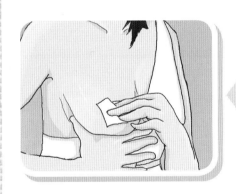

清洁乳房

洗净手之后再开始吸奶，使用专业的乳头清洁棉进行擦拭；完成吸奶后仍然需要擦拭，并可以配套使用防溢乳垫来保持乳房的清洁与干爽。

控制挤奶的节奏

当新妈妈使用吸奶器时，需要注意控制好自己的节奏。当感觉到乳头疼痛或者吸不出奶的时候，就不要再继续使用吸奶器了。我们要按照循序渐进的步骤慢慢手动使用吸奶器，要由慢到快。当吸奶器使用完毕后，必须进行热水浸泡或者用微波炉消毒。

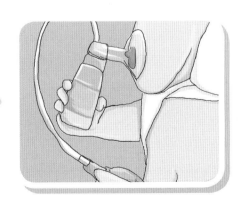

★ **手工挤奶法**

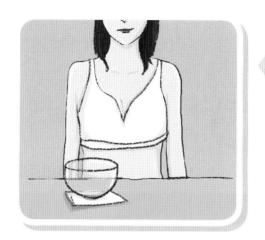

准备挤奶

新妈妈坐在椅子上，把盛奶的容器放在靠近乳房的地方。

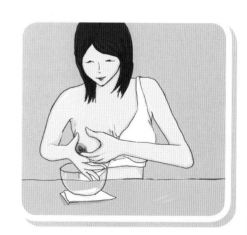

挤奶的姿势

挤奶时，新妈妈将整只手握住乳房，把拇指放在乳头、乳晕的上方，其他四指放在乳头、乳晕的下方，托住乳房。

挤奶的技巧

新妈妈用拇指、示指挤压乳房，挤压时手指一定要固定，握住乳房。最初挤几下可能奶水不下来，多重复几次就好了。

每次挤奶的时间以 20 分钟为宜，两侧乳房轮流进行。一侧乳房先挤 5 分钟，再挤另一侧乳房，这样交替挤，奶水会多出一些。如果奶水不足，挤奶时间应适当延长。

宜知解除涨奶的技巧

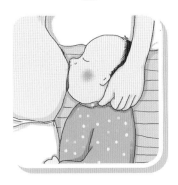

★ 让宝宝尽早吸乳

如果产后能让宝宝尽早与新妈妈亲密接触，并在宝宝出生后半小时内就开始吮吸母乳，这样不仅有利于宝宝得到含有丰富营养和免疫球蛋白的初乳，刺激母乳分泌的增多。由于宝宝的吮吸能力很强，小嘴特别有力，因此可以通过吃奶这种方式来疏通新妈妈的乳腺管，使乳汁排得更加顺畅。

★ 吸奶器好帮手

如果宝宝因为某些原因无法用吮吸来帮助妈妈，那就应当选择一款吸奶器来帮忙。在挑选吸奶器的时候要注意其吸力必须适度，使用时乳头不应有疼痛感。建议选择有调节吸奶强度功能的自动吸奶器，可根据实际情况及时调整吸奶器的压力和速度。

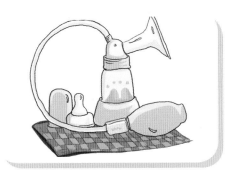

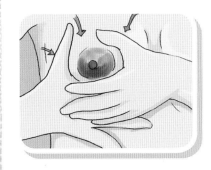

★ 按摩疗法

在洗净自己的双手后握住整个乳房，均匀用力，轻轻地从乳房四周向乳头的方向按摩、挤压，这样做能帮助疏通乳腺管，促使皮肤水肿减轻、消失。在按摩的过程中如果发现乳房的某一部位胀痛特别明显，可在该处稍稍用力挤压，排出淤积的乳汁，以防此处乳腺管堵塞，导致乳腺炎。

★ 饮食疗法

新妈妈应保证饮食的清淡，忌油腻，最好不要饮用过多的催奶汤水，进食高蛋白、高脂肪、高糖类食物也必须适量，以免乳汁分泌过于旺盛、浓稠，在乳腺内结块、不易排出。

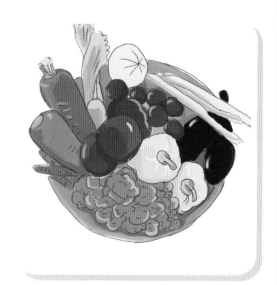

小贴士

开始哺乳后乳头处结块严重怎么办？
妈妈可以多揉揉乳房，局部按摩后再用热毛巾敷一下，如果热敷不见效，可以吃通乳的中药，这样就可以下奶了，如再不见好转，应去医院进行诊治。

宜知如何解除暂时性缺奶

	解除缺奶的具体方法
1	妈妈要保证充足的睡眠，减少紧张和焦虑，保持放松和愉悦的心情
2	适当增加哺乳次数，吮吸次数越多，乳汁分泌量就越多
3	每次每侧乳房至少吮吸10分钟以上，两侧乳房均应吮吸并排空，这既利于泌乳，又可让宝宝吸到含较高脂肪的后奶
4	宝宝生病暂时不能吮吸时，应将奶挤出，用杯和汤匙喂宝宝；如果妈妈生病不能喂奶时，应按给宝宝哺乳的频率挤奶，保证病愈后继续哺乳
5	月经期只是一过性乳汁减少，经期中可每天多喂2次奶，经期过后乳汁量将恢复正常

第九章
宝宝养育阶段宜忌

如果宝宝每天体重增加30克，那么就说明奶水足够宝宝所需了。母乳不足可能会出现以下几种反应。

乳汁不足的表现

1	宝宝含着乳头30分钟以上不松口
2	明明已经哺乳20分钟，可间隔不到1小时宝宝又饿了
3	宝宝体重增加不明显

宜知乳汁分泌不足的原因

有些新妈妈由于开始胀奶时没有及时让宝宝吸吮，后来奶再胀时，奶水就无法流出来了，原因在于人类脑下垂体受到抑制后会导致乳汁分泌减少。再者，职场妈妈每日早出晚归的，新生儿吸吮的次数不够，致使乳腺无法正常分泌乳汁。也有部分妈妈乳头短小、凹陷，因喂奶造成乳头受伤而不得不减少让宝宝吮吸的次数，造成奶量减少、奶水不足的情况。

促进乳汁分泌的方法

1	以左手或右手的示指及拇指放在乳晕两旁，先往下压，再向两旁推开；或是以乳头为中心点，采取左右、上下对称的方式按摩
2	在洗澡时用清水洗涤乳房，但不可太过用力清洗乳头，以免引起子宫早期收缩
3	让宝宝多吸吮乳头，其实妈妈的奶水越少，越要增加宝宝吮吸的次数；由于宝宝吮吸的力量较大，正好可借助宝宝的嘴巴来按摩乳晕

宜知上班族妈妈怎样给宝宝哺乳

★ 让宝宝适应奶瓶

新妈妈上班前应该提前 1～2 周的时间让宝宝适应奶瓶，以免宝宝一时无法接受奶瓶喂养。如果宝宝拒绝奶瓶，不要勉强，可在宝宝饥饿时再进行奶瓶喂养。

★ 准备好工具

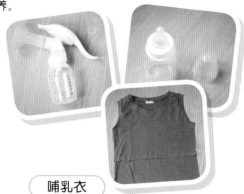

吸奶器

电动吸奶器和手动吸奶器都是上班族妈妈的好帮手，可选择方便携带的迷你款型。

储奶容器

挤奶袋和奶瓶等储奶的容器也必不可少，选择时要注重密封性。将挤出的母乳放入事先准备好的储奶容器后，要在容器上标注日期，以方便管理。

哺乳衣

哺乳衣是上班族妈妈的必备物品。要选择开口隐蔽且使用方便的哺乳衣。

★ 合理安排好挤奶时间

单位的远近、工作的紧张度以及新妈妈自身奶水的多少都会对挤奶时间有所影响。新妈妈一定要合理安排好挤奶的时间，一般情况下每天可挤奶 3 次。挤奶太频繁容易影响奶水的质量。

参考挤奶作息表	
9：00	开始上班
12：00	午休，利用这个空挡时间，选择一个合适的挤奶地点挤奶
15：00	选择一个适当时机挤奶
17：00	能不加班时，尽量选择不加班，最好能回家亲自喂宝宝

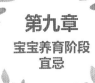

第九章
宝宝养育阶段宜忌

宜知混合喂养要科学

★ 怎样消毒奶瓶

刚出生的宝宝抵抗力较弱，肠胃道极易感染而腹泻。为了避免发生肠胃炎，奶瓶在喂奶前后都要进行严格的消毒处理。喂奶后立即将奶瓶和奶嘴洗净，认真地刷干净。

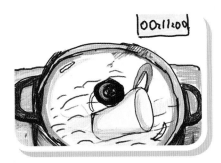

1. 玻璃奶瓶放入冷水锅内煮沸，再将奶盖、奶圈、镊子放入再煮5～8分钟。奶嘴的消毒以3分钟为好，在关火前3分钟放入。

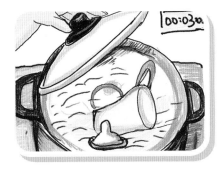

2. 亚克力奶瓶于水沸后和奶盖、奶圈、镊子一起放入锅内煮5～8分钟；奶嘴后放。

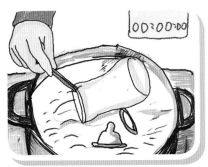

3. 用镊子将奶瓶夹出，将水分滴干，再用镊子将奶嘴套入奶圈拴于奶瓶上，再将奶盖盖上。

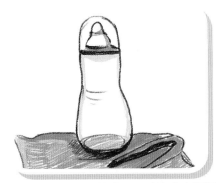

4. 煮沸奶瓶时间不要过久，以免玻璃奶瓶破裂，奶瓶变形。

怀孕分娩育儿宜忌速查

308

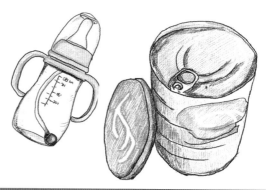

★ 冲调配方奶的技巧

步骤	冲调配方奶的方法
阅读说明	每一种品牌配方奶匙大小不同，加水量也不同，应事先看清楚，按照奶罐上说明书来冲调
洗手	宝宝特别容易在喂奶中因为细菌的传递受到感染，在冲奶之前先用清水及肥皂洗手，以保护宝宝免受病原菌的侵袭
配方奶	加入正确数量平匙的配方奶，配方奶需松松的，不可紧压，再用筷子或刀子刮平，对准奶瓶将配方奶倒入奶瓶。用专用的配方奶匙，配制过程中一定要注意卫生，以免开罐后放置时间过长造成污染
冲泡水的温度	泡奶时，温开水保持在40℃～50℃最为适宜。不要用滚烫开水冲泡配方奶，否则易结成凝块，可能造成婴儿消化不良
摇晃	冲好水后套上奶嘴，轻轻摇匀
奶水温度	母体温度是37℃，宝宝的肠胃也比较接受这个温度。试温时把奶滴到手背上，感觉温度适宜即可

小贴士

喝剩的配方奶可以要吗？

宝宝的配方奶冲好后，最多放置 1 小时，如果室温高的，最多放置 30 分钟。时间长了，就会滋生细菌。

第九章
宝宝养育阶段宜忌

★ 怎样选购配方奶

配方奶选择的好坏直接关系到宝宝的健康，前段时间的"大头娃娃"事件足够引起新妈妈的注意了。

选品牌

有品牌的大企业生产的配方奶，产品质量较稳定，速溶效果较好，都严格按国家规定添加了营养物质，如维生素 A、维生素 D、维生素 K、维生素 C、维生素 B1、维生素 B2、维生素 B6、烟酸、叶酸、牛磺酸、亚油酸、DHA（二十二碳六烯酸）、钙、铁、磷等，以适应婴儿不同生长阶段的需要。选择一个认为最适当的品牌后，不要经常换，以免引起宝宝的排斥。

看溶解速度

把配方奶放入杯中，用冷开水冲泡，真配方奶需经搅拌才能溶解成乳白色浑浊液；假配方奶不经搅拌即能自动溶解或发生沉淀。用热开水冲时，真配方奶形成悬漂物上浮，搅拌之初会粘住调羹；假配方奶溶解迅速，没有天然乳汁的香味和颜色。其实，所谓"速溶"配方奶，都是掺有辅助剂的，真正速溶纯配方奶是没有的。

用手指摩擦

用手指捏住配方奶包装袋来回摩擦，真配方奶质地细腻，会发出"吱吱"声；而假配方奶。由于掺有绵白糖、葡萄糖等成分，颗粒较粗，会发出"沙沙"的流动声。

辨颜闻味

真配方奶呈天然乳黄色，打开包装，有牛奶特有的乳香味，把少许配方奶放进嘴里品尝，真配方奶细腻发黏，易粘住牙齿、舌头和上颚部，溶解较快，且有无糖的甜味。

看包装

选择配方奶成分标注清楚，制造日期、保质期明确，包装完好的产品。如果发现配方奶包装有明显的漏气、结块儿现象一定不要购买。

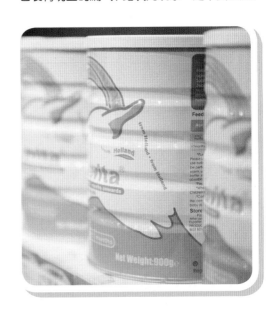

宜呵护好宝宝小肚脐

残留在新生儿身体上的脐带残端，是一个开放的伤口，又有丰富的血液，是病原菌生长的温床。在未愈合脱落前，对新生儿十分重要。处理不当就会引起感染，甚至导致新生儿发生新生儿败血症。因此，新妈妈一定要特别注意宝宝的脐带护理。

★ 保持干燥

脐带一般在1周内就会脱落。在未脱落前，一定要保持干燥。新生儿从医院回家后，如无脐部感染，则不要用纱布覆盖，可使其更快地干燥脱落。如果覆盖了纱布，湿了要及时更换。

脐带脱落后，脐部可留有一层痂皮，会自然脱落，正常情况下是干燥的，不必再做处理。

★ 及时消毒

宝宝肚脐处要适时消毒。在更换纱布时打开，用75%的酒精棉球，轻轻地从脐带根部向周围的皮肤擦洗，不可来回地乱擦，以免将周围的病菌带入脐带根部，引起感染。

如果脐部潮湿或有少许液体渗出，可用消毒棉蘸75%酒精轻轻擦净。如果发现脐部有脓性分泌物而且周围的皮肤红肿等现象，应及时到医院进行处置，以防病情加重。

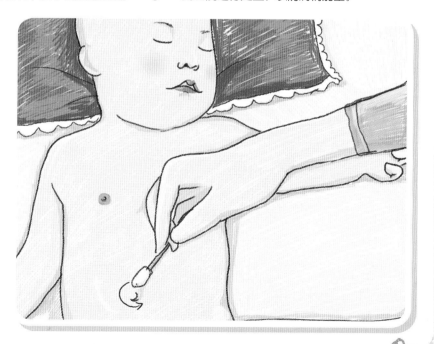

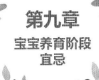

第九章

宝宝养育阶段
宜忌

宜知如何抱新生儿

★ 抱起仰卧的宝宝

1. 一只手轻轻地放在宝宝的头下方。

2. 另一只手从对侧，轻轻地放在宝宝的下背部和臀部下方。

3. 慢慢将宝宝抱起来。

4. 将宝宝的头小心地转到妈妈的肘弯或肩膀上，让宝宝的头有依附。

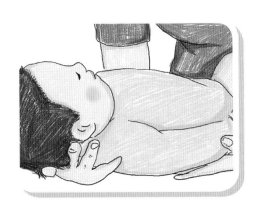

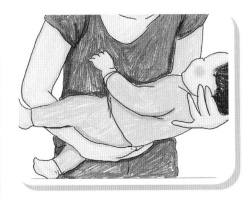

★ 抱起侧卧的宝宝

1. 一只手轻放在宝宝的头颈下方，另一只手放在臀下。

2. 将宝宝挽进妈妈的手臂，慢慢地抬高宝宝。

3. 将宝宝靠着妈妈的身体抱住，然后将宝宝的前臀滑向妈妈的头下方，让宝宝靠在妈妈的肘部。

★ 抱起俯卧的宝宝

1. 先将一只手放在宝宝的胸部下方，用前臂支住宝宝的下巴，再将另一只手放在他的臀下。

2. 慢慢地抬高宝宝，并让他面转向你靠近妈妈的身体，那一只支撑宝宝头部的手向前滑动，直到他的头躺在妈妈的肘弯，另一手则放在他的臀下和腿部。

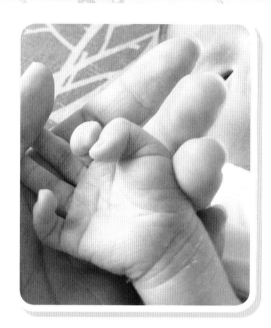

宜知怎样去除新生儿的头垢

有些宝宝出生后不久，头顶会有一块黄色硬痂，有的多，有的少，后来越积越硬。头垢是由于新生儿出生时头皮上的脂肪加上以后头皮分泌的皮脂，粘上灰尘而形成的，留着很不卫生，也会影响新生儿头皮的正常作用，所以应当洗掉。

头垢少的经过几次洗头后可清洗干净，多的则需要用油涂擦湿润后才能除去。一般方法是，洗澡前或洗头前用手或小棉棒蘸油（石蜡泪或煮熟冷却后的植物油或润肤油）轻轻擦拭，如果头垢与头皮脱离，则可去掉；若没有完全脱离，一次洗不净，可重复洗几次，直至洗干净为止。使头垢变软，然后再用香皂和温水洗净。

宜知如何给新生儿剪指甲

★ 选用钝头指甲剪

给宝宝剪指甲时，妈妈要选用安全实用的专业的宝宝指甲剪，在大多孕婴店都可以买到。专业的宝宝指甲剪是专门为宝宝设计的，修剪后有自然的弧度。

★ 选择合适的修剪时机

给宝宝剪指甲并不是一件简单的事，因为宝宝不会乖乖听话。建议新妈妈在宝宝熟睡后再进行修剪。另外，宝宝洗澡后，指甲比较柔软，这时候修剪也比较方便。给宝宝剪指甲时，妈妈一定要抓稳宝宝小手，以免误伤宝宝。

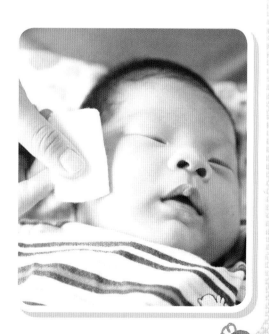

第九章
宝宝养育阶段宜忌

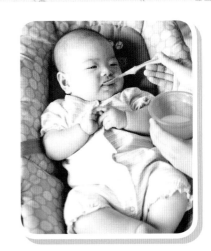

宜知怎样给宝宝喂药

给新生儿喂药时要慎重认真，正确方法是：当新生儿病情较轻时，将病儿抱在怀中，托起头部或半卧位，用左手拇示二指轻轻按压宝宝双侧颊部迫使病儿张嘴。可将宝宝头和手固定，然后用小匙将药液（药片弄碎，加温水调匀）放到舌根部，使之自然吞下。也可以使用奶瓶让宝宝自己吸吮而服下，但要注意把沾在奶瓶里的药汁用少许开水刷净服用，否则无法保证足够的药量。

如果患儿病情较重，可用滴管或塑料软管吸满药液后，将管口放在患儿口腔颊黏膜和牙床间慢慢滴入，并要按吞咽的速度进行。第一管药服后再喂第二管。如果发生呛咳应立即停止挤滴，并抱起患儿轻轻拍后背，严防药滴呛入气管。

宜知新生儿卧室必备条件

在喂中药汤剂时，煎的药量要少些，以半茶盅为宜。一日可分 3 ～ 6 次喂完，加糖调匀后用小勺或倒入奶瓶喂用，注意中药宜温服。

宝宝从医院回到家中后，完全可以生活在父母原来居住的房间里。对于房间室温不一定要求十分严格，感觉热了少盖点儿，冷了把被子暖暖就可以了。

有的书中写到，对于宝宝来说室温最好能够保持在 20℃，湿度最好保持在 50％。

这些事情也不需要过分地刻意执行。刚出生的宝宝对噪声很敏感。为防止被传染上疾病，如有两个条件相同的房间，宝宝的卧室最好不要让外人进入。

有老鼠的地方，要消灭老鼠，同时屋内不要放能被老鼠食用的东西，也应避免让猫进到宝宝的房间。

家中宝宝有哥哥姐姐的，应确认其是否已经接种了百日咳疫苗。如未接种，应尽早接种。1 ～ 2 个月的宝宝如患了百日咳，可危及生命。宝宝百日咳通常都是因家中稍大一些的宝宝传染而产生的。

房间面积较小的家庭也应安装上宝宝床，尤其住在公共住宅区，只有一室一厨的家庭更是必要。这是因为宝宝所需的安全区只存在于宝宝床的范围内。

宜知新生儿外出的注意事项

★ 安排好行程

新生儿在出生1个月内尽量避免外出，如果外出必须安排好行程，还要与医生联系，让医生了解整个行程计划，并请医生提出建议。

★ 准备好携带的东西

无论在什么时候，只要你有了宝宝，就必须想着要带好必备的东西。带宝宝外出，应准备好必备的宝宝用品，当然越全面越好，不要怕琐碎，以免用时没有东西可用。外出对宝宝大小便的处理尤其要事先考虑，多准备些干、湿纸巾，垃圾袋，纸尿布，替换衣裤等，这对于带宝宝外出来说很有用。

宜知新生儿的内衣如何挑选

注意以下因素	
质地柔软	因宝宝皮肤最外层耐磨性的角质层很薄，所以内衣质地要柔软，不要接头过多，翻看里边的缝边是否因粗糙而发硬，尤其要注意腋下和领口处。给小宝宝买到缝边朝外的内衣最合适
良好的透气性	要选用具有吸汗和排汗功能的全棉制造品，以减少对宝宝皮肤的刺激，从而避免发生皮肤病
良好保暖性	注意内衣的保暖性，最好是双层有伸缩性的全棉制品
款式简洁	宝宝的头大而脖子却较短，为穿脱方便，内衣款式要简洁，宜选用传统开襟、无领、系带子的和尚服
以浅色内衣为宜	内衣色泽宜浅淡，无花纹或仅有稀疏小花图案，以便及早发现异常情况，还可避免有色染料对宝宝皮肤的刺激

第九章
宝宝养育阶段宜忌

宝宝在小的时候，身体还很柔软，给宝宝穿衣有一定的难度。如果稍加注意，就会变成一种乐趣。

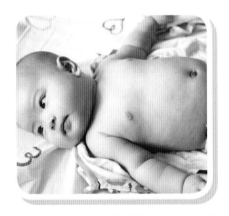

1. 将贴身内衣及外套提前叠好放置，注意将袖子完全展开。

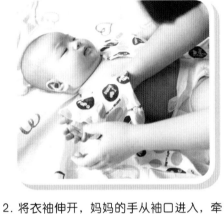

2. 将衣袖伸开，妈妈的手从袖口进入，牵引出宝宝的胳膊。

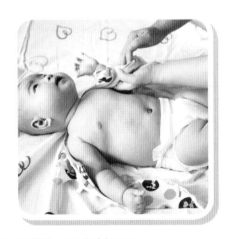

3. 再穿另一侧，方法如图2。

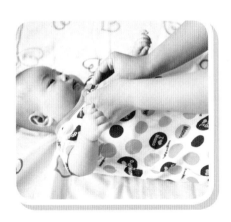

4. 不要系得太紧，将领子松散着，将内衣的布带系结实即可。

宜知尿布使用有学问

通常，宝宝在出生后的前4天一天只排尿3～4次，第七天可加倍，到第十天就达到12次或者更多了。如果不及时更换尿布，宝宝的小屁屁就会生湿疹，甚至溃疡。新妈妈绝不可偷懒，要及时给宝宝换上干燥、清洁的尿布。

★ 使用尿布

换尿布时，一只手伸入宝宝小屁屁下方，托住臀部和腰部抬起宝宝，在臀部下方铺平尿布。注意不要提起宝宝的脚踝，以免造成踝关节和大腿关节错位。在寒冷的季节，要用暖气烤暖尿布，换尿布人的手要暖和。把婴儿的屁股放在尿布中间，折回尿布，注意不要盖住肚脐。要尽可能垫松一些，只垫上胯股部分即可。如果用尿布、尿布垫和衣服将宝宝的下半身勒得太紧，不仅会妨碍宝宝的腿部运动，也会妨碍宝宝的腹部呼吸运动。

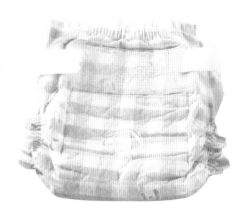

★ 尿布的清洗

洗尿布要用专用清洗尿布或清洗婴儿衣物的洗涤剂，千万不能使用洗衣粉，以免刺激宝宝娇嫩的皮肤。也不要使用柔顺剂，因为用柔顺剂清洗之后，在尿布的表面会形成一层保护膜，不利于吸收尿液。如果尿布用的时间长了，表面发硬，在洗尿布时可以加入几匙醋，能使尿布变得柔软。洗好后最好拿到阳光下晾晒，在阳光的照射下，很容易干燥，更可以起到消毒的作用。

小贴士

什么时候训练宝宝使用坐便器？

7、8个月时可以有意让宝宝观摩爸爸妈妈怎样用坐便器，然后训练宝宝。宝宝还小，建议用宝宝专用的小坐便器，如果要用成人的坐便器，建议爸爸妈妈扶着，万一坐不稳，摔倒就不好了，而且也危险。

宝宝每天要排便多次，如果脏一块洗一块会非常麻烦，因此，家中要准备一个专门放尿布的桶，将脏尿布积存起来，每天集中洗一两次，会节省很多时间，脏了的尿布不要乱放，以免引起感染。洗尿布时不要使用洗衣机，而要用清水手洗才好。

第九章
宝宝养育阶段宜忌

宜知纸尿裤的使用方法

纸尿裤的吸水性比棉质尿布好，宝宝排尿时也不用经常换尿布，又不用清洗，非常受现代人的欢迎。

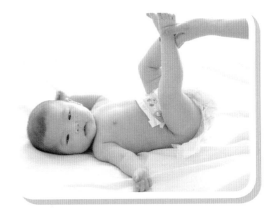

★ 纸尿裤的选择

纸尿裤分为"一字形"和"内裤型"两种。在市面上的"一字形"的价格比较低廉，满足于活动量小、小便量少的新生儿使用。随着宝宝的长大，小便量、活动量也随之增多，就要适合使用"内裤型"纸尿裤。市场上销售的纸尿裤型号因品牌不同存在一些差异，可以根据宝宝的体重作为基准购买，但是也不要过分信赖纸尿裤，而让宝宝长时间地穿着纸尿裤。

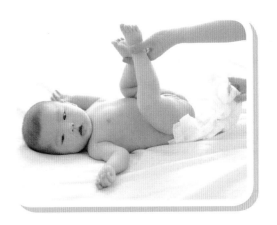

★ 裹纸尿裤

裹纸尿裤时，先铺开尿布，放到宝宝小屁屁下面，将尿布提到双腿间，合上两侧，把尿布两侧的胶带粘上即可。

★ 更换纸尿裤

脱下纸尿裤时，解开两侧，将尿布从下向上卷起，抽出来，再把两侧的胶带粘在一起，然后丢弃到垃圾桶中。

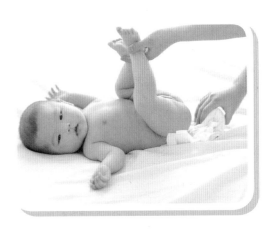

宜知新生儿五官清洁的方法

★ 宝宝的小鼻子

只需要用方巾擦拭宝宝的鼻腔外侧就可以了。如果宝宝的外鼻孔道出现鼻屎，则可以使用细棉花棒在宝宝的鼻孔外侧稍微轻轻地转一下，若担心宝宝感到疼痛，可以在棉棒上蘸一点水。在宝宝外鼻孔内的分泌物，大都会随着宝宝每次打喷嚏而排出体外。

一般来说，父母在清洁宝宝的鼻子时会感到比较困难，因为宝宝的鼻孔相对于成年人小很多。所以，通常宝宝的鼻孔不用特别去处理，只有在需要时，对宝宝的鼻孔外侧进行清洁就可以了。

★ 宝宝的小眼睛

选择一个宝宝专用的方巾，浸湿方巾的一角后将其卷在手指上，由内眼角到外眼角，轻轻地帮宝宝擦拭眼睛。

为了避免交叉感染，父母必须记清楚分别是用四角方巾的哪一个角，来清洁宝宝的右眼和左眼，千万不要搞混。

★ 宝宝的小耳朵

将四角方巾浸湿后拧干，将方巾的其中一个角卷在手指上，再轻轻擦拭宝宝的外耳部位。

父母在清洁宝宝的耳朵时，为了避免导致交叉感染，必须避开使用帮宝宝清洁眼睛时用过的方巾两角，分别利用另外两角，帮宝宝擦拭右耳和左耳。

★ 宝宝的小口腔

将纱布蘸湿，裹在手指上，轻轻帮宝宝擦拭舌头和牙龈。当宝宝喝完奶后，可以让他再喝一点开水以起到清洁口腔的作用。如果宝宝不愿意喝开水，则可以利用纱布帮助宝宝清洁口腔。需要特别提醒父母的是，清洁时父母的手不要太深的放入宝宝的口中，以免引起宝宝的不适。

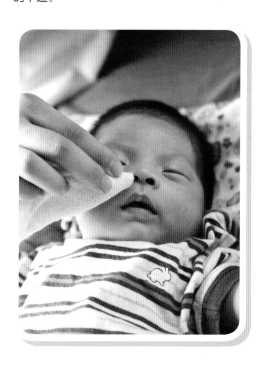

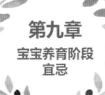

第九章
宝宝养育阶段宜忌

宜知怎样给宝宝洗澡

一般来说宝宝在产后 8 ～ 12 小时就可以洗澡。经常给宝宝洗澡，不但能保持清洁卫生，还能缓解宝宝的烦躁和紧张情绪，促进血液循环，放松肌肉，增进食欲，有助于宝宝睡眠。

★ 洗澡准备

事项	准备工作
洗澡物品	澡盆、浴巾、小毛巾、香皂或沐浴露、棉签、脱脂棉、润肤油、爽身粉等
选择时间	最好选择阳光明媚的上午10点到下午2点的时间段，最好在哺乳1小时之前洗澡
室温和水温	冬季室温27℃~29℃，夏季室温26℃～28℃；洗澡水的温度夏季应为38℃，冬季应为40℃，将胳膊肘浸入水中应感到温暖
洗澡频率	冬天每天1次，夏天每天1～2次，根据宝宝健康状况适当调整。洗澡时间以5～10分钟为宜，以免宝宝感冒

★ 洗澡方法

步骤	方法
基本姿势	给宝宝脱掉衣服、尿布，用浴巾裹住全身。妈妈坐在小椅子上，让宝宝仰卧在妈妈的左侧大腿上，用左臂和手掌从宝宝后背托住他的头部和颈部，然后用左手拇指和中指按着宝宝的两个耳郭使之反折，堵住耳朵以防进水
洗脸、洗头	用右手把专用小毛巾浸湿，稍稍捏干，轻轻给宝宝擦眼睑、嘴、鼻、面颊及耳朵、耳背。然后在手上抹少许宝宝浴液或洗发水洗头部，用清水洗净，用毛巾擦干
洗颈部及上身	解开裹在宝宝身上的浴巾，用左手、左臂托住头、背，把宝宝放入盆中。在手上抹少许浴液，从颈部开始，依次洗净全身，注意洗净颈部、腋下、肘窝、大腿沟等皮肤褶皱处和手心、指缝、趾缝。用手托住宝宝的臀部，把宝宝从水中抱起，放在干燥的浴巾上包裹好，轻轻擦拭水分。注意宝宝的身体很滑，一定要抱紧

宜呵护好宝宝的睡眠

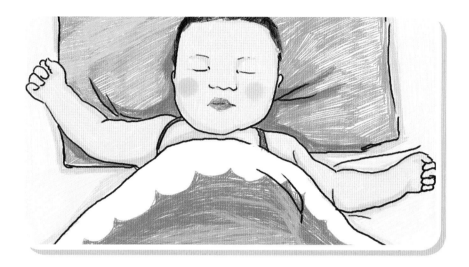

宝宝睡眠好坏不仅影响健康和智力发育，也牵动着父母和全家的精力和情绪。年轻的父母应学会使宝宝睡好觉的艺术。

★ 安静、较暗的睡眠环境

任何人工光源都会产生一种微妙的光压力。这种光压力的长期存在，会使人，尤其是宝宝表现得躁动不安、情绪不宁，以致难于成眠。长期让宝宝在灯光下睡觉，致使他们的睡眠时间缩短，睡眠深度变浅且易于惊醒。此外，宝宝久在灯光下睡眠，还会影响视力的正常发育。长期在灯光下睡觉，光线对眼睛的刺激会持续不断，眼睛和睫状肌便不能得到充分的休息。这对于宝宝来说，极易造成视网膜的损害，影响其视力的正常发育。

★ 注意保暖

宝宝体温调节功能差，身体容易受凉，特别是腹部一旦受凉，会影响肠蠕动，导致腹泻发生。为防止这一点，即使炎热夏天也不要让宝宝裸睡，胸腹部最好盖一层薄薄的衣被，或带上小肚兜，保持温度。

★ 避免宝宝含奶头入睡

由于睡眠周期决定宝宝夜间会醒，学会自己入睡的宝宝夜间醒来会自然又入睡，进入下一个睡眠周期。如睡前养成要哄或含乳头的习惯，夜间醒来也要求同样条件，达不到时就会哭闹；因此，使宝宝学会自己入睡，不要养成抱着或含着乳头入睡。

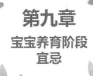

第九章
宝宝养育阶段宜忌

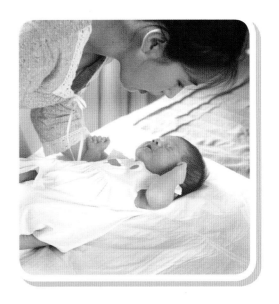

宜关注宝宝的细节

　　面对着刚刚来到人世的娇嫩幼小的宝宝，年轻的父母不要感到束手无策，要时刻关注宝宝的情况，及早发现异常，应考虑其患有的疾病，送往医院诊治。

名称	关注宝宝细节的方法
体温	初步了解宝宝的体温情况，可采取用手触摸宝宝手脚温度的方法，而明确其实际体温需用肛表测试肛温。如体温超过38℃或低于36℃，应视为异常
口腔	口腔中出现白色片状物，伴有宝宝吃奶困难，宝宝呼吸过深、过促、面色发灰、口吐白沫或咳嗽
皮肤	皮肤出现皮疹或皮肤发硬，脐部红肿、分泌物过多，臀部皮肤发红、起疹或出现脱皮现象
四肢	肢体肿胀、活动受限或触弄某一肢体时，宝宝即发生剧烈哭闹，宝宝有脱臼的可能
哭闹	宝宝突然不哭、少哭、哭声低弱以及哭时面色青紫或苍白，应及时送往医院诊治
排泄	排便异常，包括腹泻、便秘（3天不排便）、少尿或无尿以及排血便等
呕吐	频繁地溢奶或发生吐奶现象

宜知黄疸是宝宝的第一关

新生儿抽搐往往与一些大宝宝不同，其表现形式多样化，且异常动作细微，故往往易被忽视。如宝宝出现憋气、四肢抖动、口角抽动或阵发性眨眼、全身强直等情况，应视为抽搐发生。

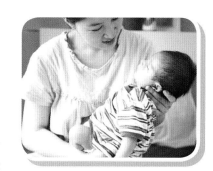

★ 生理性黄疸

一般情况下，有50％～60％的足月新生儿和80％以上的早产儿出生后都有可能出现生理性黄疸。2～3天出现，4～5天最为明显。表现比较轻微，仅有皮肤和巩膜（白眼球部分）轻微发黄。宝宝的全身状态通常较好，每天照样能吃能喝，精神活泼。这时新妈妈不要过于担心，要注意给宝宝多饮水，生理性黄疸7～10天自然消退。

★ 病理性黄疸

如果黄疸在宝宝出生后24小时内就出现，且黄疸的程度较重，持续时间也较长或黄疸消退后又复现，一定要赶紧去医院，千万不要耽搁。也许就是由于下列疾病而引发的病理性黄疸，如不及时治疗将会引起严重后果。

溶血症：因母子间 ABO 或 RH 血型不合引起的溶血症主要表现就是宝宝出现黄疸。这种黄疸出现早且重，常伴贫血，水肿及肝脾肿大。如果黄疸进行性加重可能引起胆红素脑病，如果不及时进行治疗，就会使宝宝留下后遗症或者很快死亡。

病毒性肝炎：一般在出生后1～3周逐渐出现黄疸，而且持续加重。也有的患儿是在生理性黄疸消退以后再度出现黄疸。伴有不爱吃奶等消化道症状及肝功损害。

小贴士

宝宝湿疹很久不见好转怎么办？

等宝宝再大一些就好了。如果妈妈不放心，可以带宝宝去皮肤科检查，建议给宝宝擦点处方药，对湿疹很有效，而且红红的情况会减轻。

先天性胆管闭锁：由于在母体内感染病毒，出生后导致胆管纤维化而形成的胆道闭锁，一般在出生后2周左右出现黄疸，并且逐渐加重，同时肝脏也会增大。如果宝宝被确诊为新生儿胆道闭锁，一定要在出生后2个月内进行手术。

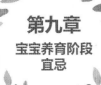

第九章
宝宝养育阶段宜忌

宜知新生儿 12 种特征不是病

看着刚刚生下来的宝宝，虽然新妈妈会感到非常欣喜，但是在喜悦之余新妈妈们仍然会有许多的疑惑。

比如说宝宝的耳朵怎么有点招风？会不会是扁平足？腿怎么不直呢？我的宝宝是不是不正常？类似于这样的问题层出不穷。下面的一些介绍会使新妈妈们宽心不少。

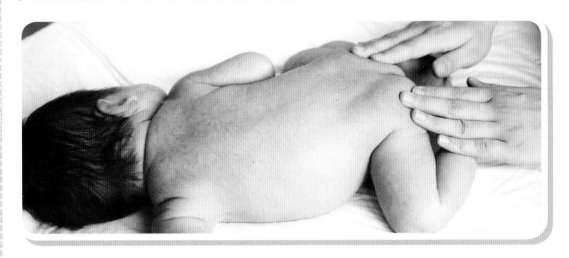

★ 大便时全身变红

新生儿大便时会发出"吭哧吭哧"的声音，全身都会变红。别担心，这是因为胎儿在子宫里没有排泄大便的活动，新生儿的腹部肌肉缺乏锻炼，因此没有足够的力量。所以出生后的宝宝要非常用力才能将大便排除。

★ 屁股上出红疹

小屁股上的红疹大多是由新生儿的大便造成的。

新生儿的消化系统难以完全消化掉母乳或配方奶中的碳水化合物，那些未被消化的部分在大肠中发酵，产生气体、酸性物质以及泡沫样大便——这对宝宝柔嫩的小屁股造成的刺激是极大的。一定要给宝宝勤换尿布，多擦护臀霜。

★ 呼吸快而不规则

新生儿的呼吸频率相对比成人快很多，而且也不规律。这是由宝宝的肺还很小，其神经系统还没完全发育好的缘故。

怀孕分娩育儿宜忌速查

★ **新生儿的体温不规律**

新生儿的甲状腺——新生儿体内的温度调节器尚未发育完善，汗腺也不够发达，所以新生儿的体温会出现时高时低的状况。好在新生儿有充足的脂肪来保护自己，体温不会降得太低。

★ **新生儿易脱水**

新生儿的体重中75%～80%都是水分，但新生儿的新陈代谢速度是儿童或大人的两到三倍，而导致水分快速流失，所以新生儿容易出现脱水现象。要判断新生儿是否处于脱水状态，可把小拇指放入新生儿的口中，如果湿润则没事，如果干而黏，就说明新生儿需要奶水。

★ **新生儿爱打嗝**

宝宝出生后的几个月内，一直都有较频繁的打嗝。这是在锻炼横膈膜，它对宝宝的呼吸运动有重要的作用。有时打嗝是由于宝宝过于兴奋，有时则是由于刚喂过奶，某种程度上讲，打嗝是由于横膈膜还未发育成熟。到了3～4个月的时候，宝宝打嗝的次数就会少了。

★ **新生儿耳朵软**

新生儿的小耳朵非常柔软，显得有些像招风耳。其实，这只是宝宝的小耳朵里的软骨尚未发育好的缘故。

几个星期之后，随着软骨日渐发育成熟，宝宝的小耳朵就会慢慢变硬，直立起来，有一个正常的形状了。

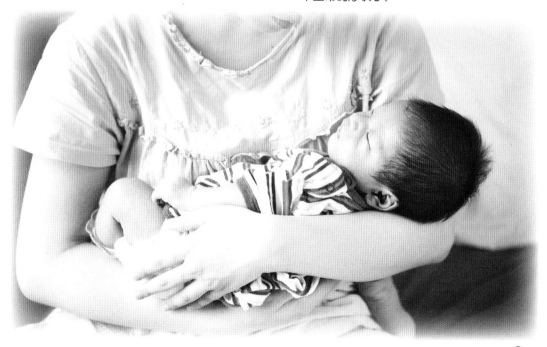

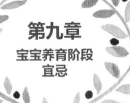

第九章
宝宝养育阶段
宜忌

★ 脚趾甲往肉里长

新生儿的脚趾甲看起来好像是往肉里长是正常的现象。新生儿的指甲易折易弯，深深地置于甲床中。判断宝宝的指甲是否有问题，只需要轻轻地挤压一下他的脚趾：如果宝宝的脚指甲真的是往肉里长，那么宝宝的脚会感到疼痛，他会以哭声告诉你。

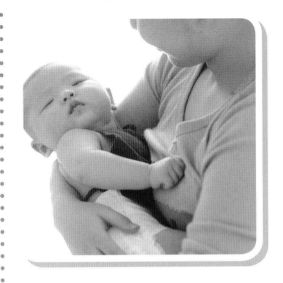

★ 新生儿有双"扁平足"

事实上，新生儿足底扁而平是属于正常的现象。相反，如果宝宝在前几个月里就有很高的足弓反而是一种不良的信号，因为它预示着宝宝会有神经或肌肉方面的问题。宝宝到了4～6岁的时候足弓才会发育好。

★ 内八脚和罗圈腿

由于孕妈妈的子宫中空间有限，胎儿是以双腿交叉蜷曲，臀部和膝盖拉伸的姿势生长的，因此他的腿、脚向内弯曲。出生后，随着宝宝经常运动，臀部和腿部的肌肉力量加强，宝宝的身体和脚就会慢慢变直。

★ 新生儿只能用鼻子呼吸

这是因为新生儿的喉咙位置比较高。较高的喉咙位置可以让他在吃奶时进行呼吸，不会使液体流入气管。缺点是新生儿不能用嘴呼吸。

★ 新生儿不流眼泪

这是因为新生儿的泪腺所产生的液体量很少，只能保持眼球的湿润。而且，宝宝在出生时，其泪管是部分或全部封闭的，要等到几个月以后才能完全打开。

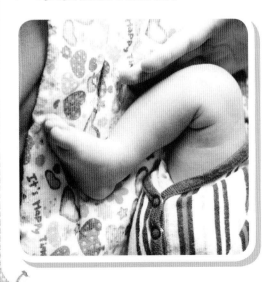

怀孕分娩育儿宜忌速查

宜警惕宝宝肠绞痛

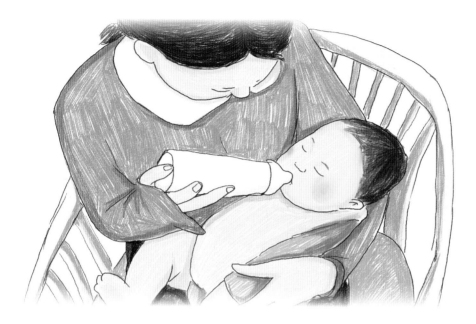

宝宝夜啼，除了肚子饿、尿布湿、对气温冷热的不适应外，最常见的病因就是"肠绞痛"。虽然名为"肠绞痛"，实际上并没有什么特别的问题存在。严格来说，它并不是一个病名，而是一种"症候群"，是由许多因素不协调所引起，常发生在三个月以内的宝宝，不过约有 10％ 的宝宝发病期会延长至 4 ～ 5 个月以上。宝宝长大之后，随着神经生理发育的逐渐成熟，肠绞痛的情形自然就会逐渐改善。

★ 症状与护理

当宝宝因肠绞痛发作而哭闹不安时，可将宝宝抱直，或让其俯卧在热水袋上，以缓解疼痛的症状。在肚子上涂抹薄荷等挥发物可促进肠子排气，或给予通便灌肠，有时也会有效。如果是仍无法改善，或连续几个晚上都会发作，就必须找医生做详细检查。

★ 预防措施

改善喂食技巧。每次喂奶后要注意轻拍后背排气，并给予宝宝稳定的情绪环境，以减少发作的频率。如果尝试了各种方法均无效的话，可以改喂低过敏的新生儿配方奶，有时也可以得到良好的效果。

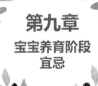

第九章
宝宝养育阶段
宜忌

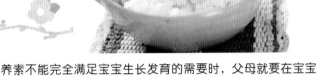

宜知什么是辅食

当母乳或配方奶等乳制品中所含的营养素不能完全满足宝宝生长发育的需要时，父母就要在宝宝4～6个月大的时候，开始给他添加乳制品以外的其他食物，这些逐渐添加的食物被称为辅食。

所有的宝宝都要适应从只吃母乳或配方奶到能够顺利地吃饭的过程。添加辅食的时候，仍然不要断掉母乳或配方奶，只把辅食当成营养的唯一供给来源是不对的。母乳和配方奶的构成成分中90%是水分，其余是蛋白质、乳糖、脂肪和维生素等。宝宝出生后的4～6个月内，这些营养成分是足够的，但如果之后还只食用母乳和配方奶的话就会出现体内铁、蛋白质、钙质、脂肪和维生素等营养素缺乏的状况。

宝宝到了添加辅食的后期，母乳或配方奶已经不能成为宝宝营养需求的主要来源，就要渐渐主要依靠辅食来提供营养了。

辅食的添加是从汁状食物开始的，再过渡到泥状、半固体状和固体状食物，逐渐和大人吃一样的食物。通过这样一个阶段一个阶段的过程变化，宝宝可以吃到各种新的食物，尝到各种各样的味道，而且还能练习吞咽、咀嚼，以及如何使用小匙、筷子等。

由此看来，辅食添加不但可以补充宝宝的营养，还是一个培养宝宝吞咽能力、自理能力的好机会，而且也是形成良好饮食习惯的基础。

宜知辅食添加的原则

★ 要注意辅食的卫生

给宝宝添加的辅食最好现吃现做，如不能现吃现做，也应将食物重新蒸煮。添加辅食的用具要经常消毒，以防病毒侵入宝宝体内引起疾病。

★ 及时调整辅食添加的进度

每个宝宝都有个体差异，不能一直照搬书本上的方法，要根据宝宝具体的情况，即时调整辅食的数量和品种。

★ 不宜在炎热季节添加辅食

天气热会影响宝宝的食欲，饭量会减小，还容易导致宝宝消化不良，最好能等天气凉爽一些再添加辅食。

★ 吃流质或泥状食物的时间不宜过长

不能长时间给宝宝吃流质或泥状的食物，这样会使宝宝错过发展咀嚼能力的关键期，可能导致宝宝在咀嚼食物方面产生障碍。

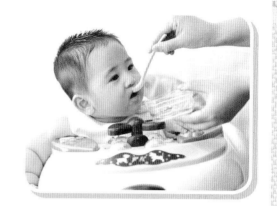

宜知添加辅食的信号

一般开始添加辅食的最佳时期为宝宝 4 ～ 6 个月时，但是最好的判断依据还是根据宝宝身体的信号。以下就是只有宝宝才能发出来的该添加辅食的信号。

★ 添加辅食最好开始于 4 个月之后

宝宝出生后的前三个月基本只能消化母乳或者配方奶，并且肠道功能也未成熟，进食其他食物很容易引起过敏反应。若是喂食其他食物引起多次过敏反应后可能引起消化器官和肠功能成熟后也会对食物排斥。所以，换乳时期最好选在消化器官和肠功能成熟到一定程度的 4 个月龄为宜。

★ 辅食添加最好不晚于 6 个月龄

6 个月大的宝宝已经不满足于母乳所提供的营养了，随着宝宝成长速度的加快，各种营养需求也随之增大，因此通过辅食添加其他营养成分是非常必要的。6 个月的宝宝如果还不开始添加辅食，不仅可能造成宝宝营养不良，还有可能使得宝宝对母乳或者配方奶的依赖增强，以至于无法成功换乳。

★ 过敏宝宝 6 个月开始吃辅食

宝宝生长的前五个月最完美的食物就是母乳，因此母乳喂养到 6 个月也不算太晚，尤其是有些过敏体质的宝宝，添加辅食过早可能会加重过敏症状，所以这种宝宝可 6 个月后开始换乳。

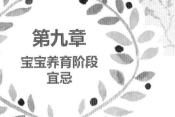

第九章
宝宝养育阶段宜忌

宝宝养育阶段之忌

忌容易伤害到宝宝的坏习惯

★ 摇晃

当宝宝哭闹不止或睡眠不安时，将宝宝抱在怀中或放入摇篮里摇晃，是年轻妈妈的首选之举。宝宝哭得越凶，妈妈摇晃得就越猛烈。

如果长期过度摇晃，可能使宝宝（尤其是10个月以内的小宝宝）的大脑在颅骨腔内不断晃荡，未发育成熟的脑组织会与较硬的颅骨相撞，造成脑震荡、脑水肿，甚至颅内出血等。

小贴士

不要以摇晃来哄宝宝。宝宝哭的时候只要抱着他，让他觉得安全就好了；市面上买的摇摇床，也尽量不要长时间使用。

★ 搂睡

如果父母感染了疾病，搂着宝宝睡觉时，面对面呼吸，很容易将病毒和细菌传给宝宝。而且，搂着宝宝睡，使宝宝难以呼吸到新鲜空气，容易生病。如果妈妈睡得过熟，把宝宝压到身下，或是不小心堵塞了宝宝的鼻孔，更可能造成窒息等严重后果。

小贴士

如果实在担心宝宝，可以跟宝宝同睡，但是要保持距离，切忌将宝宝抱得紧紧的。最好跟宝宝分开睡，做好安全措施，宝宝就不会跌下床或磕碰到。

★ 睡前哺乳

在宝宝睡前哺乳，很容易造成宝宝乳牙龋齿。这是因为，唾液在睡眠时的分泌量减少，对口腔清洗的功能减弱，加上奶水长时间在口腔内发酵，很容易破坏宝宝乳齿的结构。此外，睡前给宝宝哺乳还可能造成宝宝呛咳，因为宝宝在意识不清时吃奶，口咽肌肉的协助性不足，不能有效保护气管口。

小贴士

要避免龋齿的发生，可在吸完奶水后再给宝宝吸两口温开水，稍微清洗口腔内的余奶。而要避免呛咳的危险，喂奶的速度一定要控制得恰当适宜，千万不要过于急躁。

忌很快让辅食替代乳类

6个月以内，宝宝吃的食物应该仍然以母乳或配方奶为主，因为母乳或配方奶中含有宝宝必需的营养，在此阶段添加一些流质的辅食即可。

其他辅食只能作为一种补充食物，不可过量添加。

小贴士

宝宝的味觉在6个月时发育比较敏感，如果在这个时候让他接触很多食品，长大以后一般不会有偏食、挑食等问题，但是每个宝宝的发育情况不一样，也存在着较大的个体差异，父母应根据自己宝宝的情况作适当地调节。

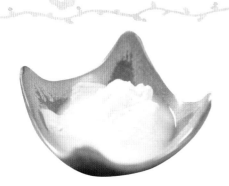

宝宝生病时忌添加辅食

要让宝宝感觉到吃饭是件快乐的事情，那就不能在宝宝不舒服的时候为其添加辅食，也不要增加新的食物。

忌强迫宝宝进食

宝宝也有自己的口味，不是每一个宝宝都会喜欢吃任意味道的食物，所以即使宝宝不喜欢吃某一种食物也没有关系，不要强迫他。妈妈可以选择其他的做法或者过一段时间再添加，即使宝宝一直都不爱吃，也可以不吃的。

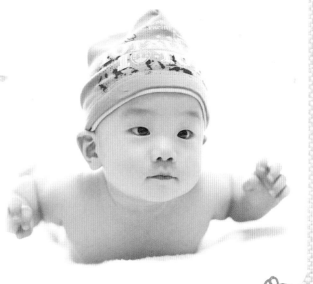

第九章
宝宝养育阶段宜忌

辅食忌添加味精

味精的主要成分是谷氨基酸，含量在85%以上，这种物质会与宝宝血液中的锌发生物理结合，生成谷氨基酸锌，不能被身体吸收，随尿液排出，锌的缺失会导致宝宝缺锌，并出现厌食、生长缓慢，所以宝宝辅食不要添加味精。

忌给宝宝多吃甜食

妈妈在给宝宝添加辅食的时候，有时候会给宝宝吃一些含糖较多的食物，但是此时如果给宝宝多吃甜食的话，宝宝很容易就上瘾，时间久了，还会造成龋齿。而且宝宝常吃过甜的食物，容易导致肥胖。

忌把食物嚼烂后再喂宝宝

大人的口腔中往往存在着很多病毒和细菌，即使是刷牙，也不能把它们全清除掉。有些成年人口腔不洁，生有牙病或口腔疾病，这些致病微生物在口腔内存积更多，宝宝一旦食入被大人咀嚼过的食物，将这些致病微生物带入体内，由于宝宝免疫功能低下，则有可能引起疾病的发生，如呕吐、肝炎和结核病等，给宝宝造成严重危害。

另外，由于食物经大人咀嚼后，使食物变成糊状，不再需要宝宝唾液腺的分泌和进一步咀嚼，这样则不利于宝宝颌骨和牙齿的发育，以及唾液腺的发育，长时间后易造成消化功能低下，影响食欲。所以让宝宝吃大人咀嚼后的食物，百害而无一利。

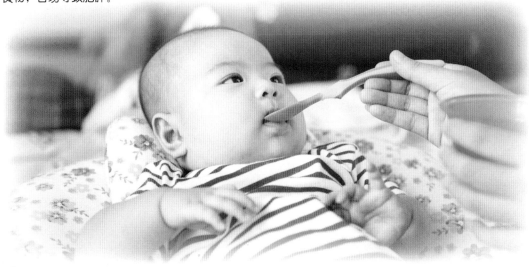

忌乳母随便用药

新妈妈服用的大多数药物成分都可以通过血液循环进入乳汁，影响宝宝。由于宝宝的肝脏解毒能力差，即使母体仅仅使用非常小的治疗剂量，仍可使宝宝蓄积中毒，对早产儿更是危险。因此，新妈妈服用药物时，应考虑对宝宝的危害。

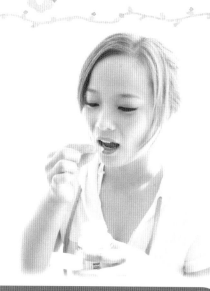

新妈妈在哺乳期不能服用以下药物	
1	溴隐亭可以抑制泌乳
2	抗精神病药物可影响新生儿智力发育，使肝脏受损
3	抗甲状腺药物，如他巴唑等，可造成新生儿甲状腺功能低下，影响智力发育
4	氯霉素可使新生儿出现灰婴综合征，表现为腹泻、呕吐、呼吸功能不良、循环衰竭及皮肤发灰等，还可引起贫血
5	链霉素、卡那霉素、庆大霉素可损伤听神经和肾脏，引起听力障碍和肾脏功能损害
6	喹诺酮类抗生素药物，如诺氟沙星、氧氟沙星等，可影响新生儿骨发育
7	四环素影响新生儿牙龄口骨骼发育，造成牙釉质发育不全
8	磺胺药可引起肝脏和肾脏功能的损害
9	氯丙嗪和安定可引起新生儿黄疸

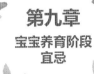

第九章

宝宝养育阶段
宜忌

忌忽视新生儿肺炎

新生儿肺炎可以无明显的呼吸道疾病，仅表现为一般状况较差、反应低下，哭声无力、拒奶、呛奶及口吐白沫等。发病慢得多不发热，甚至有的体温偏低（36℃以下），全身发凉的现象。有些患儿出现鼻根及鼻尖部发白、鼻翼扇动、呼吸浅快、不规则，病情变化快，易发生呼吸衰竭、心力衰竭而危及生命。所以新生儿虽然不发热，只要看情况不好，想到患肺炎的可能，应立即带宝宝去医院诊治。

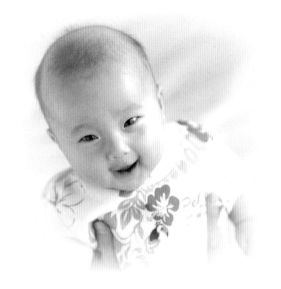

预防措施	预防方法
提倡母乳喂养	母乳，尤其是初乳中含有大量的分泌型免疫球蛋白A，这种物质可以起到保护呼吸道黏膜免遭病原体的侵袭，达到防病的目的。喂奶时以少量多次喂奶为宜，如大量喂乳会妨碍膈肌运动，加重缺氧
防止胎内感染	妈妈有感染以及难产娩出的新生儿有可能患肺炎时可考虑选用抗生素预防
环境卫生	家中卧室要经常开窗通风换气，平时要保持室内温度及湿度
隔绝感染源	尽量减少亲戚朋友的探视，尤其是患感冒等感染性疾病的人员不宜接触新生儿，家庭人员接触新生儿应认真洗手，以防将病原体传给新生儿而患病
注意宝宝卫生	最好天天给新生儿洗澡，避免皮肤、黏膜破损，保持脐部清洁干燥，避免污染，以达到预防新生儿肺炎的目的

怀孕分娩育儿宜忌速查

334

忌发生意外事故

★ 窒息

平时最好养成宝宝独自睡觉的习惯，以免与成人同床同被睡眠，堵住口鼻。和妈妈睡在一个被窝里喂奶，疲劳的妈妈熟睡后，充盈的乳房也会堵住宝宝的口鼻。小床上也不要堆叠衣物、玩具，枕头和棉被这些东西也会阻塞宝宝的呼吸，造成窒息事故。

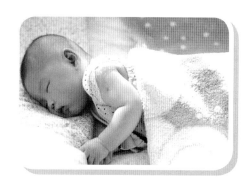

★ 烫伤

喂牛奶时要先将冲调好的牛奶滴于手腕内侧试温；用热水袋保暖时，水温宜在 50℃左右，要拧紧塞子用毛巾包好放在垫被下面，距宝宝皮肤 10 厘米左右。

★ 溺水

给宝宝洗澡时，不能暂时丢下宝宝去接电话、开门等，如果必须去，一定要把宝宝用浴巾包好抱在手里，以防意外。

★ 坠落

处理步骤	处理方法
首先应做的	1．检查宝宝是否有意识 2．检查宝宝是否受伤 3．手脚不能动，一碰就哭 4．当宝宝手脚不能动，一碰就疼得哭出来时，检查是否骨折或脱臼
紧急救护	1．宝宝无意识：当出现无意识、持续呕吐、痉挛时，不要动宝宝，让宝宝保持平躺不动 2．宝宝呕吐：呕吐时，让宝宝脸冲侧面躺，避免呕吐物堵塞气管 3．宝宝受伤出血：有伤或出血时，检查是否磕出肿包。伤口较大时要用干净毛巾按住伤口 4．出肿包时，用湿毛巾冷敷